병원행정사
회계재무 · 세무
대비 수험서

K-IFRS를 반영한 병원행정사 시험 대비

병원회계

이학렬

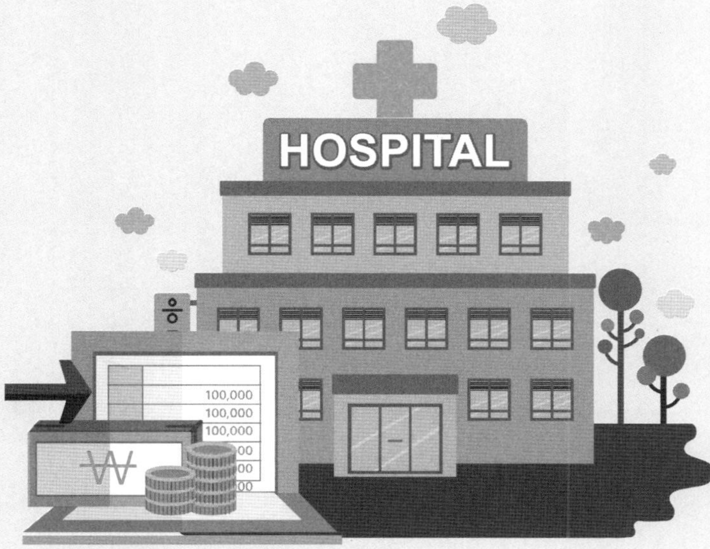

도서출판
청람

■ 머리말 ■

최근 병원을 둘러싸고 있는 환경은 급속도로 변화하고 있으며 첨단의료기술의 발달과 환자의 기대수준향상, 인구의 고령화와 저출산, 대기업의 병원진출 등 예전의 경영마인드로 병원을 경영하던 시대는 끝났다. 또한 최근에는 병원에 마케팅의 개념까지 받아들여 고객감동경영을 슬로건으로 내건 병원이 있으니 병원경영은 이제 선택이 아닌 필수가 되었다.

병원을 경영하기 위해서는 기본적으로 왜 병원이라는 공공성과 형평성에 의거한 의료조직이 영리를 추구하는 조직으로 경영의 대상이 되어, 회계를 해야 하는가에 대한 정확한 이해가 필수적이다.

그럼에도 불구하고 병원이 돈을 벌어야 한다는 당위성에 의문을 가지고 있는 경우를 종종 접하게 되지만 병원을 유지·발전시키고 경쟁력을 강화하고 성장시키며 생존을 위해 최소한의 이익을 산출하는 것은 절대적으로 필요하다. 또한 병원은 환자에게 봉사하기 위해 존재한다. 따라서 환자를 정성껏 보살피고 환자의 고통을 줄여주고 환자가 처한 문제를 해결하는 데 도움이 될 방법이 있다면 그것이 무엇이든 방법을 찾기 위해 노력해야 하며 이를 위해 돈을 벌어야 한다.

돈이란 우리 인체로 보면 혈액과 같은 것으로 부족하면 생명을 다하게 되므로 지속적으로 생성되어야 하는 것처럼 병원경영에 있어서도 똑같은 역할을 한다. 이러한 돈을 다루어 병원의 이해관계자와 정보이용자에게 사정에 정통한 판단이나 의사결정을 할 수 있도록 경제적 정보를 식별하고 측정하고 전달하는 기능을 원활하게 해주는 것이 병원회계이다.

회계는 크게 외부정보이용자를 위한 회계정보를 제공하는 시스템과 병원경영을 위한 회계정보를 제공하는 시스템이라는 두 가지 영역이 있다. 전통적으로 전자를 재무회계, 후자를 관리회계라 칭한다.

본서는 병원의 회계를 재무회계적인 측면을 위주로 집필하였지만 제15장과 제16장에서는 관리회계 측면도 포함하였다.

이는 병원행정사 시험에 출제되는 경향에 맞추어 병원행정사 수험서로서 부족함이 없도록 하기 위함이다.

본서는 4부 총 17장과 부록으로 구성되어 있다.

제1부는 3개 장으로 제1장에서는 회계의 기초개념과 필요성, 역할 및 체계, 재무제표 회계원칙과 외부감사제도를, 제2장에서는 비영리기관의 회계를, 제3장에서는 병원회계의 중요성과 병원회계준칙에 관하여 구성하였다.

제2부는 회계에서 가장 중요한 회계정보의 처리와 순환과정에 대하여 예제중심으로 상세하게 구성하였다.

제3부는 병원회계정보를 계정별로 자산, 부채, 자본순으로 구성하였으며 행정사 시험 대비 화폐의 시간가치와 투자안의 평가에 대하여 기술하였다. 이 부분은 회계의 영역을 넘어 재무관리영역이지만 행정사 시험에 출제되는 분야이므로 본서에 포함하였다. 제14장은 병원행정사 시험에 출제되는 영역을 기준으로 재무제표분석에 필요한 각종 재무비율의 개념과 재무비율을 계산해 볼 수 있게 구성하였다.

제4부는 3개 장으로 구성되어 있다. 제15장과 제16장은 관리회계 측면에서 병원의 원가계산과 손익분기점분석에 대하여 실무중심으로 구성하였고 제17장은 병원의 세무회계를 기초중심으로 기술하였다.

본서는 다음과 같은 점에 특별히 유의하여 집필하였다.

첫째, 회계를 처음 대하는 비전공자들이 쉽게 알 수 있도록 기본개념과 용어를 기술하였으며 국제회계기준 도입에 따른 한국채택국제회계기준(K-IFRS)의 내용이 충실히 반영되도록 노력하였다.

둘째, 급변하는 병원환경에서 세계경제의 흐름과 국내경제의 흐름을 파악하는 데 조금이라도 도움이 될 수 있도록 시사경제와 꼬마경제를 각 장에 삽입하여 자본주의시대 병원경영에 필요한 기초경제지식을 수록하였다.

셋째, 일반기업회계기준과 의료기관회계기준에는 상당한 차이가 존재하기 때문에 상이점을 구분하여 표시하였다. 비영리와 영리를 다루기 때문에 다르게 회계처리해야 할 부분이 존재하나 아직까지도 의료기관회계는 보완해야 할 회계처리방법이 많은 것이 현실이다.

넷째, 병원행정사 수험서로서 수험생이 회계의 기초지식을 습득하고 문제를 풀이해 볼 수 있도록 병원행정사수준의 연습문제를 수록하였으며 부록으로 병원행정사 시험 기출문제분석 실전확인 모의고사 문제와 해답을 수록하였다.

보건복지부 제2002-2호로 국가의 공인을 받아 시행된 병원행정사 자격시험은 병원경영을 한 단계 성숙시키는 데 커다란 기여를 하였고 병원행정사는 병원행정전문가로 인정받는 계기가 되었다. 이에 병원행정관리자협회에 감사드린다.

본서가 이러한 취지에 조금이라도 도움이 된다면 더없는 영광으로 생각하겠습니다.

본서가 출간되기까지 여러분들께서 도움을 주셨습니다. 지금까지 학문의 길을 열어주시고 이끌어 주신 김명희 교수님, 몸담고 있는 대학의 교수님들, 항상 묵묵히 자신의 일을 수행하는 김준호 후배 박사님께 감사드립니다. 끝으로 이 책의 출간을 맡아주신 도서출판 청람의 이수영 사장님과 직원 여러분의 노고에 감사드립니다.

2018년 6월 저자

■ 병원행정사 시험 안내 ■

병원행정사

과목	배점
1. 공중보건학, 의료제도론	12문항
2. 해부병리, 의학용어	12문항
3. 원무, 보험	21문항
4. 회계재무, 구매, 세무	20문항
5. 조직인사	19문항
6. 병원전산	18문항
7. 의료법규	18문항
합계	120문항

- 합격기준 : 전과목 60% 이상
- 문제형식 : 4지선다형 객관식

(시험 당일 신분증, 컴퓨터용 사인펜 지참)

■ 차 례 ■

Part

01 병원회계

CHAPTER 01 회계의 기초

CHAPTER 02 비영리기관의 회계

Part 02 회계정보의 처리와 순환과정

CHAPTER 04 회계의 순환과정

Part 03 병원회계정보의 계정별 처리

CHAPTER 09 재고자산

CHAPTER 10 유형자산 및 무형자산

CHAPTER 12 부 채

CHAPTER 13 자 본

CHAPTER 14 재무제표분석

Part 04 병원경영의사결정을 위한 원가관리회계

CHAPTER 15 병원경영의사결정을 위한 원가정보의 산출

CHAPTER 16 병원경영계획과 손익분기점

CHAPTER 17 병원세무회계

부록

PART

01 병원회계

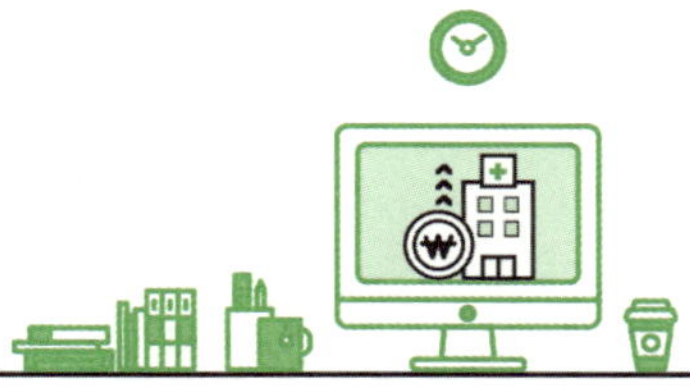

CHAPTER 01

회계의 기초

＊시사경제 ㄴ 세계의 경제규모와 한국경제

한 나라의 경제규모를 나타내는 지수는 GNP, GDP 혹은 GNI의 크기로 나타낸다.

- GNP(국민총생산): Gross National Products
- GDP(국내총생산): Gross Domestic Products
- GNI(총국민소득): Gross National Income

계산상의 차이는 있지만 같은 개념이며 일반적으로 GDP가 이용된다. 세계 200여 국의 GDP를 합하면 세계경제의 규모라 할 수 있다.

일반적으로 세계에서 경제규모가 큰 7개국, 즉 미국, 일본, 독일, 영국, 프랑스, 이탈리아, 캐나다를 가리켜 G7이라 하며, 한국은 10위를 오르내리는데, 최근 들어 브라질(Brazil), 러시아(Russia), 인도(India), 중국(China) 등의 BRICs국가들의 눈부신 경제성장에 따라 그 판도변화를 예고하고 있다.

2017 국가별 경제규모 및 1인당 GDP

GDP 순위	나라	GDP ($)	1인당 GDP ($)	1인당 GDP 대비 한국과 비교
1	미국	19조 3,621억	5만 9,495	2.00
2	중국	11조 9,375억	8583	0.28
3	일본	4조 8,844억	3만 8,550	1.30
4	독일	3조 6,318억	4만 4,184	1.49
5	프랑스	2조 5,748억	3만 9,673	1.33
6	영국	2조 5,650억	3만 0088	1.01
7	인도	2조 4,390억	1,852	0.06
8	브라질	2조 809억	1만 0,020	0.34
9	이탈리아	1조 9,211억	3만 1,619	1.06
10	캐나다	1조 6,403억	4만 4,773	1.50
11	대한민국	1조 5,297억	2만 9,730	
12	러시아	1조 4,693억	1만 0248	0.34
13	호주	1조 3,901억	5만 6,135	1.89
14	스페인	1조 3,071억	2만 8,212	0.95
15	멕시코	1조 1,424억	9,249	0.31
16	인도네시아	1조 109억	3,859	0.13

17	터키	8,412억	1만 0,434	0.35
18	네덜란드	8,244억	4만 8,272	1.62
19	스위스	6,806억	8만 0,387	2.70
20	사우디아라비아	6,785억	2만 0,957	0.70
21	아르헨티나	6,198억	1만 4,062	0.47
22	대만	5,714억	2만 4,227	0.81
23	스웨덴	5,418억	5만 3,248	1.79
24	폴란드	5,099억	1만 3,429	0.45
25	벨기에	4,916억	4만 3,243	1.45
26	태국	4,378억	6,336	0.21
27	이란	4,276억	5,252	0.18
28	오스트리아	4,093억	4만 6,436	1.56
29	나이지리아	3,948억	2,092	0.07
30	노르웨이	3,920억	7만 3,615	2.48

각국의 총경제규모를 인구수로 나누어 1인당 국민소득이라 하는데, 이를 기준으로 선진국, 개발도상국, 후진국으로 구분한다.

위 표에서 보는 바와 같이 1인당 국민소득의 기준으로 볼 때, 1인당 인구수가 많은 BRICs제국들은 GDP가 대단히 적은 데 비하여 인구수가 적은 룩셈부르크, 카타르, 아이슬란드 등의 소단위국은 미국보다도 더 높다.

우리나라의 경우에는 1인당 GDP가 2017년기준으로 약 30,000달러에 달한다.

제1절 > 회계의 개념과 필요성

1. 회계의 개념

표 1-1 회계의 정의

경제실체의 경제활동 ⇒	이해관계자에 전달 ⇒	경제적 의사결정
개인, 단체, 기업 병원, 학교, 정부기관 등	종업원, 경영자, 채권자, 주주, 정부	경제활동에 관한 의사결정 경제적 합리주의에 관한 의사결정

회계학은 회계를 연구대상으로 하고 있는 학문이다. 여기에서 회계란 수학에서 말하는 '셈'이나 '계산'과는 근본적으로 다르다. 회계는 수학과 달리 특정대상만을 계산한다. 특정대상은 경제실체의 경제활동1)을 말한다.

1) 전통적 회계와 현대회계

전통적으로 회계라 하면 경제주체의 경제활동을 오랜 역사를 거치는 동안 관습적으로 경영성과와 재무상태를 보고하는 의미를 가지고 있다.

이러한 수단과 방법이 회계의 기술적 부분을 형성하며 회계의 목적을 설정하고 이를 이루기 위한 일관되고 조직적 지식체계가 회계의 이론적 부분이 된다. 시기적으로 보면 1966년 ASOBAT(A Statement of Basic Accounting Theory)의 견해 이전을 전통적 회계라 하고 이후를 현대의 회계, 즉 회계정보의 시대라 한다.

즉 ASOBAT에서는 "회계란 정보이용자가 사정을 잘 알고서 판단이나 의사결정을 할 수 있도록 경제적 정보를 식별하고 측정하여 전달하는 과정이다"라고 정의한 이후 회계를 하나의 정보시스템으로 보는 것이 현대의 회계이다.

1) 개인과 같은 자연인, 기업과 같은 영리집단, 정부 또는 의료기관, 사회복지단체와 같은 비영리단체 등 모든 경제주체는 각각 목적하는 바에 따라 필요한 자금을 조달하고 운영하는 과정에서 재화와 용역을 생산 공급하는가 하면 이를 소비하는 경제활동을 수행한다.

2) 회계의 정의

회계를 기업의 언어(the language of business)라고 한다. 이는 이해관계자들에게 정보를 제공하기 위해 사용되는 언어이며, 내·외부의 이해관계자들의 의사결정에 있어서 유용한 정보로 활용된다. 이는 비단 기업에서뿐만이 아니라 영리, 비영리조직 등 모든 조직에서 사용될 수 있다.

회계(accounting)는 합리적 의사결정에 필요한 정보를 산출하여 전달하는 시스템이다. 구체적으로 말하면 경제실체의 경제활동에 관한 정보를 측정하여 그 실체의 이해관계자가 경제적 의사결정을 할 수 있도록 유용한 정보를 제공하는 과정(process)이라고 정의할 수 있다.

경제실체, 이해관계자, 경제적 의사결정을 살펴보면 다음과 같다.

(1) 경제실체(economic entity)

여기에서 경제실체라 함은 하나의 독립된 경제활동의 책임단위, 즉 경제단위로 작게는 개인이나 단체, 크게는 기업, 병원, 학교, 정부기관 등으로 경제활동을 수행하는 독립된 단위를 말한다.

경제활동(economic activity)은 크게 세 가지로 구분하여 기업의 3대활동이라 하는데, 이는 자본시장을 통하여 자금을 조달하는 재무활동(financing activity), 조달한 자금을 이용하여 생산설비나 원재료를 획득하는 투자활동(investing activity), 그리고 투자와 재무활동의 결과로 유입된 자원을 활용하여 제품이나 용역을 생산하고 이를 제공하는 영업활동(operating activity)이다.

(2) 이해관계자

이해관계자는 경제실체의 경제활동에 직·간접적으로 영향을 받는 내부·외부의 이용자들로 종업원, 경영자, 채권자, 주주, 정부 등이 있다. 이들은 기업이 잘 운영되고 있는지 아닌지에 대한 정보를 알고 싶어 한다. 왜냐하면 그들은 경제적 의사결정을 하기 위한 정보가 필요한 것이다.

(3) 경제적 의사결정(economic decision making)

경제적 의사결정이라 하면 크게 두 가지 개념으로 구분할 수 있는데, 하나는 여러 종류의 의사결정들 중에서 경제활동에 관련된 의사결정을 의미하는 의사결정에 중점을 둔 개념이고, 다른 하나는 경제적이라는 의미에 중점을 둔, 즉 경제적 합리주의에 입각하여 의사결정을 하는 개념이다. 이러한 경제적 의사결정에 도움을 주기 위해 기업에서는 기업내부정보, 채무관계, 세금, 투자정보 등 경제적 의사결정에 필요한 유용한 정보를 제공한다.

끝으로 유용한 정보라 함은 의사결정에 활용하기 위해 자료를 가공·처리하여 만들어낸 정보, 특히 회계정보를 의미한다. 회계정보(accounting information)는 기업활동의 결과를 수치로 측정하여 나타내는 재무적 정보 또는 화폐정보이다. 이러한 회계정보는 기업의 재무상태나 영업활동의 결과를 보고서 형태로 제공한다.

회계는 기업의 경제활동을 인식·측정하고, 이를 적정한 방법으로 처리한 다음 기록·보고를 하는데, 이러한 과정을 위하여 필요한 제반절차를 설계하고 운용한다. 이를 회계시스템(accounting system)이라고 한다.

그림 1-1 회계시스템

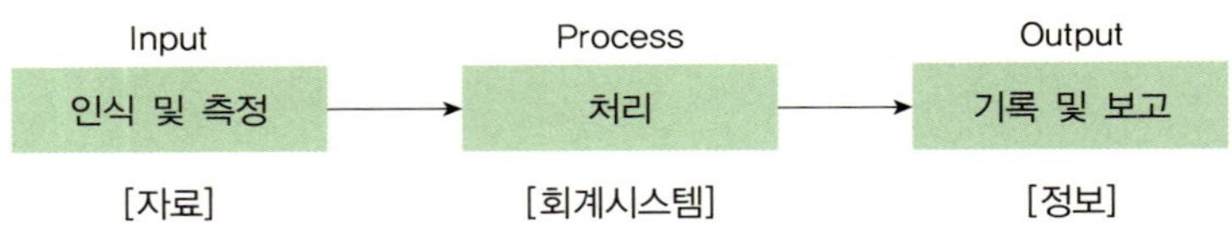

2. 회계의 필요성

일반적으로 우리는 회계와 관련이 없는 것처럼 생각하고 말을 한다. 즉 회계는 전문적인 회계사나 세무사 또는 경리인들이 많이 하는 고도의 전문분야라는 인식을 갖는다. 물론 회계는 깊이 연구하면 고도의 전문분야임에는 틀림이 없으나 회계를 알면 자본주의사회에서 가장 중요한 자본인 돈을 장악할 수 있으며 돈은 우리 인체에 비유하면 혈액과 같아 그 중요성은 아무리 강조해도 지나침이 없다.

기업은 주주들의 돈으로 움직이며 돈과 재산을 맡아 경영하는 사람을 수탁경영자라 한다. 기업의 수탁책임자[2]는 흔히 대표이사라 부르는 경영자이다. 경영자는 주주의 돈

2) 예를 들면 학생 여러분이 대학생활에서 학과업무를 맡아 줄 대표자를 선출한다. 과대표와 총무는 학과업무에 필요한 학과비 혹은 각종 행사 시 필요한 일정액의 경비를 걷어 과대표나 총무의 책임하에 지출하게 된다. 한 학기가 지나고 여러분이 낸 학과경비에 대하여 어떻게 얼마를 사용하고 현재 잔액은 얼마가 있다는 것을 알려 주지 않으면 여러분은 과대표와 총무를 신뢰할 수 있는가?

을 수탁하고 경영성적과 재무상태를 주주에게 보고해야 한다.

보고하기 전 적정한 측정방법이 있어야 하고 측정된 내용을 일정한 양식으로 보고해야만 주주를 포함한 다수의 이해관계자집단이 이해관계를 갖는 기업과 의사결정을 할 수 있다. 의사결정을 할 수 없으면 결국 이해관계자는 기업과 이해관계를 떠나려 할 것이고 이는 결국 경영부실로 이어져 해당 기업의 도산을 의미하며 모든 기업이 도산하면 이는 곧 국가경제 전체가 도산하는 것과 마찬가지이다. 최근 들어 개방화와 국제화로 무한경쟁의 자본주의 시대가 도래하였으며 국제사회에서 회계의 투명성이 어느 때보다도 중요한 국가경쟁력의 한 축이 되었다. 이에 따라 회계도 국제회계기준이 필요하게 되었으며 우리나라도 K-IFRS(Korea-International Financial Reporting Standards)에 의해 회계처리를 해야 한다.[3)]

3. 회계정보의 역할

1) 수탁책임의 보고수단

전통적인 회계정보의 역할은 기업의 소유자인 주주와 경영자 사이의 계약관계에서 출발한다. 일반적으로 대규모 주식회사 형태의 기업은 소유와 경영이 분리되어 있다는 특징을 갖고 있다. 소유와 경영의 분리는 기업경영에 대한 전문지식이 없는 다수의 주주로부터 주식시장을 통해 광범위하게 자본을 조달하여 기업의 자본수요를 충족시키며 또한 전문적인 경영능력이 있는 전문경영자를 고용하여 경영을 위탁하는 주식회사 고유의 제도적 특성이다.

과대표나 총무는 수탁책임자(stewardship responsibility)가 되며 수탁책임자는 돈을 낸 학생 여러분의 재산을 수탁한 이후에 일정한 양식으로 보고를 해주어야 한다. 만약 양식이 없이 보고하거나 보고를 하지 않는다면 여러분은 과대표나 총무를 신뢰하지 않아 다음 학기 과대표나 총무 선출 시 그를 뽑아 주지 않을 것이다. 여기에서 일정한 양식이란 누구나 알아 볼 수 있는 약속된 형식을 말한다. 비영리조직인 대학에서 그리고 학과생활에서도 그러할진대 영리조직인 기업에서의 수탁책임은 말할 것도 없다.

3) K-IFRS는 한국채택국제회계기준으로 불리며 영리기업 중 상장기업은 2011년부터 의무적으로 도입하여 회계처리하고 있다. 그러나 비영리조직인 병원은 아직 도입하여 시행하고 있지 않다. K-IFRS에서 대차대조표는 재무상태표로, 손익계산서는 포괄손익계산서로 명칭이 변경되었다. 특히 현재 손익계산서상의 당기손익으로 인식하지 않는 수익과 비용(해외사업장의 외환손익의 변동, 재평가잉여금의 변동) 등 기타포괄손익이 포함된 손익계산서라 하여 포괄손익계산서라 한다.

기업의 소유와 경영이 분리되면 자본조달의 용이함과 전문경영인의 고용으로 인한 여러 가지 장점이 있으나 기업의 소유주가 직접 경영하지 않고 위탁하므로 소유주(주주)와 경영자(대리인) 사이에 소위 대리인비용[4](agency cost)이 발생하게 된다. 대리인비용은 경영자가 기업 소유주의 관점에서 바람직하지 않은 행동을 함으로써 발생하는 여러 가지 비용을 말한다.

(1) 대리인비용 극소화방법

기업의 소유주들은 대리인비용을 극소화하기 위해서 일반적으로 두 가지 방법을 사용한다. 하나는 경영자를 감시하거나 감독하여 그들의 바람직하지 않은 행동을 통제하는 방법이고 다른 하나의 방법은 경영자가 기업을 위하여 열심히 일하도록 유인을 제공하는 것이다. 전자나 후자의 양 방법 모두 회계정보가 그 수단으로 사용된다. 전자, 즉 행동통제의 경우 다수의 주주가 존재하는 주식회사와 같은 기업에서 경영자의 행동을 직접적으로 감시한다는 것은 불가능하다. 따라서 경영자의 행동을 통제하는 방법으로 주주들은 간접적인 방법을 사용한다. 즉 일정기간 동안에 경영자가 달성한 기업의 경영성과를 재무제표에 요약하여 그 결과를 주주총회에 보고하도록 요구하는 것이다.

표 1-2 대리인비용 극소화방법

방법	수단	보고
• 행동통제(감사, 내부통제) • 유인제공(보너스, 스톡옵션 등)	양자 모두 회계정보를 수단으로	재무제표에 요약보고

(2) 수탁책임의 신뢰성

이러한 경영자의 보고책임을 수탁책임(stewardship responsibility)이라 하고 회계정보는 수탁책임의 보고수단이 된다. 후자, 즉 유인제공의 경우 재무제표상의 이익을 기초로 경영자와 소유주가 보너스계약을 체결한다든지 스톡옵션(stock option)을 체결하는 것이다. 이는 궁극적으로 회계보고서에 나타난 경영성과에 따라 유인을 제공하여

4) 예를 들면 사치스러운 사무실을 운영하거나 외국의 경우 필요치 않은 전용비행기를 구입하여 개인 목적으로 사용한다든지 또는 접대비를 개인적으로 사용하여 기업에 손실을 가져오는 것이다. 이러한 대리인비용은 기업의 소유주 입장에서는 바람직하지 않은 비용이며 따라서 소유주의 목적인 기업의 가치를 극대화하기 위해서는 이 비용을 극소화해야 한다.

소유주들의 목표(기업가치의 극대화)와 경영자들의 목표(경영자의 개인이익 극대화)를 일치시키고자 하는 노력이다. 수탁책임의 보고는 경영자가 작성한 재무제표를 통하여 이루어지므로 경영자가 재무제표를 분식(粉飾)하여 자기의 경영성과를 과대표시할 수 있는 여지가 있다. 이것을 방지하고 재무제표의 투명성을 유지하며 일반적으로 인정된 회계원칙[5](Generally Accepted Accounting Principles: GAAP)에 합당하게 재무제표가 작성되었는가를 입증받을 수 있도록 자산 120억 이상 종업원 300인 이상인 주식회사는 재무제표를 독립된 외부감사인으로부터 감사를 받도록 외부감사제도[6]를 정부가 강제하고 있다. 독립된 외부감사인은 공인회계사(Certified Public Accountant: CPA)이며 이를 통하여 재무제표의 신뢰성을 높인다.

표 1-3 수탁책임의 검증

경영자와 소유주의 목표일치노력	수탁책임보고	보고된 재무제표 검증
• 보너스계약 • 스톡옵션체결	재무제표를 통한 보고	CPA에 의한 외부감사

2) 의사결정을 위한 정보제공

최근 회계정보의 가장 중요한 역할은 ASOBAT의 견해와 같이 의사결정에 유용한 정보의 제공으로 인식되고 있다. 특히 자본시장이 세계화, 국제화되면서 기업에 필요한 자금을 공급받을 시 은행대출은 이자비용을 증가시키고 부채를 증가시켜 기업의 재무구조에 악영향을 끼치게 될 수도 있으므로 이러한 간접금융의 방법보다는 직접금융인 자본시장 의존도가 높아지면서 회계정보의 의사결정 지원 역할은 더욱 커지고 있다. 직접금융의 투자자와 간접금융의 채권자는 배당이나 자본이익 또는 이자를 목적으로 직·간접금융에 투자하게 되는데 이것은 자본시장[7]을 통해 이루어진다. 자본시장에 참여하는 자금의 공급자는 자금의 수요자들인 기업의 재산상태나 수익성, 성장성에 관

5) 일반적으로 인정된 회계원칙이란 권위 있는 전문가의 합의에 의해 제정된 회계원칙으로 정부기관인 금융위원회의 승인을 받아 한국채택국제회계기준으로 승인을 받아 공표한다.

6) 유한회사에 대해서도 외부감사가 의무화되어 유한회사는 부채총액 70억 이상, 자산총액 70억 이상인 회사는 의무감사대상이다.

7) 자본시장(資本市場, Capital market)이란 경제활동에 필요한 자금의 수요와 공급이 이루어지는 시장으로 금융기관의 장기대출 같은 장기대부시장과 주식·국채·사채 등을 발행하는 증권의 발행시장으로 나누기도 한다. 코스피, 코스닥, 다우, 나스닥 등의 시장이 있다.

한 다양한 정보를 바탕으로 의사결정을 해야 하는데 다양한 정보 중 대다수는 회계정보를 바탕으로 이루어진다.

만약 자본시장에 자금의 공급자들이 원하는 충분한 정보를 알 수 없다면 자금의 공급자들은 올바른 의사결정이 힘들게 되어 결국은 공급과 수요의 관계가 더 이상 지속될 수 없을 것이다. 만약 자금 공급자들이 잘못된 정보를 가지고 잘못된 의사결정을 하여 큰 손해를 입게 된다면 자본시장에 자금공급이 이루어지지 않고 다른 투자안을 선택하게 될 것이다.

따라서 자금공급시장에 자금이 부족하게 되어 수요자들인 기업은 더욱더 많은 자본조달비용(이자비용 또는 배당금, 자본이익)을 들이게 되며 이는 원가 경쟁력 악화를 초래하여 결국 기업의 경쟁력을 악화시킬 것이다.

그러므로 자본주의 경제체제하에서 자본시장에 충분한 양의 정보와 적시성 있는 정보가 제공되어야 자본시장이 활성화되어 국민경제에 도움이 될 것이다.

그림 1-2 의사결정에 유용한 정보제공

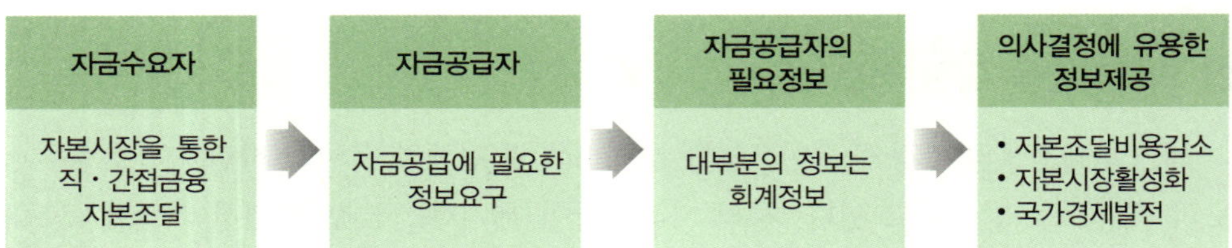

4. 회계의 체계

회계의 체계는 그 관점에 따라 여러 가지로 나누어질 수 있다. 그러나 일반적으로 회계정보 이용자들에게 의사결정에 유용한 회계정보의 제공이라는 회계보고의 목적 및 대상에 따라 재무회계(Financial Accounting)와 관리회계(Managerial Accounting)로 분류한다.

그리고 이 두 영역의 세부적 영역의 회계로 원가회계(Cost Accounting), 세무회계(Tax Accounting), 회계감사(Accounting Auditing), 비영리회계(Non Profit Accounting), 국제회계(International Accounting), 회계정보시스템(Accounting Information System) 등이 있다.

1) 재무회계

재무회계는 일반적으로 인정되는 회계원칙[8](Generally Accepted Accounting Principles)에 의해 재무제표를 작성한다.

재무회계란 기업의 외부이해관계자인 투자자 및 채권자 등 정보이용자들의 경제적 의사결정에 유용한 회계정보를 제공할 목적으로 이루어지는 회계로, 모든 회계의 기본이 된다 하여 일반회계(general accounting)라 불리기도 한다. 재무회계에 의해 작성되는 재무제표는 재무회계 영역 이외의 영역인 관리회계에서는 회계정보를 관리적으로 이용하는 측면에서 수정되고, 세무회계에서는 재무회계에 의해 작성된 재무제표를 세법에 맞도록 조정하여 이용한다. 이러한 재무회계에 의해 작성되는 재무제표는 광범위한 이용자들을 위해 작성되기 때문에 일반목적 재무제표(General Purpose Financial Statements)라고 한다.

원래 재무회계에 의한 재무제표의 작성 및 공표는 그 기업에 투자한 투자자나 청구권을 갖고 있는 채권자의 자원관리와 경영책임을 위탁받은 경영자의 수탁책임기능(stewardship function)에 의거해서 이루어지는 것으로 경영자는 정기적으로 이들 이해관계자들에게 기업의 재무상태와 경영성과를 보고하기 위해 수행되어 왔다.

2) 관리회계

관리회계(Managerial Accounting)[9]는 경영관리를 위한 회계로서, 경영자가 경영목적을 효율적으로 달성하기 위하여 필요한 회계정보, 즉 경영자의 효율적 경영의사결정을 위하여 필요한 회계정보를 제공하는 내부보고목적(internal reporting purpose)의 회계이다.

경영자는 기업의 최고책임자로서 경영목적을 달성하기 위해 많은 회계정보를 필요

8) 여기에서 일반적으로 인정되는 회계원칙이란 회계실무와 재무제표 작성 시 지켜야 할 일반원칙으로 회계원칙 제정기관에 의해서 공식적으로 제정되는 것이고 다른 일부는 단순히 실무에서 관습적으로 수용되면서 원칙으로 인정받고 있는 것이다.

9) 미국회계학회(American Accounting Association: A.A.A)의 정의에 의하면 "관리회계란 기업경영을 위하여 필요한 역사적이고, 미래적이며, 경제적인 자료들을 처리하는 개념 및 기법을 말하는 것으로, 경영자가 합리적인 의사결정을 할 수 있도록 경영자를 돕는 것이 그 목적이다"라고 하였다. 또한 내부경영자를 위한 경영의사결정중심의 회계이면서, 회계처리방법은 일반적으로 인정되는 회계원칙(GAAP)에 의한 재무제표의 작성뿐만 아니라 여러 가지의 처리기법들을 포함한다고 하였다.

로 한다. 특히 경영계획의 수립과 경영통제를 위하여 재무회계와는 다른 관점에서 회계정보를 수집·정리·해석하고 이들 정보를 관리적으로 이용하여야 한다.

결국 회계를 크게 재무회계와 관리회계로 나눌 때 어떤 부분을 재무회계로 하고, 어느 부분을 관리회계로 간주하여야 하는가의 문제는 누구를 위하여 이루어지는 회계행위인가(Who is the beneficiary)로서 가름하여야 할 것이다. 동일한 회계정보를 같은 원리에 의하여 이루어지는 회계라 할지라도 자기 기업의 경영합리화 및 이익증대를 위한 것이라면 관리회계의 범위에 포함될 것이고, 주주나 투자자 등의 외부이해관계자들을 위한 것이라면 재무회계의 영역이라 할 수 있을 것이다.

재무회계와 관리회계의 차이를 표로 나타내 보면 다음 [1－4]와 같다.

표 1-4 재무회계와 관리회계의 비교

구분	재무회계	관리회계
목적	정보이용자의 경제적 의사결정에 유용한 정보의 제공	경영자의 경제적 의사결정에 유용한 정보의 제공
이용자	외부이용자(주로 투자자와 채권자)	내부이용자(경영자)
정보유형	과거정보	과거정보 및 미래정보
정보형태	화폐적 정보	화폐적 정보 및 미래정보
준거기준	일반적으로 인정된 회계원칙	경제학·행동과학 및 기타원리
보고서	재무제표(일반목적보고서)	특수목적보고서(다양한 의사결정)
이용	외부보고목적	내부보고목적

3) 원가회계

원가회계(Cost Accounting)는 재무회계에서 외부이해관계자들을 위한 재무제표를 작성할 때 필수적으로 요구되는 재고자산의 합리적 평가를 위한 기준을 제공하여 적정한 기간이익을 공시할 수 있도록 도와주는 재무회계적 측면의 영역과 경영자의 효율적 경영관리를 위한 원가정보를 제공하는 관리회계적 측면의 양대 영역이 있다.

이와 같은 내용으로 원가회계의 체계도를 그려보면 [그림 1－3]에서 보는 바와 같이 제품원가계산을 통한 재무제표의 작성(presentation of financial statements)이라는 재무회계적 요소와 경영의사결정을 위한 차액회계(Differential Accounting), 경영계획의 수량화, 즉 예산편성에 필요한 원가자료(cost data for budgeting)의 제공 및 성과평가의 기준(basis of performance evaluation)을 제공하는 관리회계적 요소로 나누어진다.

그러므로 원가회계는 재무회계나 관리회계의 어느 한 영역에만 해당되는 회계의 영역이 아니고 양대 영역에 모두 해당되어 여러 가지의 원가회계기법에 의하여 만들어진 원가정보는 재무회계와 관리회계의 목적으로 유용하게 이용됨으로써 상호보완의 관계에 있다고 할 수 있다.

그림 1-3 원가회계의 체계

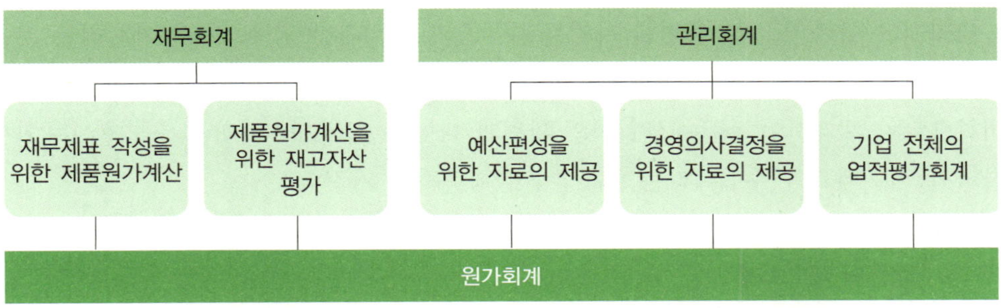

4) 세무회계

표 1-5 개인병원과 법인병원의 세무

구분	개인병원	법인병원	비고
세율	사업소득세 6~35% (변동 있음)	법인세 11~22% (변동 있음)	세금부담 측면에서는 법인병원이 유리함
대표자의 인건비와 과세방식	경비 인정 안 됨	법인의 경비 인정 (법인세절감)	
조세감면과 손익조정	조세감면혜택 많지 않음	• 고유목적사업준비금 활용으로 손익조정 • 조세감면혜택 많음	

세무회계(Tax Accounting)는 재무회계와 관리회계를 기초로 소득에 대한 과세를 목적으로 하는 세법의 규정에 따라 과세소득을 계산하기 위한 회계실무를 의미한다.

다시 말해 조세현상을 세법의 입장에서 회계적 방법을 이용하여 인식·측정함으로써 과세소득을 산정하는 회계이다.

조세는 재정권력에 의하여 과세요건(또는 납세의무의 성립요건)의 성립을 조건으로 하여 사경제로부터 징수하는 화폐 또는 재화로서 공공경비의 재원조달이라는 국고수입목적(fiscal objective)과 국내산업보호, 지가상승의 억제, 소득의 분배 등 경제·사회정책의 구현을 위한 실행목적(operating objective)을 가지고 있다.

또한 세법은 국가·지방자치단체와 국민 간의 조세채권·채무관계를 규율하는 법규로서 공평한 납세의무를 이행하도록 함을 그 목적으로 하고 있다. 그리고 회계학은 투자 및 신용결정과 경제적 자원 및 그에 대한 청구권 그리고 현금흐름의 예측·평가를 위해 유용한 정보의 제공을 목적으로 하고 있다.

따라서 이들과 밀접한 관련을 가지는 세무회계는 정확한 과세소득을 계산하는 것을 기본목적으로 하면서 이를 위하여 세법에 입각한 회계적 계산의 타당성과 합리성을 음미함으로써 체계적인 소득계산원칙의 확립과 나아가 절세(tax saving)를 기할 수 있는 합리적 세무계획의 수립이라는 두 가지 실행목적을 가진다.

표 1-6 병원의 세무회계

구분	개인병원	법인병원
과세사례	부동산처분손익은 양도소득세	부동산처분손익은 법인세(고유목적사업준비금 사용 시 비과세)
과세대상	1년의 총수입금액 (총수입 – 필요경비)	• 수익사업과 비수익사업 구분 • 구분경리 후 과세대상 확정

5) 병원회계

비영리회계(non profit accounting)는 비영리조직에서 사용되는 회계이다. 비영리조직은 영리조직, 즉 기업과 상대되는 개념으로서 정부 및 지방자치단체, 비영리실체, 비영리부문 내의 모든 조직을 일컫는다.

비영리조직은 일반적으로 법인의 형태로 설립·운영된다. 국가나 지방자치단체 등의 공공기관에 의해 설립·운영되는 비영리법인과 민간에 의해 설립·운영되는 비영리법인이 있다.

국가, 지방자치단체 등의 공공기관이 설립·운영하는 형태로는 특별법에 의하여 설립된 공기업이 있다. 민간에 의해 설립·운영되는 비영리법인으로는 학교, 의료법인, 종교법인, 사회복지법인 등과 같이 재단의 형태로 운영되거나 공익 또는 자선목적으로

운영되는 비영리단체인 사단법인이 있다. 본 병원회계는 의료법인회계이며 비영리회계이다.

제2절 > 재무제표

1. 재무제표의 의의

병원활동의 결과를 요약·보고하는 재무제표로서 재무상태표, 손익계산서, 기본금변동계산서, 현금흐름표, 주기 및 주석이 있다. 재무제표의 공시목적은 다양한 이해관계자를 대상으로 공통적으로 사용할 수 있는 기본적이고 핵심적인 재무정보를 일반적으로 인정된 회계원칙(Generally Accepted Accounting Principles: GAAP)에 따라 일정한 보고형식의 틀을 갖추어 정기적으로 보고해야 한다.

다양한 이해관계자란 은행의 경우 대출신청병원의 회수가능성을 알기 위한 정보가 필요할 것이고 병원직원이나 약품 납품업자는 병원의 미래 성장가능성과 안정성을 평가하기 위한 정보가 필요할 것이다. 이렇게 병원의 이해관계자가 요구하는 정보가 서로 다르기 때문에 병원은 각각의 이해관계자에게 그들이 원하는 특정정보를 선별해 제공하기에는 현실적으로 불가능하다.

따라서 이해관계자 모두에게 공통적으로 이용될 수 있는 일반목적의 재무제표(general purpose financial statements)를 공시하는 것이다.

상대적으로 세무보고나 기업합병 등의 특수한 목적을 가진 재무제표가 작성되는데 이를 특수목적의 재무제표(special purpose financial statements)라 한다.

표 1-7 의료기관회계기준 적용법과 규칙

- 의료법 제62조에 의거 의료기관회계기준 준수의무를 명시
  적용대상은 100병상 이상 종합병원이나 2017년 모든 병원으로 확대하는 연구진행 중
- 언급되지 않은 계정과목과 원칙은 일반기업회계기준 준용
- 일반기업은 국세청에 결산서를 제출하고 외부감사를 권장하지만 의료기관은 규칙 11조에 의거 보건복지부 제출이 의무이나 외부감사 불필요

표 1-8 일반기업회계기준과 의료기관회계기준의 재무제표 명칭

일반기업회계기준	의료기관회계기준	일반기업회계기준	의료기관회계기준
• 재무상태표 • 포괄손익계산서 • 자본변동표	• 대차대조표 • 손익계산서 • 기본금 변동계산서	• 현금흐름표 • 주석 • 부속명세서	• 현금흐름표 • 주기 및 주석 • 부속명세서

1) 재무제표의 기본가정

거래를 인식하여 재무제표에 표시하기 위해서는 인식을 위한 기본가정이 필요하다. 첫째, 병원의 거래를 환자로부터 진료비를 받은 시점에 인식할 것인가 아니면 의사가 진료한 시점에 인식할 것인가에 대한 가정, 둘째, 병원이 계속적으로 유지·발전해 나갈 것을 가정하고 회계처리할 것인가 아니면 조만간에 파산할 것을 가정하고 회계처리할 것인가에 대한 가정이다.

(1) 발생기준

표 1-9 현금주의와 발생주의

현금주의	현금의 유출입시점에 회계처리함으로써 회계장부 작성은 간편하나 수익과 비용이 달리 인식됨으로써 기간손익왜곡(미수금, 미지급금 인식되지 않음)
발생주의	• 미래예상액까지 수익, 비용, 자산, 부채를 인식함 • 기간손익산정이 정확함 • 수익비용대응의 원칙 • 기업회계기준 • 일반적으로 인정된 회계원칙

재무제표는 발생기준을 적용하여 인식하고 작성된다.

병원이 진료서비스를 제공하고 받는 수익창출활동은 전체 존속기간 동안 지속적으로 이루어지지만 병원의 정보이용자들에게 유용한 정보를 시기적절하게 제공하기 위해서는 전체 존속기간을 1년단위로 나누어 재무상태와 경영성적을 신속·정확하게 보고할 필요가 있다. 그런데 수익창출활동이 1년단위기간 동안 시작되어 끝이 나면 병원의 수익인식시점은 해당 1년기간의 수익으로 인식하면 된다. 하지만 병원경영에서 금년에 진료 재료를 구입하고 다음연도까지 사용하고 돈을 받았다면 그 중 얼마를 금년도의 수익·비용으로 인식할 것인가?

또 MRI기기를 특정연도에 구입한 후 여러 기간에 걸쳐 이용함으로써 자산의 경제적 효익이 여러 기간에 걸쳐 병원에 분산 유입된다.

또한 MRI기기의 가치감소분을 비용에 반영시켜야 한다. 이때 거래의 발생을 기준으로 수익과 비용을 인식할 것인가 아니면 현금의 유입과 유출을 기준으로 수익과 비용을 인식할 것인가의 문제가 따르게 된다. 전자를 발생기준이라 하고 후자를 현금기준이라 한다.

현금의 유출입을 기준으로 인식할 경우 수익(병원경영활동의 산출물)과 비용(병원경영활동에 투입물)이 각기 다른 연도에 인식됨으로써 적정한 기간손익을 보고할 수 없다.

발생(accrual)은 재화의 매매나 의료서비스의 제공시점 이후에 현금을 수취하거나 지급할 것으로 예상될 경우에도 재화의 매매나 의료서비스의 제공시점에서 미래예상액으로 수익·비용·자산·부채를 인식한다는 회계개념이다.

재무제표는 발생기준을 적용하여 작성된다. 발생기준이란 거래나 그 밖의 사건에 대하여 현금의 유·출입시점을 거래로 인식하여[10] 장부에 기록하는 것이 아니라 거래가 발생된 시점에 거래로 인식하여 장부에 기록하는 것이다.

표 1-10 발생주의 회계처리 (단위: 원)

거래	가계부		기업회계장부	
	현금주의		발생주의	
상품 560,000을 매출한 후 현금 400,000 받고 나머지는 외상으로 하다	(차) 현 금 (대) 매 출 (의료수익)	400,000 400,000	(차) 현 금 외상매출금 (의료미수금) (대) 매 출 (의료수익)	400,000 160,000 560,000

※ 현금주의는 미수금이나 미지급금을 계상하지 않는다.

(2) 계속기업

재무제표는 일반적으로 병원이 예상가능한 미래기간 동안 의료서비스를 계속하여 제공할 것이라는 가정하에 작성된다. 대부분의 병원은 존속기간이 무한하다고 가정하는 것이다.

10) 이를 현금주의라 한다.

비록 일부 병원이 도산할 수도 있지만 그런 현상은 정상적으로 기대되는 것이 아니다. 계속기업(going concern)가정이란 병원이 재무제표를 작성함에 있어 반대의 증거가 없는 한 최소한 예상가능한 미래시간, 즉 기존의 경영계획이나 체결된 계약을 이행하기에 충분한 기간 동안은 병원경영이 지속될 것으로 가정한다는 것이다.

예를 들면 우리의 삶도 마찬가지이다. 대부분의 사람들은 가까운 시일 내에 죽을 것으로 기대할 아무런 근거도 갖고 있지 않으며, 그들은 비록 무한하지는 않지만[11] 가까운 시일 내에 죽을 것으로 기대하면서 삶을 살아가지는 않는다.

2) 재무제표정보의 질적 특성

(1) 이해가능성

이해가능성은 병원의 재무제표를 이용하는 이용자가 재무제표정보를 쉽게 이해할 수 있어야 한다는 것으로 재무보고의 대상이 되는 이용자는 병원의 경영과 경제활동에 관한 재무적 정보를 분석할 수준의 지식을 가지고 있다고 가정한다.

(2) 목적적합성

병원재무정보가 유용하게 쓰이기 위해서는 이용자의 의사결정에 목적적합해야 한다.

목적적합한 정보는 의사결정시점에서 과거, 현재 및 미래사건이 가져올 미래결과에 대한 예측능력을 높여주고 과거의 기대를 확인 또는 수정함으로써 정보이용자의 의사결정에 영향을 미칠 수 있다.

재무상태와 경영성과에 관한 정보는 미래의 재무상태와 경영성과 그리고 이 보고서로부터 도출되는 지급능력, 병원의 채무이행능력 등과 같이 이용자와 직접적인 이해관계가 있는 사안을 예측하는 기초자료로 이용된다.

회계정보가 목적적합성 있는 정보가 되기 위해서는 예측가치와 피드백가치를 가지고 있어야 하며 중요성이 고려되어야 한다.

가. 중요성

중요성(materiality)은 정보의 누락이나 허위표시 및 상대적 크기가 재무제표를 기초로 이루어지는 정보이용자의 경제적 의사결정에 영향을 미칠 수 있다고 판단되는 기준

11) 병원도 무한하지는 않지만 반대의 증거가 없는 한 병원경영이 지속될 것으로 가정한다.

점이나 임계치이다. 정보의 중요성은 정보가 제공하는 금액의 상대적 크기(양적 중요성)나 정보의 성격(질적 중요성)에 의해 결정된다.

사례를 통하여 살펴보면 다음과 같다.

표 1-11 중요성의 판단 (단위: 원)

계정과목	A병원	B병원
의료수익	1,000,000	100,000
비용	900,000	90,000
순이익	100,000	10,000
손해배상충당부채	2,000	1,000

두 병원의 의료수익에 대한 비용과 순이익은 90%와 10%로 동일하다. 두 병원 모두 의료사고로 인하여 의료분쟁 중이다. 위의 사례에서 절대금액으로 비교하면 A병원이 2,000원으로 B병원의 2배이지만 상대적으로 보면 A병원은 순이익의 2%이고 B병원은 순이익의 10%에 이른다. 따라서 B병원의 손해배상충당부채는 상대적으로 중요하지만 A병원의 경우 중요하다고 할 수는 없다.

나. 피드백가치

피드백가치란 과거에 의사결정을 하여 현재에 나타낸 결과에 대해 회계정보를 제공함으로써 과거에 기대한 바를 확인하거나 또는 과거의 의사결정을 수정하게 해주는 정보의 속성을 말한다.

다. 예측가치

회계정보가 과거 또는 현재의 자료를 토대로 하여 정보이용자에게 미래사건의 결과에 대하여 예측능력을 증대시키도록 해주는 속성을 말한다.

(3) 신뢰성

신뢰성(reliability)은 병원회계정보에 중대한 오류나 편의(bias)가 없고 그 정보가 나타내고자 하거나 나타낼 것이 합리적으로 기대되는 대상을 충실하게 표현하고 있다고 믿을 수 있는 질적 특성이다. 예를 들어 손해배상소송에 제기되어 진행 중인 경우 손해배상요구액의 타당성에 논란이 있다면 배상요구액과 소송 진행상황을 병원에서 제공하는 정보에 표시하는 것은 목적적합할 수 있으나 배상요구액 전액을 재무상태표에 부채로 인식하는 것은 신뢰성에 의문이 있다.

가. 표현충실성

정보가 신뢰성을 갖기 위해서는 그 정보가 나타내고자 하거나 나타낼 것으로 기대되는 거래나 기타사건을 충실하게 표현해야 한다. 예를 들면 국가경제가 어려워져서 의료미수금의 회수에 어려움이 예상된다면 미래에 회수 기대되는 의료미수금이 합리적으로 기준에 의해 산정된 금액의 현재가치 이상으로 재무상태표에 표시되어서는 안된다. 병원경영자가 국가경제의 빠른 회복이 기대된다는 주관적 이유로 의료미수금 중 불량채권을 무시한다면 충실한 표현이 될 수 없다.

나. 중립성

중립성은 정보가 사전에 의도된 결과를 유도하거나 혹은 그 정보의 이용으로부터 나타날 경제적 효과가 특정정보이용자에게 편향되어 나타나는 것을 방지해야 한다는 속성이다. 사전에 의도된 결과를 유도할 목적으로 재무제표에 특정정보를 선택하여 표시함으로써 정보이용자의 합리적 의사결정을 방해한다면 그 재무정보는 중립적이지 않다.

다. 신중성

병원의 당면한 불확실한 상황에 대하여 회계추정을 할 때 자산이나 수익이 과대평가되지 않고 부채나 비용이 과소평가되어 병원정보이용자가 병원의 미래전망을 매우 희망적으로 보게 해서는 안 된다는 것이다. 이는 보수주의라고도 부르며 신중하지 못한 병원회계정보는 재무제표의 중립성과 신뢰성을 손상시킨다.

라. 완전성

재무제표상의 병원회계정보가 누락되면 이용자의 그릇된 판단이나 오해를 유발시켜 신뢰성이 상실되고 목적적합성이 결여된 정보가 제공될 수 있다.

(4) 비교가능성

병원의 재무정보는 기간별, 병원별로 비교할 수 있어야 한다. 일반적으로 인정된 회계원칙에 따라 재무제표를 작성하면 병원재무정보의 병원별 비교가능성이 높아진다. 또한 전년도와 금년도를 비교하여 재무정보를 공지하면 해당 기간 재무정보에 대한 비교를 통하여 의사결정에 유용한 재무정보를 산출할 수 있다.

(5) 목적적합하고 신뢰성 있는 정보에 대한 제약요인

제약요인으로는 적시성, 효익과 원가 간의 균형, 질적 특성기간의 균형, 공정한 표시 등이 있다. 목적적합한 정보는 적시성을 전제로 한다. 적시성이란 병원정보이용자가 의사결정이 필요할 때 필요한 정보가 제때에 제공되어야 의사결정에 유용하다. 효익과 원가 간의 균형이란 특정정보로부터 기대되는 효익과 그 정보를 산출하는 데 소요되는 비용을 비교했을 때 효익이 비용보다 커야 하는 것으로 (cost<benefit) 효익과 원가의 추정이 객관적이어야 한다. 질적 특성 간의 균형이란 목적접합성과 신뢰성이 상충되는 경우가 발생하는데 자산의 평가에 있어서 현행원가, 실현가능가치 혹은 현재가치로 평가한 것은 역사적 원가로 평가하는 것보다 목적적합성이 높은 정보를 제공하지만 역사적 원가는 현행원가 실현가능가치, 현재가치보다 신뢰성은 높다.

공정한 표시란 자산, 부채, 자본, 수익・비용에 관한 정의와 인식요건에 따라 재무제표에 표시되는 병원의 재무상태와 경영성적이 공정하게 표시되어야 한다.

3) 재무제표요소의 측정

ASOBAT에서 정의한 회계의 목적에서와 같이 회계란 인식하고 측정하고 전달하는 것이라 했다. 여기에서 측정이란 재무제표에 인식될 계정과목의 화폐금액을 결정하는 과정을 말하는데, 현재 회계는 재무제표를 작성하기 위해 다수의 측정기준이 결합되어 사용된다.

(1) 역사적 원가

취득한 시점에서의 가격으로 지급한 현금 및 현금성자산으로 현재의 시가가 아닌 과거의 자료이다. 취득원가라고도 하며 시가와의 차액이 너무 클 경우 의사결정자료로서 한계를 갖는다.

(2) 현행원가

현행원가(current cost)는 원가를 산정해야 할 자산과 동등한 자산을 현재시점에서 구입할 경우 그 대가로 지급해야 할 현금 및 현금성자산의 금액을 말한다. 일부의 부채(예: 단기매입채무)는 현재시점에서 부담한 의무를 이행하는 데 필요한 현금 및 현금성자산의 할인되지 아니한 금액으로 평가한다. 현행대체원가라고도 한다.

(3) 실현가능가치와 이행가치

실현가능가치(realizable value)란 영업활동에 있어서 사정에 의해 자산을 처분할 경우 예상되는 처분가액으로 현금 및 현금성자산의 금액을 말한다. 일부의 부채(예: 단기매입채무)는 이행가치(settlement value)로 평가하는데, 이는 정상적인 영업과정에서 그 부채를 상환할 때 필요할 것으로 예상되는 현금 및 현금성자산의 할인하지 않은 금액을 말한다.

(4) 현재가치

현재가치(present value)는 영업이 정상적으로 이루어지고 있고 그 자산이 영업활동에 투하되어 기업에 가져다줄 것으로 예상되는 미래순현금유입액의 현재할인가치를 말한다. 일부 부채(예: 장기차입금 및 사채)는 정상적인 영업과정에서 부채를 상환할 때 필요할 것으로 예상되는 미래순현금유출액의 현재가치로 평가한다.

(5) 공정가치

공정가치(fair value)는 거래가 활성화된 시장에서 형성되어 공시되는 가격이다. 합리적인 판단력과 거래의사가 있는 독립된 당사자 사이의 거래에서 자산이 교환되거나 부채가 결제될 금액을 말한다. 기업이 보유 중인 자산(예: 주식, 사채, 공채증서)의 시장가격이 존재하면 이 시장가격은 당해 자산의 공정가치의 측정가로 사용된다.

구체적으로 현행원가・실현기능가치(이행가치), 현재가치가 공정가치로 이용될 수 있다.

2. 재무상태표

1) 재무상태표의 의의

재무상태표(statement of financial position)는 대차대조표(Balance Sheet: B/S)라고도 하며, 세 가지 계정에 해당되는 정보를 알기 쉽게 구분하여 표시하는데 한쪽에는 자산을 다른 한쪽에는 부채와 자본을 표시한다. 자산이 표시되는 왼쪽을 차변이라 부르고

자본과 부채를 표시하는 오른쪽을 대변이라 한다.

표 1-12 재무상태표[12)]

재무상태표

원광(주) 201×년 ×월 ×일 (단위: 원)

자산	금액	부채 · 자본	금액
자산		부채	
유동자산		유동부채	
당좌자산		비유동부채	
재고자산			
		자본	
비유동자산		자본금	
투자자산		자본잉여금	
유형자산		자본조정	
무형자산		기타포괄손익누계액	
기타비유동자산		이익잉여금	
자산총계	₩	부채와 자본총계	₩

차변에 표시되는 자산은 기업자금의 구체적인 운용형태를 나타내며, 이는 투자활동의 결과치이다. 대변에 표시하는 부채 및 자본은 사용자금의 조달원천을 나타낸다.

엄밀히 말하면 재무상태표도 하나의 계산단위이기 때문에 하나의 계정이라 할 수 있으며, 재무상태표계정 속에는 세 가지의 성격을 가지는 계정들이 있다.

자산은 그 유동성에 따라 유동자산, 비유동자산 등으로 구분하고, 부채는 다시 유동부채, 비유동부채로, 그리고 자본은 자본금, 잉여금으로 다시 세분된다.

위 표에서 보는 바와 같이 차변에 있는 자산은 대변에 있는 부채와 자본의 합계가 균형(balance)을 이룬다. 즉, 자산=부채+자본의 식이 성립하는데, 이를 회계등식(accounting equation) 또는 재무상태표등식(balance sheet equation)이라 부른다.

재무상태표등식: 자산=부채+자본(소유주지분)

이를 바꿔서 총자산에 총부채를 차감하여 순재산에 해당하는 자본을 계산할 수도

12) 재무상태표의 머리부분에는 ① 기업의 명칭, ② 재무제표의 명칭인 재무상태표, ③ 재무상태의 기준일, ④ 화폐단위가 표시되어야 한다.

있는데, 이를 가리켜 자본등식이라고 한다.

자본등식: 자산−부채=자본(순재산)

자산과 부채는 각각 유동적인 항목과 비유동적인 항목으로 구분표시하고, 자본은 자본금과 잉여금으로 구분하고 있는 것을 볼 수 있다. 이러한 배려도 회계정보이용자들의 의사결정을 돕기 위한 하나의 방법이다. 유동적이다 혹은 유동적이지 않다에 대한 성격 구분은 보통 자산과 부채는 1년을 기준으로 한다.

다시 말하여 재무상태표에 기재하는 자산과 부채의 항목배열은 이분법이나 유동성배열법[13)]에 따라 작성해야 한다. 또한 IFRS는 자산, 부채 그리고 자본의 항목과 상계함으로써 그 전부 또는 일부를 재무상태표에서 제외하여서는 아니 된다. 왜 이렇게 복잡한 양식을 가지게 되는가?

재무상태를 알기 위해서는 현재 보유하고 있는 재산은 물론이고, 갚아야 할 부채도 파악하여 현재의 순재산액이 얼마인지를 알아야 하며, 당장 갚지 않으면 안 될 부채와 앞으로 서서히 갚아도 좋은 부채를 그 항목별로 파악함으로써 이용자들의 의사결정을 돕기 위함이다. 경영자는 수시로 기업과 관련한 재산상태와 부채상태를 점검하여야 한다.

그럼으로써 현재의 부채상태가 적절한 수준인지 파악하고 재산의 구성내용이 적절한지에 대하여도 고려할 필요가 있다. 기업과 관련한 일정시점의 재산상태와 부채상태가 적절한 수준인지 파악해서 자산의 구성내용이 적절한지에 대하여도 고려할 필요가 있다. 앞서 기업과 관련한 일정시점의 재산상태와 부채상태를 일정기준에 따라 일목요연하게 나열한 표를 재무상태표(statement of financial position)라고 하였다.

13) K−IFRS 이전 우리나라 기업회계기준에서는 유동성배율법에 의하도록 하였으나, K−IFRS 1001 '재무제표표시'는 재무상태표에 표시되어야 할 항목의 순서나 형식을 규정하지 않는다. 다만 이분법(유동성, 비유동성)이나 유동성배열법 중 어느 방법을 채택하더라도 자산과 부채의 개별항목이 보고기간 후 12개월 이내와 12개월 후에 회수되거나 결제할 것으로 합산표시된 경우, 12개월 후에 회수하거나 결제할 것으로 기대되는 금액은 별도로 표시해야 한다(병원회계는 현재까지 유동성배열법에 의한다.).

표 1-13 재무상태표의 일반기업회계기준과 의료기관회계기준 비교

분류	상이점
자산	의료기관회계기준에는 기타비유동자산에 대한 언급이 없음 일부용어가 상이함(외상매출금 → 의료미수금)
부채	일반기업회계기준의 비유동부채를 고정부채라 하고 일부용어 상이함
자본	의료기관회계규정에는 기타포괄손익누계액과 자본조정이 없음 자본은 기본재산과 잉여금으로 구분하며 자본잉여금과 이익잉여금항목에 구분 표시함

이해를 돕기 위해 사례를 들어 재무상태표를 작성하여 보기로 하자.

갑은 원광(주)라는 이름으로 의료기기업체를 201×년 1월 1일 창업하였다. 자기자본 200,000,000원, 단기차입금 50,000,000원, 사채 50,000,000원으로 회사 사옥 임차보증금 50,000,000원을 지급하였고 의료약품 200,000,000원을 구입하였다. 또 사옥 인테리어 시설비, 집기, 비품, 컴퓨터 등에 30,000,000원을 지출하고 나머지 20,000,000원은 현금의 필요에 대비하여 통장에 가지고 있다면 재무상태표는 다음과 같다.

재무상태표

원광(주) 201×년 1월 1일 현재 (단위: 원)

자산	금액	부채 · 자본	금액
자산		부채	
현금과 예금	20,000,000	단기차입금	50,000,000
의료약품	200,000,000	사채	50,000,000
임차보증금	50,000,000	부채총계	100,000,000
집기비품	30,000,000		
		자본	
		자본금	200,000,000
		자본총계	200,000,000
자산총계	300,000,000	부채와 자본총계	300,000,000

201×년 12월 31일까지 1년 동안 의료기기업체를 경영한 후 자산, 부채, 자본에 변화가 있음을 알았으며 다행히 갑은 변화된 부분을 잘 기록하고 있었다. 현금과 예금은 5,000,000원이 증가했으며 외상으로 판매한 금액은 75,000,000원, 의료약품재고 140,000,000원, 임차보증금은 그대로이고 집기비품은 6,000,000원 감소하였다. 미지급

금이 4,000,000원, 사채, 단기차입금, 자본금은 변동이 없었다.

1년 영업이 끝난 후 12월 31일 현재의 재무상태표는 다음과 같다.

재무상태표

원광(주) 201×년 12월 31일 현재 (단위: 원)

자산	금액	부채 · 자본	금액
자산		부채	
현금과 예금	25,000,000	단기차입금	50,000,000
매출채권	75,000,000	사채	50,000,000
의료약품재고	140,000,000	미지급금	4,000,000
임차보증금	50,000,000	부채총계	104,000,000
집기비품	24,000,000		
		자본	
		자본금	200,000,000
		이익잉여금	10,000,000
		자본총계	210,000,000
자산총계	314,000,000	부채와 자본총계	314,000,000

사업개시시점과 비교하여 자산, 부채, 자본을 비교해 보면 자산은 14,000,000원이 증가했으며, 부채는 4,000,000원이 증가하고, 자본은 10,000,000원이 증가하였음을 알 수 있다.

여기서 순재산, 즉 자본의 변화를 살펴보자.

총자산 − 총부채 = 자본
₩314,000,000 − ₩104,000,000 = ₩210,000,000(₩10,000,000 증가)

1월 1일 시점의 200,000,000원보다 10,000,000원이 증가하였음을 알 수 있고, 이를 이익잉여금이라 한다.

3. 포괄손익계산서

1) 포괄손익계산서의 의의

병원의 경영성과를 명확히 하기 위하여 당회계기간에 발생한 모든 수익과 비용을 기재하고 그 차액을 당기순이익 혹은 순손실로 표시한다.

전통적으로 손익계산서는 손익계산서 양식의 끝에 당기순이익이 보고되었는데 최근에는 기업의 성과에 영향을 미치는 모든 손익항목을 당기순손익의 하단에 기타포괄손익항목으로 표시하는 포괄손익계산서를 작성하여 보고하는 것이 보편화되고 있다.

즉 포괄손익계산서(statement of comprehensive income)[14]는 일정기간 동안 소유주와의 거래 이외의 모든 원천에서 자본이 증가하거나 감소한 정도와 그 내역에 관한 정보를 제공하는 재무보고서이다.

여기서 소유주와의 거래(자본거래)는 유상증자, 배당 또는 자기주식거래로서 이러한 거래를 제외한 모든 자본 증감 내용이 손익계산서에 기록된다는 것이다. 과거에 우리나라는 당기순손익까지만 재무상태표에 표시하였으나 K-IFRS에서는 기타포괄손익까지[15] 재무보고 범위를 확장하고 있다.

따라서 총포괄손익은 당기순손익과 기타포괄손익변동의 합계액으로 표시할 수 있다.

총포괄손익=당기순손익+기타포괄손익의 변동

경영의 성과를 알기 위해서는 다음의 두 가지 방법이 있다. 그 하나는 기초의 순재산이 기말에 어느 정도 증가하였나를 파악해 보는 것이고 다른 하나는 기간 중에 발생한 총수익에서 총비용을 차감하여 이익인지, 손실인지를 파악하는 것이다. 전자는 재무상태표에서 재산의 증감상태로 파악하는 방법으로 재산법이라 하여 재무상태표에서 살펴보았고 후자는 손익계산서에서 수익과 비용을 대응시켜 파악하는 방법으로 손익법이라 한다.

14) 기타포괄손익이란 토지재평가이익 파생금융상품평가손실 등을 말한다.

15) 병원회계에서는 아직 손익계산서로 사용되며 포괄손익은 포함되지 않는다.

재산법=(기말자산-기말부채)-(기초자산-기초부채)
= 기말자본 - 기초자본

손익법=총수익-총비용

2) 재산법과 손익법에 의한 경영성과의 계산

예제 1-1

원광(주) 201×년초의 자산이 10,000,000원 부채는 5,000,000원이다. 201×년말 자산은 20,000,000원으로 증가하고 부채가 15,000,000원이 되었다면 201×년의 순이익은 '0원'이다. 재산법과 손익법에 의한 경영성과를 계산하라.

| 풀이 |

〈재산법〉

재산법=(기말자산-기말부채)-(기초자산-기초부채)
=기말자본-기초자본
재산법=(₩20,000,000-₩15,000,000)-(₩10,000,000-₩5,000,000)
=₩5,000,000-₩5,000,000=₩0
만약 201×년의 총수익이 ₩10,000,000이라면 순이익이 '₩0'이니까 총비용도 ₩10,000,000이다.

〈손익법〉

손익법=총수익-총비용
손익법=₩10,000,000-₩10.000,000=₩0

손익계산서를 작성하는 방법을 두 가지로 나누어 보면 단일표시방식과 분리표시방식이 있다.

단일표시방식의 포괄손익계산서를 예시하여 보면 다음과 같다. 단일표시방식이란 당기순손익과 기타포괄손익을 함께 같은 양식에 보고하는 표시방식을 말한다. 이 표에서 당기순이익의 하단에 토지재평가이익, 파생금융상품평가손실 등 기타포괄손익항목을 추가하여 보고하고, 그 결과를 당기총포괄손익으로 보여준다.

포괄손익계산서(단일표시방식)

원광(주) 201×년 1월 1일부터 201×년 12월 31일까지 (단위: 천원)

계정과목	제×기(당기)	
매출액	24,000	
기타수익	4,000	
(총수익)		28,000
매출원가	16,500	
판매비	3,500	
관리비	3,000	
금융비용	500	
기타비용	200	
(총비용)		23,700
법인세비용차감전순이익		4,300
법인세비용		1,200
(당기순이익)		3,100
토지재평가이익	700	
기타포괄손익인식금융자산평가이익	1,300	
파생금융상품평가손실	(400)	
외화재무제표환산손실	(200)	
기타포괄이익		1,400
(당기총포괄이익)		4,500
지분귀속		
지배기업소유주지분		3,600
소수주주지분		900

다음은 분리표시방식의 포괄손익계산서를 예시하였다. 분리표시방식은 당기순손익이 제일 하단에 표시되는 전통적 손익계산서와 기타포괄손익항목을 별도의 손익계산서에 표시하여 분리표시한다. 위의 표 단일표시방식에 의한 포괄손익계산서를 분리표시방식으로 나타내면 다음과 같다.

손익계산서(기능별 분류)

원광(주) 201×년 1월 1일부터 201×년 12월 31일까지 (단위: 천원)

계정과목	제×기(당기)	
매출액		
총매출액	25,000	
매출할인등	1,000	24,000
매출원가		16,500
매출총이익		7,500
기타수익		
이자수익	3,000	
임대수익	1,000	
판매비		4,000
물류원가(운송비)	1,300	
판매원급여	1,800	
광고선전비	400	
관리비		3,500
판매사원급여	1,800	
보험료	400	
대손상각비	800	3,000
금융비용		
이자비용	300	
외화평가손실	200	500
기타비용		
재해손실	200	200
법인세비용차감전순이익		4,300
법인세비용		1,200
당기순이익		3,100
지분귀속		
지배기업소유주지분		2,480
소수주주지분		620
주당순이익	1,350	

포괄손익계산서

원광(주) 201×년 1월 1일부터 201×년 12월 31일까지 (단위: 천원)

계정과목	제×기(당기)	
법인세효과후 기타포괄손익		
토지재평가이익	700	
기타포괄손익인식	1,300	
금융자산평가이익		
파생금융상품평가손실	(400)	
외화재무제표환산손실	(200)	
기타포괄손익 직접반영액		1,400
당기순이익		3,100
당기총포괄이익		4,500
지분귀속		
지배기업소유주지분		3,600
소수주주지분		900

3) 포괄손익계산서의 구성요소

수익과 비용 및 그 차액에 해당하는 순손익은 총액으로서도 중요하지만 그 내용이 더욱 중요하다. 예를 들어 당기순이익이나 순손실이 아주 크다 하더라도 비영업부문(기타비용·기타수익)에서 발생한 수익이나 비용이 크다면 진정한 영업의 성과라 할 수 없다.

다시 말하여 손익계산서는 당기 중의 총순이익이 얼마인지도 중요하지만 각 부문별 손익은 더욱 중요하다. 따라서 손익계산서를 그 활동에 따라 구분하여 손익계산서를 작성하도록 하고 있으며 그 구성요소는 다음과 같다.

(1) 수익

기업은 영리를 목적으로 운영되기 때문에 여러 가지 경제적 가치를 소비하여 보다 큰 경제가치를 획득하려는 영업활동을 계속적으로 수행한다. 상기업은 상품을 매입하고 이를 판매할 뿐만 아니라 이 같은 활동을 수행하기 위해 설비·노동·용역 및 그 밖의 설비를 이용하여 제품을 생산하고 판매한다.

이와 같은 영업활동에서 기업이 고객에게 판매하는 상품·제품의 매출액과[16] 용역

16) 병원회계에서는 기업의 매출액을 의료수익으로, 수입수수료 이자수익은 의료외수익 계정과목으로 표시한다.

을 제공하고 받아들이는 수입수수료·이자수익 등을 총칭하여 수익(revenue)이라 한다. 수익은 크게 매출액과 기타수익으로 대별되며 매출액은 정상적 영업활동에서 발생한 제품이나 상품, 용역의 총매출에서 매출환입, 매출에누리, 매출할인을 차감한 금액이다.

서점은 책을 판 판매액, 자동차회사는 자동차판매액, 백화점은 상품판매액이 곧 매출액이다. 기타수익은 정상적 영업활동 이외의 활동, 즉 재무 및 투자활동과 관련해서 발생하는 것으로 이자수익, 배당금수익, 임대료수익, 당기손익인식금융자산평가이익[17]과 처분이익, 유형자산처분이익이 포함된다.

병원에서는 외래수익·입원수익·기타수익 등을 말한다. 기타수익에는 건강검진 수익·구급차운영 수익·수탁검사 수익·제증명료 수익·직원급식 수익이 있다.

(2) 비용

비용은 수익을 얻기 위해 희생(소비)하는 경제가치, 즉 제품, 상품 등의 원가(매출원가)와 급여, 광고비, 이자비용, 금융비용, 법인세비용 등을 말한다.

매출원가(cost of sales)는 상품매매업에서는 팔기 위해 구입한 매입상품 중 당기에 판매된 상품의 취득원가(매입원가)이며 서비스업에서는 제공된 서비스(용역)의 원가이다.

제조업에서는 제조된 제품원가 중 당기에 판매된 제품의 제조원가이다.

상품매매업의 매출원가계산

기초상품재고액+당기매입액−기말상품재고액=매출원가

매출원가

기초상품재고액	매출원가
당기매입액	기말상품재고액

17) 금융상품의 분류에서 금융자산은 '대여금 및 수취채권, 당기손익인식금융자산, 매도가능, 금융자산, 만기보유금융자산'으로 분류하고 금융부채는 '당기손익인식금융부채와 그 밖의 부채'로 분류한다. 당기손익인식금융자산이란 주식이나 채권을 말한다.

제품제조업의 매출원가계산

기초제품재고액+당기제품제조원가-기말제품재고액=매출원가

매출원가

기초제품재고액	매출원가
당기제품제조원가	기말제품재고액

판매비(selling expenses)는 기업의 판매업무와 일반관리업무 등 정상적 영업활동의 수행과 관련하여 발생한 비용으로서 판매원 및 관리사원의 급여, 감가상각비, 광고선전비, 여비교통비 등이 판매비 또는 관리비에 속한다.

금융비용(finance costs)과 기타비용(other expenses)은 영업활동 이외의 활동과 관련하여 발생하는 비용으로서 이자비용, 당기손익인식금융자산처분손실, 유형자산처분손실 등이 있다.

법인세비용(income tax expenses)은 법인세비용차감전순이익에 세법에 의해 과세될 세율을 곱하여 계산한다.

기업의 주된 영업활동의 결과로 얻어진 매출액에서 매출원가를 차감하여 매출총이익(gross profit)을 산출하고 여기에 영업활동 이외에서 얻어진 기타수익을 더해준다.

이러한 수익을 창출하기 위해 소비된 판매비, 관리비, 금융비용, 기타비용을 차감한 후 법인세 차감전순이익(profit before income tax)을 산출하며 여기에서 법인세를 공제하고 당기순이익(profit)을 산출한다. 병원의 비용은 급여·급식재료비·교육훈련비·도서인쇄비·복리후생비·선급비용·약품비·수선비·연구비·외주용역비·의료부대비용 등이 있다. 이를 식으로 표시하면 다음과 같다.

매출액(의료수익)
－매출원가(의료비원가)
의료총이익(손실)
－판매비와 관리비(급여 · 감가상각비)
(영업이익)의료이익(손실)
＋의료외수익
－의료외비용
경상이익
＋특별이익
－특별손실
법인세비용차감전순이익
－법인세비용
당기순이익(손실)

(매출원가(의료비원가) ＋ 판매비와 관리비 ＝ 의료비용)

위에서 살펴본 바와 같이 병원은 기업과 마찬가지로 수익과 비용을 대응시켜 단계별로 이익 또는 손실을 산출한다.

수익과 비용은 제3장 의료기관의 손익계산서에 상세하게 기술되었다.

4) 기타포괄손익

A라는 사람은 병원에 근무하면서 5,000만원의 연봉을 받고 있다. 연봉 중 3,000만원을 생활비로 쓰고 2,000만원이 통장에 남아있다. 또 2억원에 구입한 아파트의 가치가 상승하여 현재 2억 5,000만원이 되었다면 A라는 사람의 이익은 얼마일까? 연봉과 생활비의 차이 2,000만원은 지금 당장 찾아서 쓸 수 있는 돈이지만 집값 상승분 5,000만원은 바로 쓸 수 없는 돈이다. 왜냐하면 집은 팔아봐야 5,000만원의 이익을 남길 수 있을지 없을지가 결정되기 때문이다. 따라서 우리는 이를 미실현이익이라 하여 확정된 실현이익 2,000만원과 구분한다. 이처럼 이익이지만 당기순이익에 포함시키기 어려운 이익을 기타포괄이익이라 한다.

기타포괄손익(other comprehensive income)은 당기손익으로 인식하지 않은 수익과 비용항목으로서 비유동자산의 재평가잉여금의 변동, 확정급여제도의 보험수리적 손익, 해외사업환산손익, 환율변동, 매도가능금융자산평가손익, 현금흐름위험회피 파생상품평가손익과 같은 미실현손익항목으로 구성되어 있다.

기타포괄손익을 제외한 후 수익에서 비용을 차감한 금액을 당기순손익(profit or loss)

이라고 한다. 따라서 포괄손익은 당기순손익과 기타포괄손익으로 구성되어 있다.

기타포괄손익의 회계처리 중 재평가잉여금에 대한 예제를 보면 다음과 같다.

재평가잉여금의 변동과 재평가이익

유형자산을 재평가모형으로 평가하는 경우에 나오는 계정으로 최초인식 시에는 취득원가로 측정하고 그 이후 공정가치가 변동하면 공정가치로 재평가하고 재평가된 금액을 장부금액으로 하는 방법이다. 재평가이익은 당기의 기타수익(영업외수익)이며 재평가잉여금은 기타포괄손익누계액으로 기타자본에 해당된다.

예제 1-2

장부금액 20,000,000원의 토지를 공정가치 15,000,000원으로 재평가하다. 이 거래를 회계처리하라.

| 풀이 |

(차) 재평가손실(영업외비용발생)	5,000,000	(대) 토지(자산감소)	5,000,000

위의 토지의 공정가치가 2,800,000으로 상승함

(차) 토지(자산증가)	13,000,000	(대) 재평가이익(수익발생)	5,000,000
		재평가잉여금(자본증가)	8,000,000

위의 토지가 25,000,000으로 하락함(재평가잉여금의 변동)

(차) 재평가잉여금(자본감소)	3,000,000	(대) 토지(자산감소)	3,000,000

포괄손익 = 당기순손익 + 기타포괄손익
(실현손익) (미실현손익)

4. 자본변동표[18)]

자본변동표(statement of changes in owner's equity)는 일정기간 동안의 자본변동(소유주지분의 변동)에 관한 정보를 나타낸 재무제표로 다음 내용이 표시된다. 일반기업회계에 의한 자본은 자본금, 자본잉여금, 자본조정, 기타포괄손익누계액, 이익잉여금

18) 병원회계에서는 기본금변동계산서라 한다.

이 있다.

① **자본금:** 자본금의 변동요인은 유·무상증자, 주식배당 등의 자본거래로 기업이 우선주를 발행했다면 보통주자본금과 우선주자본금으로 구분표시한다.

② **자본잉여금:** 자본잉여금은 유·무상증자와 결손금의 처리로 발생한다. 구체적으로 주식발행초과금, 감자차익, 기타자본잉여금이 있다.

③ **자본조정:** 일시적인 미실현손익으로 자기주식, 주식할인발행차금, 감자차손, 자기주식처분이익이 있다.

④ **기타포괄손익누계액:** 일시적 미실현손익으로 매도가능금융자산평가손익, 해외사업장의 재무제표환산손익이 있다.

⑤ **이익잉여금:** 회계정책변경누적효과, 전기오류수정손익, 이익잉여금의 처분 및 배당, 상각, 적립이 있다. 병원회계에서는 자본(기본재산)은 기본금(법인기본금+기타기본금)과 잉여금으로 나누어지며 잉여금은 자본잉여금과 이익잉여금으로 구분표시하도록 되어 있다.

자본변동표

원광(주) 201×년 1월 1일부터 201×년 12월 31일까지 (단위 : 천원)

구분	자본금 ①	자본 잉여금 ②	자본 조정 ③	기타포괄 손익누계액 ④	이익 잉여금 ⑤	총 계
201×.1.(보고금액)	×××	×××	−	×××	×××	×××
회계정책변경누적효과					×××	×××
전기오류수정이익					×××	×××
수정후이익잉여금					×××	×××
기타이익잉여금처분액					(×××)	(×××)
처분후이익잉여금					×××	×××
중간배당					(×××)	(×××)
유상증자	×××	×××				×××
당기순이익					×××	×××
자기주식취득			(×××)			(×××)
매도가능금융자산평가이익				×××		×××
201×.12.31.	×××	×××	(×××)	×××	×××	×××

의료기관의 기본금변동계산서는 제3장에 기술되어 있다.

5. 현금흐름표

현금흐름표는 재무제표의 이용자 입장에서 가장 관심 있는 정보 중의 하나이다. 왜냐하면 손익계산서의 당기순이익이 현금의 시재액을 나타내는 것이 아니어서 기업의 유동성을 파악하는 데 한계가 있기 때문이다.

또 재무정보이용자는 기업의 현금 및 현금성자산이 어떻게 창출되어 어떻게 어느 곳에 사용되었는가에 관심이 있다. 다음 표는 재무상태표상의 현금, 자본, 이익잉여금과 재무제표의 관계를 나타내기 위한 것이다.

재무상태표(기말)

(201×년 12월 31일)

자산	부채
① 현금	자본 ②
기타	자본금
	이익잉여금 ③

① 현금계정은 기초의 현금에서 경영활동의 결과인 증감원인에 의해 기말현금이 표시된다. 증감원인은 기업의 3대 활동인 영업활동, 재무활동, 투자활동에 의해 변화된다. 이 3대 활동에 관한 재무상태표가 현금흐름표이다. 현금흐름표상의 기말현금과 재무상태표의 현금은 일치한다.

② 자본은 변동, 즉 소유주지분의 변동에 관한 정보를 나타낸 과목으로 자본의 증감원인을 나타내어 자본변동표에 표시된다.

③ 이익잉여금은 손익계산서의 당기순손익의 발생원인을 나타내고 벌어들인 금액에서 기업외부로 배당되지 않고 남아있는 이익을 말한다. 하지만 이 금액이 기업에서 사용가능한 현금 시재액을 나타내는 것이 아니며 미처분된 지분의 구성요소일 뿐이며 이 이익잉여금은 현금을 포함한 다른 여러 형태의 자산으로 기업에 남아 있다. 따라서 현금의 유입과 유출에 관한 정보가 꼭 필요하며 이는 현금흐름표에 나타나 있다.

현금흐름표

W대학병원 201×년 1월 1일부터 12월 31일까지 (단위 : 천원)

과목	금액	
Ⅰ. 영업활동으로 인한 현금흐름		×××
1. 영업활동으로 인한 현금유입액		×××
2. 영업활동으로 인한 현금유출액	×××	
Ⅱ. 투자활동으로 인한 현금흐름	(×××)	
1. 투자활동으로 인한 현금유입액		×××
2. 투자활동으로 인한 현금유출액		
Ⅲ. 재무활동으로 인한 현금흐름	×××	
1. 재무활동으로 인한 현금유입액	(×××)	
2. 재무활동으로 인한 현금유출액		×××
Ⅳ. 현금의 증가(감소)(Ⅰ + Ⅱ + Ⅲ)		(×××)
Ⅴ. 기초의 현금		×××
Ⅵ. 기말의 현금		

제3절 회계원칙과 외부감사제도[19)]

회계는 거래기록, 회계처리방법 및 절차, 회계담당자(경영자)의 판단이라는 세 가지 요소의 통합물이므로 회계처리과정에서 회계담당자의 판단에 주관적인 요인이 개입할 수 있다. 이러한 주관적 요인으로 인해 회계처리과정에서 중대한 오류나 부정이 발생함으로써 재무제표가 병원의 재무상태와 경영성과를 적정하게 표시하지 못할 수 있다.

적정하지 못한 재무제표는 정보의 제공자와 정보이용자 간에 의사소통이 원활하지 못하게 되며 이는 자본시장에서의 불신으로 이어져 결국 자금의 흐름이 원활하지 못하게 된다. 자본주의 경제체제하에서 자금은 곧 인체의 혈액과 같은 것으로 자본시장 전체가 마비될 것이다.

자금의 원활한 흐름을 위하여 제도적인 장치를 만들어 놓았는데 첫째는 일반적으로 인정된 회계원칙(Generally Accepted Accounting Principles: GAAP)에 의해 재무제표를 작성하여 재무제표의 신뢰성을 높이고 둘째는 GAAP에 의해 작성된 재무제표가 적정한지를 검증하는 외부감사제도를 운영하는 것이다.

19) 병원회계는 외부감사적용대상이 아니어서 내부감사의 중요성이 크다.

1. 일반적으로 인정된 회계원칙(GAAP)

기업이 일반목적의 재무제표를 작성할 때 지켜야 할 지침이 GAAP이다. 이러한 회계원칙을 제정하는 기구는 국가마다 다르다.

회계원칙도 자본주의 시장원리에 따라 자율적으로, 즉 회계정보의 수요자와 공급자의 자발적인 노력에 의해 제정된다는 자유시장접근법과 기업은 강제적인 규제가 없으면 회계정보를 과소생산할 것이므로 규제기관(예: 금융감독원)에서 제정해야 한다는 규제접근법이 있다.

GAAP는 다음의 성격을 갖는다.

GAAP는 특정시점에 있어서 회계처리나 보고에 관해 다수인의 의견일치나 동의가 있는 일반적 수용성(general acceptance)을 갖는다.

전문가그룹인 한국회계기준원은 국제회계기준의 제정 및 개정, 자체적인 심의, 의견조회기관의 요청, 학계나 업계의 문제제기 등으로 발생한 사안(issue)별로 조사연구팀을 구성하여 조사연구업무를 수행하고 필요한 경우 기업회계기준서 등의 제정 및 개정을 위한 토론서(discussion paper) 및 연구보고서를 발간한다. 또 회계기준에 대한 초안의 심의, 공청회 개최 등 광범위한 전문가집단의 의견을 수렴하는 과정을 거치기 때문에 다수의 권위 있는 전문가의 지지를 받는 회계원칙이다.

GAAP는 회계실무의 지침으로서 기업의 회계처리나 보고의 기준이 된다.

GAAP는 회계실무 중 회계목적에 비추어 공정타당하다고 간주되는 것을 선택하여 제정되었기 때문에 회계실무에 존재하는 회계관습의 성격도 가지고 있다. 따라서 GAAP는 현실의 회계현상을 있는 그대로 서술하는 기술적 성격의 원칙이고 회계실무를 관찰하여 보편적 일반원칙을 도출해 내는 귀납적 접근방법[20]을 따른다.

한편 국제회계기준의 제정기관인 국제회계기준위원회(International Accounting Standard Board: IASB)는 국제회계기준(International Financial Reporting Standards: IFRS)을 제정하였는데 세계 여러 나라들이 이 기준을 자국의 회계기준으로 수용하기 시작하였다. 우리나라도 2007년 3월 IFRS를 도입하겠다고 발표하였고 2011년부터 국

20) 일반적으로 연역적 접근방법은 이론을 정립한 후 이 이론을 검증하기 위해 실제사례나 실험을 통해 확인하는 방법이고, 귀납적 접근방법은 어떤 현상을 수집하고 이들 사례를 분석하여 하나의 논리를 만드는 방식으로 특정사건에 어떤 패턴이 존재할 경우 그러한 패턴의 결과로 유사한 결과가 나타날 것이라고 추출하는 방법이다.

내 상장사와 금융회사는 재무제표를 작성할 때, 의무적으로 IFRS에 의한 재무제표를 작성하고 있다. 다만 비상장기업과 특수분야업종은 별개의 기준을 적용한다. 이에 따라 우리나라의 회계기준은 한국채택국제회계기준, 일반기업회계기준, 특수분야회계기준으로 나누어진다.

2. 외부감사제도

기업은 GAAP에 의해 재무제표를 작성하여 정보이용자에게 정보를 공시한다. 기업이 GAAP에 의한 재무제표를 작성·공시하였다 하더라도 신뢰성 있는 재무정보를 제공했는가를 검증할 수 있도록 고안된 감시장치가 외부감사제도(external auditing)이다.

기업이 작성·공시한 재무제표를 일반정보이용자는 GAAP를 준수하여 작성되었는지 확인할 길이 없다. 따라서 기업과는 무관한 독립적 위치에 있는 공인된 외부인(공인회계사, CPA)이 재무제표 작성의 적정성에 대하여 의견을 표명하도록 하는 제도가 바로 외부감사제도이다.

외부감사인의 자격을 취득하려면 대학에서 일정한 시간 일정과목을 이수하고 자격시험에 합격해야 하며 합격 후 실무 수습과정을 거쳐야 비로소 공인회계사의 자격을 갖는다.

회계감사(auditing)는 회계담당자가 작성한 일련의 회계기록을 제3자인 공인회계사가 정확하게 작성되었고 타당한가를 판단하고 그 결과에 대한 증명을 하거나 의견을 제출하는 일을 말한다.

공인회계사가 제출하는 의견은 다음 중 1개를 선택한다.

그림 1-4 감사의견

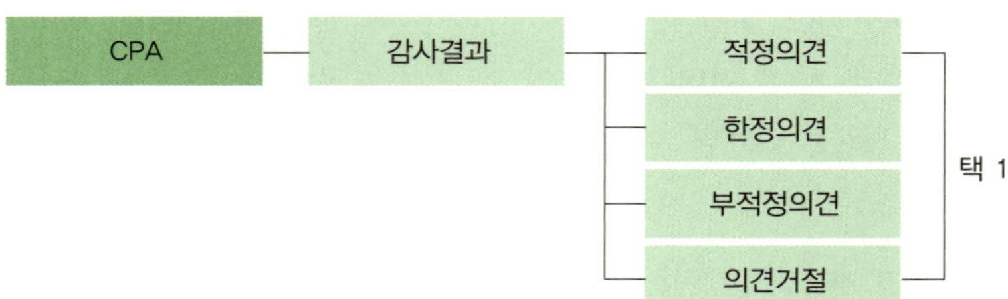

첫째, 적정의견은 재무제표의 모든 항목이 적절히 작성되어 기업회계기준에 일치하고 불확실한 사실이 없을 때 표시하는 의견이다.

둘째, 한정의견은 회계처리방법과 재무제표표시방법 중 일부가 기업회계기준에 위배되거나, 재무제표의 항목에서 합리적인 증거를 모두 얻지는 못하고 있어 이에 관련된 사항이 재무제표에 영향을 주거나 줄 수 있다고 인정되는 경우는 이런 영향을 제외하거나 없다는 것을 조건으로 내세워 기업의 재무제표가 기업회계기준에 적정하게 표시하고 있다는 의견이다.

셋째, 부적정의견은 재무제표가 전체적으로 합리적으로 기재되지 못하고 왜곡표시됨으로써 무의미하다고 인정되는 경우를 표시하는 의견이다.

마지막으로 의견거절은 감사의견을 형성하는 데 필요한 합리적 증거들을 얻지 못하여 재무제표 전체에 대한 의견표명이 불가능한 경우, 또는 기업존립에 관계될 정도의 객관적 사항이 특히 중대한 경우, 또는 감사의 독립성이 결여되어 있는 경우 등은 이러한 사유를 기재하고 이 때문에 재무제표에 대한 의견을 표명할 수 없음을 표시하는 의견이다.

객관식 연습문제

01. 재무상태표란 무엇인가?

① 일정시점의 재정상태를 나타내는 회계보고서
② 일정기간 동안의 재정상태의 변동을 나타내는 회계보고서
③ 일정기간 동안의 경영성과를 나타내는 회계보고서
④ 일정시점의 부채와 자기자본상태를 나타내는 회계보고서

02. 재무제표 작성과 관련된 일반적인 사항을 기술한 것으로 적절하지 않은 것은 어느 것인가?

① 재무상태표에 표시되는 자산, 부채 및 자본을 총액으로 표시하며, 자산과 부채의 배열은 유동성배열법을 적용할 수 있다.
② 손익계산서의 모든 수익과 비용은 그것이 발생한 기간에 정당하게 배분되도록 처리한다. 단, 수익은 실현시기를 기준으로 계상하고 미실현수익은 당기의 손익계산에 산입하지 않는다.
③ 재무제표는 재무상태표, 손익계산서, 현금흐름표와 자본변동표이며, 이에 대한 적절한 주석은 재무제표에 포함되지 않는다.
④ 현금흐름표는 현금흐름을 표시함에 있어서 기업의 활동을 영업활동, 투자활동 및 재무활동으로 구분하여 각각의 활동에서 유입되고 유출되는 현금을 세분하여 표시하는 재무보고서이다.

03. 다음 경우에 병원의 의료이익은 얼마인가?

• 입원환자수익: 10억원	• 외래환자수익: 5억원
• 인건비: 5억원	• 재료비: 2억원
• 관리비: 3억원	

① 4억원 ② 5억원
③ 6억원 ④ 3억원
⑤ 7억원

04. 다음 경우에 병원의 경상이익은 얼마인가?

• 의료수익: 10억원	• 의료비용: 5억원
• 의료외수익: 1억원	• 의료외비용: 2억원

① 2억원 ② 5억원

③ 6억원　　④ 3억원
⑤ 4억원

05. 다음 경우에 병원의 당기순이익은 얼마인가?

• 의료수익: 10억원	• 의료비용: 5억원
• 의료외수익: 2억원	• 의료외비용: 1억원
• 법인세: 1억원	

① 4억원　　② 2억원
③ 6억원　　④ 3억원
⑤ 5억원

06. 다음 중 기본재무제표에 포함되지 않는 것은 무엇인가?

① 재무상태표　　② 손익계산서
③ 의료미수금명세서　　④ 현금흐름표

07. 다음 중 기본재무제표의 종류가 아닌 것은 무엇인가?

① 재무상태표　　② 손익계산서
③ 원가계산서　　④ 재무상태 및 관련 주석사항

08. 다음은 손익계산서의 설명으로 옳지 않은 것은 무엇인가?

① 병원의 일정기간에 있어서 경영성과 및 그 내용을 기재한 회계보고서이다.
② 경영성과를 명확하게 보기 위해서는 그 회계기간에 속하는 모든 수익과 이에 대응하는 모든 비용을 적정하게 표시하여야 한다.
③ 손익계산서의 수익과 비용은 현금적인 측면을 강조한다.
④ 손익계산서는 주요 재무제표로 그 중요성이 강조된다.

09. 다음 중 외부감사제도에 대한 설명 중 옳지 않은 것은 무엇인가?

① 회계정보이용자들을 대신하여 전문적인 회계지식을 가진 독립된 제3자가 기업이 일반적으로 인정된 회계원칙에 의해 회계처리하였는지를 검증해 준다.
② 독립된 전문가의 회계감사 의견표명은 회계보고서의 신뢰성을 높여 준다.
③ '주식회사의 외부감사에 관한 법률'의 규정에 의해 직전 회계연도말 자산총계가 120억원 이상인 주식회사는 의무적으로 외부감사를 받아야 한다.
④ 회계감사 결과 적정의견을 받은 기업은 재무상태와 경영성적이 우수한 기업임을 의미한다.

10. 단순한 사무용 자산은 꽤 오랫동안 사용할 것으로 예상되더라도 회사의 규모나 매출액에 비하여 자산의 취득가액이 상대적으로 매우 작다고 한다면, 일반적으로 이를 자산으로 계상하지 않고 편의상 취득한 기간에 비용으로 계상할 수 있다. 이와 관련이 있는 회계의 기본 개념으로 가장 옳은 것은 무엇인가?

① 신중성 ② 발생주의
③ 계속기업의 가정 ④ 중요성

11. 다음 회계원칙에 대한 설명 중 가장 적합하지 않은 것은 무엇인가?

① 회계원칙은 회계행위의 지침이며 회계실무를 이끌어 가는 지도원리이다.
② 회계원칙은 보편타당성과 이해관계자들의 이해조정적 성격을 지닌다.
③ 회계원칙은 경제사회의 변화에 따라 변화한다.
④ 회계원칙은 실무경험을 근거로 한 회계의 관습 또는 기초적인 가정이다.

12. 기업과 관련된 회계를 정보이용자를 기준으로 분류할 경우 가장 적합한 분류는 무엇인가?

① 재무회계와 기업회계 ② 재무회계와 관리회계
③ 관리회계와 정부회계 ④ 기업회계와 정부회계

13. 회계에 대한 전반적인 설명으로 인정하기 어려운 것은 무엇인가?

① 의사결정자에게 유용한 정보를 제공한다.
② 회계는 기업과 이해관계자 간의 의사소통의 수단으로써 역할을 한다.
③ 기업과 관련된 이해관계자들 간의 관심사항은 대체적으로 일치한다.
④ 기업 내 부서단위도 하나의 회계대상이 될 수 있다.

14. 다음 중 회계실체가 계속되지 않는다는 증거가 없는 경우에 적용되는 가정은 무엇인가?

① 회계실체 ② 일관성
③ 계속기업 ④ 발생기준

15. 다음은 재무상태표상의 부채에 대한 설명으로 옳지 않은 것은 무엇인가?

① 부채는 크게 단기성부채인 유동부채와 장기성부채인 비유동부채로 구성되어 있다.
② 유동부채는 통상 1년 이내에 상환해야 할 단기성 부채로 매입채무, 단기차입금, 운용리스료 등으로 구성되어 있다.
③ 총자산에서 소유주지분인 자본을 제외한 타인자산을 부채라 한다.
④ 비유동부채는 통상 1년 이후에 상환되어야 할 장기성부채로 장기차입금, 장기성채무, 퇴직급여충당금 등으로 구성되어 있다.

16. 회계실체의 경제적인 상태 측면에서 회계의 기본방정식은 무엇인가?

① 자산총계=부채총계+자본총계
② 자본총계=부채총계+자산총계
③ 자산총계=부채총계−자본총계
④ 부채총계=부채총계−자산총계
⑤ 자본총계=부채총계−자산총계

17. "예상되는 손실은 모두 계상하고, 예상되는 이익은 계상하지 말라"는 회계원칙은 다음 중 어느 원칙과 같은 내용을 갖고 있는가?

① 수익과 비용의 대응원칙
② 수익인식의 원칙
③ 중요성의 원칙
④ 화폐평가의 원칙
⑤ 보수주의의 원칙

18. 발생주의하에서 의료수익의 인식기준시점은 무엇인가?

① 환자가 퇴원하였을 때이다.
② 병원에서 환자에게 의료서비스를 제공한 때이다.
③ 본인부담금을 받았을 때와 청구하였을 때이다.
④ 환자로부터 진료비를 받았을 때이다.
⑤ 보험자로부터 진료비가 입금되었을 때이다.

19. 의료수익을 계산할 경우, 발생주의의 장점에 해당되지 않는 것은 무엇인가?

① 매일 진료비가 집계되므로 퇴원환자의 진료비정산이 빨리, 정확히 이루어질 수 있다.
② 현금의 관리가 정확히 이루어질 수 있다.
③ 회계의 기본공준에 따라 회계처리하게 된다.
④ 의료수익, 의료미수금, 현금을 상호 연결시켜 종합적으로 관리가 가능하다.
⑤ 착오와 부정의 발생가능성이 낮아진다.

20. 다음은 재무상태표상의 부채에 대한 설명으로 옳은 것은 무엇인가?

(가) 부채는 크게 단기성 부채인 유동부채와 장기성 부채인 비유동부채로 구성되어 있다.
(나) 유동부채는 통상 1년 내에 상환해야 할 단기성 부채로 매입채무, 단기차입금 등으로 구성되어 있다.
(다) 총자산에서 소유주지분인 자본을 제외한 타인자산을 부채라고 한다.
(라) 비유동부채는 통상 1년 이후에 상환되어야 할 장기성 부채로 장기차입금, 장기성 채무, 퇴직급여충당금 등으로 구성되어 있다.

① (가), (나), (다)
② (가), (다)
③ (나), (라)
④ (라)
⑤ (가), (나), (다), (라)

21. 손익계산서란 무엇인가?

① 일정시점의 재정상태를 나타내는 회계보고서
② 일정기간 동안의 재정상태의 변동을 나타내는 회계보고서
③ 일정기간 동안의 경영성과를 나타내는 회계보고서
④ 일정시점의 부채와 자기자본상태를 나타내는 회계보고서

22. 손익계산서는 다음과 같은 유용한 정보를 제공한다. 아닌 것은 무엇인가?

① 병원의 영업활동성과에 관한 정보를 제공한다.
② 병원의 수익력과 미래의 순이익흐름에 관한 정보를 제공한다.
③ 투자자들의 청구권에 관한 정보를 제공한다.
④ 병원의 순손익계산에 관한 명세를 나타낸다.

23. 다음 중 손익계산서의 작성기준이 아닌 것은 무엇인가?

① 발생주의와 실현주의기준
② 수익과 비용대응의 기준
③ 구분표시기준
④ 수익항목과 비용항목 직접상계를 통한 순액기준

24. 다음 손익계산서의 설명으로 옳은 것은 무엇인가?

(가) 병원이 일정기간에 있어서 경영성과 및 그 내용을 기재한 회계보고서이다.
(나) 경영성과를 명확하게 보기 위해서는 그 회계기간에 속하는 모든 수익과 이에 대응하는 모든 비용을 적정하게 표시하여야 한다.
(다) 손익계산서의 작성을 발생주의 원칙에 따른다.
(라) 손익계산서의 수익과 비용은 현금적인 측면을 강조한다.

① (가), (나), (다)
② (가), (다)
③ (나), (라)
④ (라)
⑤ (가), (나), (다), (라)

25. 다음 중 회계의 목적이 아닌 것은 무엇인가?

① 경제적 의사결정자에게 유용한 재무적 정보를 제공한다.
② 한정된 자원의 효율적인 사용을 위한 의사결정정보를 제공한다.
③ 조직의 인적·물적 제자원의 효과적인 지휘통제를 위한 정보를 제공한다.
④ 세무당국이 과세를 부과하는 데 기초자료로 사용된다.
⑤ 각종 조세의 부과를 회피하기 위하여 기초자료를 작성한다.

26. 다음 중 회계의 일반원칙이 아닌 것은 무엇인가?

① 계속성의 원칙 ② 신속성의 원칙
③ 명료성의 원칙 ④ 신뢰성의 원칙
⑤ 안정성의 원칙

27. 회계의 공준에 해당되는 내용으로 옳은 것은 무엇인가?

(가) 비화폐적인 평가의 공준	(나) 화폐평가의 공준
(다) 수익기업의 공준	(라) 기업실체의 공준

① (가), (나), (다) ② (가), (다)
③ (나), (라) ④ (라)
⑤ (가), (나), (다), (라)

28. 다음 자료를 이용하면 당기순이익은 얼마인가?

• 기초자산: 800,000원	• 기초부채: 600,000원
• 기말자본: 700,000원	• 기중의 추가출자: 300,000원

① 200,000원 ② 300,000원
③ 300,000원 ④ 400,000원

29. 재무상태표를 작성함에 있어 자산을 유동성배열법으로 기입한다면 제일 먼저 기입되는 계정과목은 무엇인가?

① 현금 및 현금성자산 ② 투자자산
③ 재고자산 ④ 의료미수금

30. 총포괄손익과 당기순손익이 일치하지 않을 수 있다. 다음 중 불일치를 초래하는 항목은 무엇인가?

① 마케팅비용 ② 일반관리비
③ 재평가잉여금 ④ 배당금

객관식 연습문제 정답

01. ① 02. ③ 03. ② 04. ⑤ 05. ⑤ 06. ③ 07. ③ 08. ③ 09. ④ 10. ④ 11. ④ 12. ② 13. ③ 14. ③ 15. ② (리스는 금융리스와 운용리스가 있다. 운용리스료는 자동차나 정수기 렌탈과 같이 비용이다.) 16. ① 17. ⑤ 18. ② 19. ② 20. ⑤ 21. ③ 22. ③ 23. ④ 24. ① 25. ⑤ 26. ② 27. ③ 28. ① (기말자본 − 기초자본) = 200,000 29. ① 30. ③

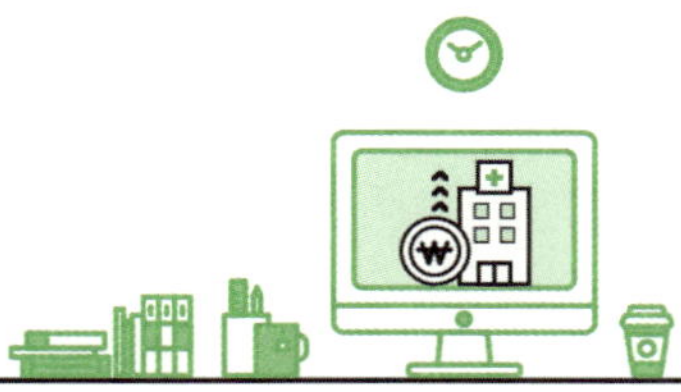

CHAPTER 02

비영리기관의 회계

＊꼬마상식 ∟ 총경제규모(GNP, GDP, GNI)의 계산

한 국가의 총경제규모를 나타내는 지수로서 GNP, GDP 혹은 GNI의 개념이 이용된다.

GNP는 국민총생산(Gross National Products)으로서, 한 국가의 국민들이 한 해 동안 생산한 연간 총부가가치를 화폐가치로 환산한 개념이며, GDP는 국내총생산(Gross Domestic Products)으로서 한 국가 내에서 1년간 생산된 부가가치를 의미한다.

따라서 다같이 1년간의 총생산액을 화폐가치로 환산한 개념이지만, GNP는 국적개념이며, GDP는 영토개념임을 유의하여야 한다.

여기서 부가가치(value added)라고 규정하는 것은 연간 총생산물의 가치를 모두 계산하면, 생산단계에서의 중간생산물의 가치와 최종생산물의 가치가 합산된다.

최종생산물의 가치 속에는 중간생산물의 가치가 포함되므로 생산단계별 중간생산물의 가치는 중복계산되는 결과를 가져오게 되므로, 생산단계별로 중간생산물의 가치를 차감한 단계별 부가가치의 합으로 계산하여야 한다. 각 단계별 부가가치의 합은 최종생산물의 가치가 되기 때문에 총국민생산은 연간 최종생산물의 화폐가치가 되는 것이다.

따라서 GNP 혹은 GDP의 개념은 최종생산물의 화폐가치이며, 1년간의 총액이라는 점에 유의하자.

GNP 또는 GDP = 총국민생산물 − 중간생산물 = 총부가가치
= 최종생산물의 화폐가치

예를 들면 어느 나라에 갑, 을, 병 3명의 국민이 있다고 하자. 갑은 1년간 $30,000의 제품을 생산하고, 을은 갑제품 모두를 가공하여 $50,000의 제품을 생산하고, 병은 또 을제품을 추가 가공하여 $100,000의 제품을 제조하였다면, 이 나라의 GNP는 얼마로 계산되는가?

갑, 을, 병이 제조한 총생산액은 $30,000 + $50,000 + $100,000 = $180,000이 되는 것 같지만, 각 국민이 1년간 창출한 부가가치는 갑은 $30,000, 을은 $20,000($50,000 − $30,000), 병은 $50,000($100,000 − $50,000)이므로 이 나라의 국민 모두가 1년간 창출한 부가가치의 합인 GNP는 $100,000($30,000 + $20,000 + $50,000)이 된다.

다시 말하면 이 나라의 GNP는 병이 제조한 최종생산물의 가치인 $100,000가 되는 것이다.

1990년대에 들어서면서 국가 간의 자본이동과 기술이전이 활발해지면서 GNP와 GDP의 괴리가 확대됨에 따라 많은 나라들이 주지표를 GNP에서 GDP로 바꾸어 나가게 되었고, 1993년 들어 UN, IMF, OECD 등 국제기구가 중심이 되어 국민계정체계(System of National Accounts: SNA)를 개정하면서 생산지표인 GDP와 분배 측면의 소득지표인 GNI로 구분하게 되었다.

GNI는 총국민소득(Gross National Income)으로서 생산활동을 통해 획득한 소득의 실질구매력을 나타내는 지표인데, 국내총생산액(GNP)에서 교역조건의 변화에 따른 실질무역손익을

가산한 금액으로 계산한다.

GNI = GNP + 교역조건 변화에 따른 실질무역손익 + 국외 순수취 요소소득

한 나라의 총경제규모는 생산 측면, 지출 측면, 분배 측면에서 측정할 수 있지만, 그 금액은 교역조건 및 환율 등의 조건의 변화에 따라 계산시점별로 차이가 나타나게 된다.

제1절 > 비영리회계의 개념과 비영리법인의 유형

1. 비영리회계의 개념

비영리회계는 영리회계에 대립되는 용어로 'non-profit', 'non-business', 'non-for-profit' 등 다양하게 사용되며 비영리기관, 조직, 단체에서 회계목적을 위해 사용되는 회계이다.

미국회계학회(American Accounting Association: AAA)와 미국의 재무회계기준심의회(Financial Accounting Standards Board: FASB)가 발표한 비영리회계를 해야 하는 비영리기관은 다음과 같다.

비영리기관

① 의도적 · 의식적인 이윤추구의 동기가 없을 것
② 개인 또는 개별적으로 지분을 소유하고 있지 않을 것
③ 지분이 매각 또는 교환되지 않을 것
④ 자본의 출자자 또는 기부자로부터 직접 또는 비례하여 재무적 편익이 요구되지 않을 것

이 기준에 의거하여 보면 ① 대학, ② 종교단체, ③ 병원, ④ 보건복지기관, ⑤ 자원단체, ⑥ 정부기관이 이에 해당되는 기관이다.

회계가 이윤추구를 목적으로 하는 거래를 인식하고 측정하고 전달하는 데 지나치게

치우치게 발전되어 오다 보니 다수의 공공적 · 사회적 효과를 목적으로 하는 비영리기관의 회계에 대해서는 발전이 이루어지지 못하여 회계장부의 처리도 단식부기방법으로 하였다.

오늘날 비영리기관과 조직이 방대해지고 회계단위가 커짐에 따라 그 중요성은 아무리 강조해도 지나치지 않다. 따라서 비영리회계는 비영리기관의 자산을 보호하고 관리하는 기능, 비영리목적사업을 효과적으로 달성할 수 있도록 하는 기능, 비영리기관의 유지 · 발전을 위한 기능을 충족시킬 수 있어야 한다.

이를 위하여 발생주의 회계의 도입과 복식부기방법의 도입확대가 필수적이며 현재 관공서 등의 정부회계와 비영리기관이 발생주의에 의한 복식부기방법으로 회계처리를 하고 있다.

2. 비영리법인의 유형

법인이란 자연인이 아닌 권리의무의 주체로서 법적으로 사람과 같은 권리와 의무를 부여받은 대상을 말한다. 주식회사와 같은 영리법인의 경우에도 법인격을 부여하여 권리와 의무를 다하게 하듯이 비영리조직도 법인격을 부여하여 권리와 의무를 다하게 한다.

비영리법인을 어떤 대상이 기금을 출연하고 지배하는가를 기준으로 분류하면 국가 · 지방자치단체나 공공기관이 출연 · 지배하는 비영리법인, 민영에 지배 · 운영되는 비영리법인으로 분류된다.

1) 정부 · 지방자치단체 및 공공기관이 소유 · 지배 · 경영하는 유형

공기업을 대표적으로 들 수 있다 이는 영리성이 있으나 단독재산의 범위 안에서 계획되고 유지되고 공영되는 것이며 공공의 이익과 사회적 요구의 필요성 때문에 정부나 지방자치단체로부터 보조를 받음으로 인하여 부분적으로 제약을 받고 소극적인 영리성을 지니며 공공목적을 위하여 공영된다.

또한 공기업회계는 공공성과를 기반으로 하여 운영되는 것이므로 적극적인 이윤동기를 가지고 의도적 · 계획적 이윤추구만을 하는 것이 아니며 투하자원의 회수이론에 기초하여 경영되는 것도 아니다. 공기업의 형태는 정부부처의 형태를 띤 공기업, 주식회사의 형태를 지닌 공기업, 공사형태의 공기업으로 나누어 볼 수 있다.

표 2-1 공기업형태별 비영리법인

정부부처형태의 공기업	한국도로공사, 대한주택공사, 한국수자원공사, 한국철도공사, 정보통신부, 조달청
주식회사형태의 공기업	공사혼영기업 정부출연기관: 한국개발연구원(KDI), 한국교통연구원, 대외경제정책연구원, 국립암센터, 보건사회연구원
공사[1]형태의 공기업	정부투자기관: 국민건강보험공단, 농업기반공사, 한국가스공사, 한국전력공사

2) 민영에 지배되거나 경영되는 유형

표 2-2 민영 비영리법인의 유형

학교법인	국공립학교, 사립학교
사회복지법인	생활보호법, 아동・노인・장애인・모자복지법 등을 목적으로 하는 사업
의료법인	의술을 베푸는 목적의 법인
종교법인	종교를 목적으로 하는 법인(기독교, 천주교, 불교, 원불교)

(1) 학교법인

학교는 국가 지방자치단체에 의하여 설치・운영되는 국・공립학교 이외에도 사립학교법 제10조에 의하여 성립하는 학교법인이 설치・운영하는 사립학교가 있다. 모든 학교는 법령이 정하는 바에 의하여 설립되어야 하는 것이며 국립・공립 또는 사립의 구별 없이 모든 학교의 수료자 또는 졸업자는 동등한 자격을 갖는다.[2]

(2) 사회복지법인

사회복지법 제7조에 의한 사회복지법인에서 사회복지는 인간의 자발적 행동에서부터 시작하여 국가의 강제적 활동 또는 민간 사회단체와 국가활동의 협력으로 이루어진다. 사회복지법인의 사회복지사업은 다음의 법률에 의한 보호・선도 또는 복지에 관한

1) 공사(public corporation)

2) 교육법 제7조: 모든 학교는 국가의 공기로서 법령이 정하는 기준에 의하여 설립되어야 하며 동등한 학교의 수료자 또는 졸업자는 국립・공립 또는 사립의 구별 없이 동등한 자격을 갖춘다.

사업과 복지시설의 운영 및 지원을 목적으로 하는 사업을 말한다.

① 생활보호법
② 아동복지법
③ 노인복지법
④ 장애인복지법
⑤ 모자복지법
⑥ 영유아보육법
⑦ 윤락행위등방지법

(3) 의료법인

의료법인은 의술을 베푸는 목적을 위해 출연된 재산으로 권리능력을 갖는 법인으로 성립한다.

① 의료기관을 개설할 수 있는 요건을 구비한 의료법인을 설립하고자 하는 자는 의료법 시행령이 정하는 바에 의하여 정관과 기타서류를 갖추어 보건복지부 장관의 허가를 받아야 한다.
② 의료법인은 그가 개설하는 의료기관에 필요한 시설 또는 이에 소요되는 자금을 보유하여야 한다.
③ 의료법인은 그 재산을 처분하거나 정관을 변경하고자 할 때에는 보건복지부 장관의 허가를 받아야 한다.
④ 이 법에 의한 의료법인이 아니면 의료법인 또는 이와 유사한 명칭을 사용할 수 없다.

(4) 종교법인

종교를 목적으로 하는 사단 또는 재단은 주무관청의 허가를 얻어 종교를 목적으로 하는 법인으로 성립할 수 있다. 따라서 불교, 기독교, 유교, 천주교, 원불교 등을 목적으로 성립하고 있는 사단·재단법인이 종교법인이다. 사단·재단법인 이외에 법인격을 부여받지 못한 집단 또는 단체, 즉 거주자형태의 종교는 종교법인으로 볼 수 없다.

제2절 > 비영리회계와 영리회계의 구분

1. 비영리회계와 영리회계의 유사점과 차이점[3)]

회계는 사회적 · 경제적 환경 속에서 생성되고 성장된다. 그 이유는 회계가 대상으로 하는 경제주체(economic entities)의 경제활동 및 경제현상은 항상 변화하는 속성을 지니고 있어 이에 따라 회계의 목적과 기능도 변화를 계속하며 생성되고 성장되기 때문이다.

따라서 영리회계와 비영리회계의 회계환경에서 나타나는 유사점과 차이점을 비교하여 보면 다음과 같다.

1) 유사점

① 영리회계와 비영리회계는 다 같이 국민경제의 필수적인 구성요소로서 회계행위를 말한다.

② 이들 양자는 직접 · 간접으로 상호 사회적 · 경제적 관계에 있을 뿐만 아니라 다 같이 동일한 회계시스템 안에서 각기 목적달성을 위한 회계처리를 한다.

③ 양자는 다 같이 한정된 자원을 대부분 외부에서 조달 · 획득하여 사용하는 회계를 한다.

④ 양자는 다 같이 재화나 서비스를 생산하고 분배하는 과정을 회계로 처리한다. 비영리회계는 일반적으로 서비스의 창출과 배분을 위주로 하고, 영리회계는 재화와 서비스를 다 같이 창출하고 배분하는 회계처리를 한다.

⑤ 양자는 다 같이 당해 회계의 목적달성을 위하여 한정된 자원의 효율적인 사용과 관리를 하고 이를 보고하여야 할 책임이 있다.

⑥ 양자는 다 같이 한정된 자원의 최적배분을 위하여 원가관리 또는 지출관리를 하고 효율적인 운영을 하였는지의 평가를 받는다.

⑦ 양자는 수탁책임의 이행 또는 회계정보충족의 요구에 따라 정기적 · 임시적으로 회계보고서를 작성 · 보고한다.

---

3) 박충환, 비영리기관의 회계, 법문사 pp.65－68.

⑧ 양자는 다 같이 한정된 자원의 조달, 최적의 배분, 효율적인 사용 등을 위하여 계획하고 통제·조정하고 평가하는 총합적인 관리와 이에 대한 회계정보시스템의 개발과 이용이 필요하다.

2) 차이점

① 영리회계는 이윤동기에 의하여 이윤을 추구하고, 기간성과측정을 하는 회계인데 대하여 비영리회계는 사회적 요구(social need)에 의하여 의도적·회계적인 이윤동기가 없이 일방적으로 소비·지출하는 회계다.

② 영리회계는 이윤추구에 기초하고 있어 회수이론에 적합한 회계측정구조 안에서 회계처리를 하고, 비영리회계는 공공성·사회성의 요구에 의거 원가회수를 기대하지 않는 일방적 소비·지출에 적합한 회계구조 안에서 회계처리를 한다.

③ 그러므로 비영리회계는 지출된 원가를 보상하기에 충분한 수입을 기대함에 관계없이 서비스를 창출·배분하는 데 대하여, 영리회계에 있어서는 지출이 이루어지고 원가를 발생하게 하는 것은 그 뒤에 수익을 획득할 수 있는 재화, 용역을 창출할 수 있기 때문이다.

④ 영리회계는 일정시점의 순자산가액을 정확하게 계산하여 각 지분별로 배당가능이익을 산출하여야 하며, 해산 시에는 지분액을 확정하여 배분할 잔여재산의 가액도 계산하여야 한다. 그러나 비영리회계는 사적 소유에 속하는 지분이 없으므로 영리회계와 같이 일정시점마다 지분을 확정하기 위한 순자산가액의 계산과 해산 시에도 배분할 잔여재산의 가액의 산정이 필요하지 않다. 그러므로 영리회계는 순이익 또는 잔여재산에 대한 배분회계가 필요하고 비영리회계는 배당 또는 잔여재산의 분배에 관한 회계가 필요치 않다.

⑤ 영리회계는 이윤의 극대화를 위하여 모든 자원을 하나의 주머니(pocket) 속에서 종합·운영·관리하는 데 비하여, 비영리회계는 '기금'[4]이라고 하는 사업목적별로 구분되는 기금회계가 집합하여 하나의 실체를 이루고 있어 자원이 기금별로 각기 다른 주머니 속에서 운영되고 있다.

4) 정부의 재정활동은 주로 일반회계, 특별회계 등 예산에 의하여 운용되고 있으나 특정분야의 사업에 대하여 지속적이고 안정적인 자금지원이 필요하거나 사업추진에 있어서 탄력적인 집행이 필요한 경우에는 법률로써 기금을 설치·운영할 수 있다. 공공기금과 기타기금으로 분류한다. 부담금이나 출연금을 주요 재원으로 하며 국가의 심의와 의결을 거친다.

⑥ 영리회계는 예산이 임의적이고 또 설정된 예산도 이윤의 극대화를 위한 것인 경우에는 이를 무시하고 투기적인 방법으로도 운영된다. 그러나 비영리회계는 예산에 의하여 규제되고 제약되며 한정된 자원의 범위 안에서 소비・지출되고 투기적인 방법으로 운영될 수 없는 예산회계가 필수적이다.

⑦ 그러므로 비영리회계는 사회적 의사가 예산안에 나타나 있어 예산을 잘 준수・집행하여 기금별로 사업목적을 수행하고 효과를 나타내고 있는지의 평가를 받는 회계이다. 이에 대하여 영리회계는 종합적인 이윤의 기간성과측정으로 수탁책임자를 평가하는 회계이다.

⑧ 영리회계는 계속적인 결손이 누적되면 회계실체가 도산되어 해산될 수밖에 없으나 비영리회계는 사회적 필요성이 인정되면 수익성에 관계없이 계속 회계실체가 존속된다. 그러므로 영리회계는 회계보고에 의해 계속기업의 여부도 검토하게 되는 것이나 비영리회계는 회계보고와 관계없이 사회적 필요성이 인정되면 자원을 조달받을 수 있다.

⑨ 양자는 자원의 원천과 그 조달방법이 다르다. 영리회계의 자금제공자인 투자가는 직접적인 경제적 이익을 기대하지만 비영리회계의 출연자는 경제적 이익이나 보수를 기대하지 않는다. 자원조달방법에 있어 영리회계는 1차적으로 자가 생산한 재화와 서비스를 시장에서 판매한 수익을 통하여 조달하는 회계를 하는 것이나, 비영리회계의 경우는 출연 또는 회비나 강제적 부과방법으로도 대부분의 자원을 조달한다.

⑩ 영리회계는 성과측정을 화폐적 평가기준에 의하여 하는 것이나, 비영리회계는 효과의 달성을 평가받는 데 있어 화폐적 평가기준 이외에도 양적・질적인 방법으로 평가를 구하는 경우가 있다.

⑪ 영리회계는 과세소득에 대한 세무회계가 필수적이다. 이에 대하여 비영리회계는 과세소득의 산출이 필수적이 아니다. 다만, 비영리기관의 비영리사업 이외의 수익사업에 대하여는 영리회계와 동일한 방법에 의한 과세소득의 계산이 필수적이다.

2. 비영리회계의 실무상 특징

비영리조직은 경제적 이윤을 추구할 수 없으며 비영리조직이 목적사업을 해서 발생한 이익에 대하여 법인세의 납세의무를 진다.

비영리회계는 실무상 여러 특징이 있으나 크게 대별하여 보면 기금회계(accounting for fund)와 예산회계(accounting for budgetary)로 볼 수 있고 고유목적사업의 주된 재무자원의 회계실체를 일반회계로 하고 기타사업목적별[5] 회계를 특별회계라 하여 일반회계, 특별회계로 나누어 볼 수 있다.

1) 기금회계

기금은 정부예산인 일반회계, 특별회계와는 다르게 일정시점의 재무상태를 나타내는 '조성'과 일정기간의 운영상황을 나타내는 '운용'으로 나눈다.

(1) 기금의 조성[6]

기금은 독립된 재무 또는 회계실체(accounting entity)로서 독립된 회계단위이다. 즉 기금이 하나의 기업 또는 회계실체단위가 되어 기금별로 회계장부를 작성하고 정리・결산하여야 한다. 기금을 조성할 때에는 연간조성이 되거나 연도말에 가용재원의 총액을 나타내는 연도말 조성개념이 있다. '기금 총조성액－사용액＝순조성액'으로 총조성액은 기금조성계정에 들어온 기금의 총합계액으로 기금조성 재원별로 구분하여 표시되고 사용액은 기금 총조성액에서 차감되어 소모된 기금은 용도별 또는 사업별로 구분 표시된다.

(2) 기금의 운용

기금운용계획에 의거 연간 총수입금액과 지출금액으로 구분표시된다. 수입은 연간 기금 총조성액에 전년도 이월액, 단기차입금, 투・융자금 회수액, 예탁자금의 인출 등의 과목으로 구성되고 지출에는 연간기금 사용액에 회수가능한 투・융자금, 예탁금 비소모성 자산에의 투자가 포함된다.

우리나라의 공공기금은 각 중앙관서의 장 또는 기금운용주체가 기금운용계획을 수

5) 사회복지시설의 사업목적별 특별회계로 보육시설운영 특별회계, 정신박약아시설운영 특별회계, 특수학교운영 특별회계 등을 말한다. 농협중앙회는 지도사업 특별회계, 공제사업 특별회계, 상호금융 특별회계, 양곡사업 특별회계가 있다.

6) 공공기금으로 남북협력기금, 재정경제부의 국민투자기금, 국채관리기금, 농어가목돈마련저축기금, 대외협력기금 등 정부부처별로 각종 기금이 있다.

립하여 관계부처와 사전협의 및 기금 운용심의회의 심의를 거친 다음 재정경제부와 국무회의 심의 및 대통령의 승인을 얻어 기금운용계획이 확정되고 회계연도 개시 80일 전까지 국회에 제출하여 소관상임위원회에 보고하여 질의에 답변하여야 한다.

2) 예산회계

예산회계(budgetary accounting)는 비영리회계의 특징 중 하나이며 단순한 견적이 아닌 최종적인 행위이다. 예산이란 국가 또는 지방자치단체의 재정활동뿐만 아니라 기업과 가계 그리고 비영리기관 등 모든 경제행위의 주체에 적용가능한 개념이다.

비영리회계는 사회적 요구에 의하여 공공성의 목적사업을 수행함에 있는 것이므로 예산에 근거하지 않은 운영은 당해 기관으로 하여금 자의적·임의적 운영을 할 수도 있다. 비영리회계의 예산은 시장조사나 원가분석 등의 이윤동기에 기초한 계획적·조직적인 이윤의 극대화를 위한 활동의 진도가 아니라 기금별 목적에 따라 그 고유목적 달성을 위한 소비·지출중심으로 이루어진다.

그러므로 비영리회계의 예산회계에서 나타나는 문제는 다수의 기금회계로 독립·구분되어 있는 경우에는 기금별로 예산을 편성·집행·보고하기 때문에 매우 복잡하여 통일된 기관 전체로서의 운영성과와 재정상태를 파악하기에 어렵다.

영리회계는 예산에 의한 활동이 임의적인 데 대하여 비영리회계는 필수적이라 볼 수 있다. 영리회계는 편성되어 승인받은 예산인 경우에도 시장의 변화 또는 경기변동에 따라 이윤의 극대화를 위한 것이라면 예산의 이용·전용도 자주적인 데 대하여 비영리회계는 제한적이다. 즉 영리회계는 투기적인 방법으로 예산을 이용·전용할 수 있지만 비영리회계는 어떠한 경우에도 기금목적별로 사용되어야지 투기적인 방법으로 이용·전용될 수는 없다.

영리회계의 예산은 이윤극대화를 위한 이윤동기에서 수립된다. 시장의 변화와 경기변동에 따라 불리하다고 판단되면 언제라도 수정·변경이 이루어지고 때는 따라서는 투기적인 방법으로도 이용·전용된다.

표 2-3 비영리회계의 실무상 특징

<table>
<tr><th>실무상 특징분류</th><th>실무상 특징</th></tr>
<tr><td rowspan="2">기금회계</td><td>기금의 조성: • 기금별로 회계장부 작성
• 용도별, 사업별 구분표시</td></tr>
<tr><td>기금의 운용: 수입금액과 지출금액으로 금액표시</td></tr>
<tr><td>예산회계</td><td>• 단순한 견적이 아닌 최종행위
• 기금별로 예산 편성, 집행, 보고하기 때문에 기관 전체의 운영성과 파악이 어려움
• 예산에 의한 활동이 필수적</td></tr>
</table>

OX 연습문제

다음을 읽고 O, X 하시오.

01. 회계라 하면 보통 기업회계를 뜻하지만 가계, 비영리사회단체 및 국가와 지방자치단체 등의 소비경제주체의 회계도 포함시켜야 한다. ( )

02. 비영리회계와 영리회계는 다 같이 국민경제의 필수적인 구성요소로서 회계행위를 한다. ( )

03. 비영리회계와 영리회계는 다 같이 한정된 자원을 내부에서 조달·획득하여 사용하는 회계를 한다. ( )

04. 영리회계는 이윤동기에 의하여 이윤을 추구하고 기간성과측정을 하는 회계인 데 대하여 비영리회계는 사회적 요구(social need)에 의하여 의도적·계획적 이윤동기를 갖는다. ( )

05. 영리회계는 이윤추구에 기초하고 있어 회수이론에 적합한 회계측정구조 안에서 회계처리를 하고, 비영리회계는 공공성, 사회성의 요구에 의거 원가회수를 기대한다. ( )

06. 비영리회계는 예산에 의하여 규제되고 제약되며 한정된 자원의 범위 안에 소비, 지출되고 투기적인 방법으로 운영될 수 없다. ( )

07. 영리회계는 계속적인 결손이 누적되면 회계실체가 도산되어 해산될 수밖에 없으나 비영리회계는 사회적 필요성이 인정되면 채산성에 관계없이 계속 회계실체가 존속된다. ( )

08. 비영리회계는 과세소득 산출이 필수적이다. ( )

09. 비영리기관이지만 대학병원의 회계는 과세소득의 계산이 필수적이다. ( )

10. 영리회계의 예산은 시장의 변화와 경기변동에 따라 수정·변경이 불가능하다. ( )

○× 연습문제 정답

01. O 02. O 03. X 04. X 05. X 06. O 07. O 08. X 09. O 10. X

객관식 연습문제

01. 영리회계와 비영리회계의 유사한 점은 무엇인가?

① 동일한 회계시스템에서 목적달성을 위한 회계처리이다.
② 의도적·계획적 이윤동기를 갖는다.
③ 회수이론에 적합한 회계측정구조 속에서 회계처리한다.
④ 잔여재산에 대한 배분이 필요하다.

02. 다음 영리회계와 비영리회계를 설명한 것 중 옳은 것은 무엇인가?

① 비영리회계는 공공성, 사회성의 요구에 의거 원가회수를 기대한다.
② 영리회계는 일정시점의 순자산가액을 정확하게 산출하지 않아도 된다.
③ 비영리회계는 기금이라는 사업목적별로 구분되는 기금회계가 집합하여 하나의 실체를 이룬다.
④ 비영리회계는 사회적 의사가 예산안에 나타나지 않는다.

03. 다음 (　　) 안에 맞는 용어는 무엇인가?

영리회계와 비영리회계는 자원의 원천과 (　　)이 다르다. 영리회계의 자금제공자인 투자자는 직접적인 경제적 (　　)을 기대하지만 (　　) 출연자는 경제적 이익이나 보수를 기대하지 않는다.

04. 다음 (　　) 안에 공통적으로 맞는 용어는 무엇인가?

영리회계는 성과측정을 (　　)에 의하여 하는 것이나 비영리회계는 (　　) 이외에도 양적·질적인 방법으로도 평가할 수 있다.

① 화폐적 평가기준
② 기업회계기준
③ 병원회계기준
④ 비영리회계기준

05. 다음 중 비영리법인에 대한 특례설명으로 틀린 것은 무엇인가?

① 법인이 일정한 금액의 범위 안에서 고유목적사업준비금으로 손금산입할 수 있다.
② 비영리법인이 수익사업을 영위하는 경우에는 수익사업에 속하는 것과 수익사업이 아닌 기타의 사업에 속하는 것을 각각 별개의 회계로 구분하여 경리하여야 한다.
③ 수익사업에서 발생한 소득에 대하여는 납세의무가 있다.
④ 고유목적사업준비금은 그 사용목적에 부합하면 기한에 상관없이 계속 손금으로 인정받을 수 있다.

06. 다음 중 비영리법인의 각 사업연도 소득에 해당하지 않는 것은 무엇인가?

① 사업소득
② 소득세법에 의한 이자 배당소득
③ 소득세법에 규정하는 채권(법인세가 비과세되는 것을 제외)을 매도함에 따른 매매이익
④ 비유동자산처분일 현재 3년 이상 계속하여 당해 고유목적사업에 직접 사용한 비유동자산처분일의 처분으로 인한 수입

07. 비영리법인에 대한 설명으로 부적절한 것은 무엇인가?

① 수익사업에서 생긴 소득과 토지 등 양도차익에 대하여 납세의무를 진다.
② 수익사업과 비영리사업을 구분기장하여야 한다.
③ 수익사업 총수입금액의 50%까지 고유목적사업준비금을 설정할 수 있다.
④ 고유목적사업준비금은 손금산입한 사업연도 종료일 이후 5년이 되는 날까지 사용하여야 한다.

08. 비영리회계와 영리회계의 차이점 중 옳지 않은 것은 무엇인가?

① 영리회계는 기간성과측정을 하는데 비영리회계는 회계적 이윤동기가 없다.
② 영리회계는 수익을 획득할 수 있는 재화와 용역을 창출하지만 비영리회계는 수입을 기대함에 관련 없이 서비스를 창출·배분한다.
③ 영리회계는 배당가능이익산출이 필수적이지만 비영리회계는 필요치 않다.
④ 영리회계는 예산에 의해 규제되고 투기적 방법으로 운영될 수 없으나 비영리회계는 가능하다.

09. 비영리회계실무상 특징에 관한 설명이다. 옳지 않은 것은 무엇인가?

① 비영리조직이 목적사업을 해서 발생한 소득에 대하여 법인세 납세의무를 진다.
② 기금회계와 예산회계로 볼 수 있다.
③ 일반회계와 특별회계로 나눈다.
④ 기금별로 회계장부를 작성, 정리, 결산해야 한다.
⑤ 예산회계는 단순한 견적에 불과하다.

10. 민영 비영리법인의 유형에 속하지 않는 법인은 무엇인가?

① 학교법인 ② 연구법인
③ 사회복지법인 ④ 의료법인
⑤ 종교법인

객관식 연습문제 정답

01. ① 02. ③ 03. 조달방법, 이익, 비영리회계 04. ① 05. ④ 06. ④
07. ③ (이자소득, 배당소득, 복지사업융자금은 100%까지 설정할 수 있으며 기타의 수익사업소득금액은 50~100%까지 가능하다. (농협중앙회, 수협중앙회 조세특례법 적용대상 비영리법인))
08. ④ (영리, 비영리 바뀜) 09. ⑤ (예산회계는 단순한 견적이 아닌 최종행위이다.) 10. ②

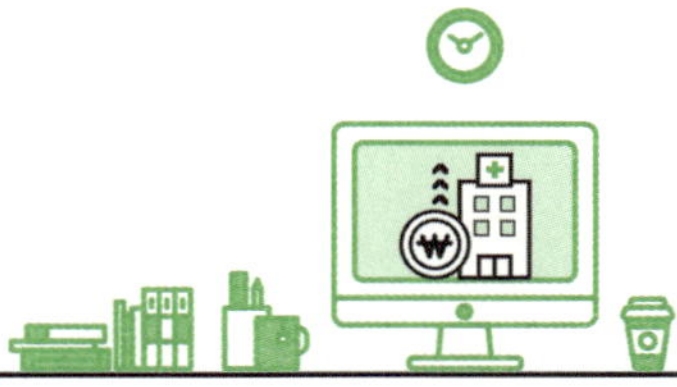

CHAPTER 03

병원회계의 기초

＊시사경제 ㄴ 환율과 물가의 관계

환율(Foreign Exchange Rate)이란 자국화폐와 외국화폐와의 교환비율을 말한다. 따라서 환율은 우리 돈을 기준으로 "원화 1원이 교환될 수 있는 달러나 파운드, 엔화 등이 얼마인가"로 나타낼 수도 있고, 외국화폐를 기준으로 "1달러, 1파운드, 1엔 혹은 1유로가 우리 돈으로 몇 원이 될까"로 나타낼 수도 있다.

일반적으로 달러환율이 1,000원 혹은 900원이라고 하는 것은 후자의 형식, 즉 달러 등의 국제통화를 기준으로 나타낸 것이며, 외국통화를 기준으로 사용하는 것이 일반적인 현상이다. 달러가 국제시장에서 유통되는 범위가 넓으므로 각국의 국민소득도 달러가치로 표시하고 있다.

달러환율의 등락은 무역의존도가 상대적으로 높은 한국의 경우에는 국민경제에 큰 영향을 미친다. 왜냐하면 국제거래의 결제가 달러로 이루어지기 때문에 우리나라의 국제수지에 큰 영향을 미칠 수밖에 없다. 유학이나 관광 등으로 이루어지는 외화의 수지는 상품거래로 이루어지는 수지와 구분하여 무역외수지라 하는데, 우리나라는 상품의 수출에 의한 대금으로 수입되는 달러는 원자재 및 상품의 수입으로 지출하는 달러보다 많아서 무역순조의 상태이지만, 유학 등의 무역외수지에서 벌어들이는 달러보다 지급하는 달러가 훨씬 많기 때문에 국제수지에 크게 악영향을 미치는 것으로 나타나고 있다.

달러 환율이 변하면 수출입에 직접적으로 영향을 미치며, 국내물가에도 당연히 영향을 미친다.

달러값이 비싸져서 1달러에 1,000원 하던 환율이 1,500원으로 오른다면, 종전에는 원유 등의 원재료나 물품 1달러어치를 외국에서 수입하려면 1,000원이면 되던 것이 500원 더 많은 1,500원을 부담하여야 한다. 따라서 이와 같이 환율의 상승은 수입업자들에게는 더 많은 돈을 부담하여야 하기 때문에 수입은 줄어들 수밖에 없고, 대신에 수출업자들에게는 유리한 입장이 되어 수출이 증대되는 효과를 가져온다.

환율의 인상과 우리의 국내물가와는 어떤 관계가 있을까?

전량 수입에 의존하여야 하는 원유 및 원자재를 구입하는 데 더 많은 돈을 지급하여야 하기 때문에 자연히 생산비가 증가하여 물건값도 오르기 마련이다. 따라서 소비자들은 과거보다 비싼 값을 주고 물건을 사지 않을 수 없다.

이와 같이 환율이 오르게 되면 물가도 오르게 되며, 환율이 떨어지면 물가도 내리게 된다.

제1절 병원회계의 중요성

병원은 병원 고유의 목적사업을 달성하기 위하여 수익사업을 한다. 수익사업을 비영리사업과 구분하기 위하여 그 수익사업에 대해서만 영리회계를 적용한다. 우리나라에서 법인형태의 병원은 법인세법의 적용을 받아 법인세 납세의무가 있고 개인병원은 소득세의 적용으로 소득세 납세의무가 있다.

따라서 병원은 세무회계상으로는 법인세·소득세·부가가치세 등과 관련을 갖는 회계실체(accounting entity)이다. 독립된 회계실체로서의 병원은 경제활동에 대하여 인식하고 측정하고 전달하는 회계의 기능을 수행하고 이를 이해관계자집단에 보고해야 하지만 병원이 비영리조직이므로 이해관계자집단이나 관계자에 대한 보고를 경시하여 온 것이 사실이다.

1. 병원경영환경의 변화

병원의 경영과 회계는 그간의 판매자 우위인 시장(seller's market)에서 사회적·시대적 환경변화에 따라 최근에 와서 그 중요성을 인식하기에 이르렀다.

첫째, 환자의 의료수가는 병원의 결정권으로 이루어지는 '판매자 우위인 시장'하에서 지배되어 왔으나 의료보험제도의 도입과 시행으로 환자에 대한 서비스 개선과 병원의 합리적인 경영에 시야를 돌리게 되었다. 이는 병원회계를 폐쇄경영에서 공개보고경영으로 전환시키는 동기를 마련하였고 이에 따라 병원회계는 새로운 발전을 시도하기에 이른다.

둘째, 의료수입을 얼마로 세무신고할 것인가는 주로 병원경영자의 양심에 따랐으나 의료보험제도의 도입으로 의료수입의 상당부분이 제3자 단체[1]에서 지급·보고되므로 병원회계는 새로운 발전을 시도하기에 이르렀다.

셋째, 인구의 증가와 의료기술의 발전은 종합병원이라는 대규모 조직체인 의료법인을 출현시켰다. 이는 합리적인 병원경영을 위한 고도의 내부경영관리제도에 필요한 회계정보 이외에도 외부이해관계자의 요구에 따른 정보의 이용은 병원회계의 발전을 도

1) 건강보험관리공단, 의료보호·자동차보험, 산업재해보험 등

모하게 되었다.

넷째, 서울대학교병원과 사립학교법 제10조에 의하여 설립한 각 대학교의 부속병원 및 지방공사·시·도 의료원은 종전에 없었던 법인세 납부의무자로 전환되면서 세무회계에 대한 인식을 달리 하기에 이르렀고, 이는 GAAP에 의해 인식, 측정, 전달해야 하는 것으로 병원회계의 발전을 도모하기에 이르렀다.[2)]

제2절 병원회계의 특성

비영리기관의 회계는 영리회계가 아닌 비영리회계를 적용하고 있는 것이 일반적이다. 의료기관은 상법이 아닌 특별법으로 성립되어 비영리법인이지만 의료업 자체가 수익사업이므로 법인세법상 법인세가 부과된다.

대학 부속병원·사회복지법인이 운영하는 병원의 경우는 그 수익사업에서 생긴 소득을 당해 고유목적사업을 위해 지출하는 고유목적사업 준비금 전입액은 그 소득금액의 범위 내에서 법인소득금액 계산상 손금으로 인정하는 등 세제상의 혜택을 받고 있다. 이와 같이 병원회계는 사회적·시대적 요구에 의하여 현금수지잔고 관리회계에서 병원관리 및 기간손익회계로, 병원수입의 양식에 따른 임의적 수입회계에서 제3자 단체 지급·보고회계로 전환함에 따라 종전의 폐쇄회계는 공개보고회계로 전환하는 시기에 이르러 기업회계와는 다른 특성을 갖는다.

1. 영리성

병원은 비영리조직으로 영리주의 배제를 의료법에서 규정하고 있다. 그러나 병원도 기업과 마찬가지로 자산을 투자한 이상 수익을 창출해서 이익을 남겨야 한다. 따라서 현행 세법에서도 영리성을 고려해서 의료법인의 경우 소득이 있으면 법인세를 부과하고 개인병원일 경우 종합소득세를 부과한다.

2) 정기원, 병원연구, 서울대학병원부설연구소, 1983.2.

2. 배당과 잔여재산

기업은 경영성과에 따라 이익이 발생하면 배당을 받는다. 주주는 투자액만큼 기업으로부터 일정률의 배당금을 받게 된다. 또한 기업은 경영에 필요한 자금을 모으기 위해 투자자에게 이익배당을 늘려야 한다. 하지만 병원회계는 이익이 발생하더라도 배당을 할 수 없다. 배당이 없으니 자금의 차입이나 투자자금을 모으기가 어렵다. 기업은 도산이나 청산의 경우 잔여지분에 대하여 주주는 청구권을 갖는다. 그러나 병원의 주주는 잔여지분에 대한 청구권이 없다. 이처럼 병원은 소득에 대해서는 영리조직으로 보고 배당이나 잔여지분에 대해서는 비영리조직으로 본다.

3. 총자산이익률

자본집약적인 제조업체는 고정자산에 많은 투자를 하며 노동집약적인 제조업체는 고정자산에 상대적으로 적게 투자한다. 일반적으로 총자산 중에서 고정자산이 차지하는 비중이 큰 기업은 자본집약적 기업이라 볼 수 있다. 하지만 병원은 자본집약적이면서 동시에 노동집약적이다. 비영리조직이면서 영리회계를 수용·채택하는 것과 같다. 의사와 간호사 등의 전문인력과 고가의 의료장비를 필요로 하기 때문에 투자 대비 총자산이익률은 기업에 비해 낮다.

4. 매출액

기업의 수익은 매출액이라 하고 병원은 의료수익이라 한다. 매출액의 증가나 감소는 기업의 흥망성쇠와도 밀접한 회계수치이다. 매출액 증가나 감소는 시장점유율로 이어져 해당 기업의 순위와 영향력을 판가름해 보기도 한다.

그런데 매출액에는 외상매출금이 포함된다. 10억원어치 팔아서 9억원이 외상판매한 수치라면 이 기업의 현금흐름은 나빠져서 결국 도산의 길을 걷게 될 것이다. 병원도 외상매출금이 있다. 계정과목은 의료미수금이라 한다. 병원의료미수금은 기업의 외상매출금과 달리 회수 못할 확률이 거의 없다. 또한 의료미수금은 보험자단체가 지급하는 만큼 회수불능이 없다. 그러나 보험자단체 이외의 환자 부담진료비에 대한 미수금이 존재하며 점차 증가하고 있다. 일반적으로 경제가 어려워지면 기업은 외상매출을 통하여 매출액을 증가시킬 수 있지만, 병원은 의료수익을 증가시키기 위한 뚜렷한 방법이 없다.

5. 수익

기업의 수익은 다양하다. 크게 영업수익과 영업외수익이 있지만 종류는 다양하다. 그러나 병원의 수익은 입원수익, 외래수익, 기부금수익, 기타의료수익이 있다. 또 수익은 제3자 단체에 청구하여 지급받는다.

6. 이익잉여금의 처분

기업에서 이익잉여금은 배당가능액의 수준을 결정하는 데 가장 기초가 되는 항목으로 상법이나 기타 관련 법규에서는 자본충실화의 관점에서 그 세부항목의 처분과 분류를 비교적 엄격히 규정하고 있다.

병원회계에서 이익잉여금은 그 중요성이 낮다. 왜냐하면 병원이익 중 법인세를 제외한 나머지는 병원에 유보되어야 하므로 이익잉여금 처분계산서를 작성할 필요가 없다.

7. 원가정보의 산출

기업경영은 의사결정의 연속이라 해도 과언이 아닐 만큼 수많은 종류의 의사결정으로 이루어진다. 경영의사결정을 위한 정보 중에서 가장 중요한 것은 원가에 관한 정보이나 원가정보는 거의 모든 경영의사결정에서 언제나 가장 중요하게 요구되는 정보이기 때문에 병원경영의 의사결정도 마찬가지이다.

하지만 병원경영에 필요한 원가정보를 산출하는 것이 기업만큼 쉽지는 않다. 왜냐하면 의료수익의 상당부분이 전문지식에 의해 제공되기 때문이다. 의료원가에서 원재료에 해당하는 주사, 약품 등은 비교적 쉽게 원가정보를 산출할 수 있다. 하지만 인적인 서비스제공에 대한 의료원가계산은 쉽지가 않다. 이 때문에 의료수가 책정의 어려움이 있다.

제3절 > 대학병원회계

학교법인이 수익사업을 하는 경우에는 영리병원과는 달리 그 수익소득에 한하여 법인세의 신고 및 납세의무가 있다. 그러나 법인세법상의 수익사업이란 사립학교법에 규정한 수익사업과는 그 범위가 다르다. 즉 법인세법상 수익사업은 학교법인의 정관규칙에도 불구하고 법인세법상 열거한 사업 또는 수익은 모두 법인세 과세대상이다.

그 중에서도 특히 의과 및 치과대학의 부속병원은 사립학교법상은 교육사업이지만 법인세법상 수익사업으로 분류된다.

대학의 부속병원은 의과, 치과, 한의과대학의 부속병원과 재단수익사업의 하나인 부속병원으로 나눈다. 그런데 대학 부속병원의 재정운영 특성상 대학 부속병원에만 있는 독특한 거래를 특례규칙에 의하여 처리하기에는 여러 가지 면에서 어려움이 존재한다.[3] 따라서 대학 부속에 준하여 회계처리하도록 특례규칙으로 규정하고 있다.

1. 특례규칙의 개정

사립대학회계에서 중요한 비중을 차지하고 있는 부속병원회계 및 수익사업회계의 회계처리에 대한 통일규정이 필요하였으나 근거규정이 없다가 1996년 2월 29일 전면 개정된 특례규칙 제2조 제3항에 아래와 같이 최초로 근거조항이 신설되었다.

특례규칙 제2조(적용범위 등)

① 생략

② 생략

③ 학교의 부속병원회계는 일반적으로 인정되는 의료법인의 병원회계에 준하여 계리하고, 법인의 수익사업회계는 일반적으로 인정되는 기업회계에 준하여 계리한다.

3) 1981년 2월 28일 기존의 '사학기관 재무, 회계규칙'에 대한 특례규칙으로 '사학기관 재무, 회계규칙에 대한 특례규칙(이하 특례규칙)'을 교육과학기술부가 제정하여 사학기관 중 대학과 이를 설치, 경영하는 학교법인을 대상으로 복식부기제도를 중심으로 한 회계처리를 도입하게 되었다. 특히 특례규칙은 회계와 예·결산만을 중점적으로 규정하고 있어 사립대학 및 법인의 예산결산에 기본이 되고 있는데 특례규칙에 규정한 이외의 사항은 기존의 '사학기관 재무회계규칙'을 그대로 따르도록 규정하고 있다.

현재 우리나라의 의료법에 의한 의료기관의 개설자가 준수해야 할 의료기관회계기준은 2010년 3월 19일부터 시행되는 의료기관회계기준준칙이다.

2. 사립대학 부속병원의 재정[4)]

사립학교법에서 말하는 부속병원회계란 사립대학의 의과대학, 치과대학 및 한의과대학의 부속병원회계를 말하며, 구체적으로 대학설치기준령에 의하여 의학, 한의학, 치의학의 부속시설만이 부속병원이라고 할 수 있다.

이 부속병원회계는 등록금회계와는 처리업무와 내용이 판이하므로 경리를 별도로 구분할 필요가 있으며, 학교회계(등록금회계)에 비해서도 규모가 작지 않아 체계적인 결산이 필요하다.

2016년 회계연도 사립대학의 자금 총규모는 43조 7,936억원으로 회계별로는 교비회계 18조 6,977억원(42.7%)으로 가장 큰 비중을 차지하고, 부속병원(32.5%), 산학협력단(12.7%), 법인수익사업회계(7.4%), 법인일반회계(4.7%) 순으로 나타났다.

최근 3년간 자금규모는 지속적으로 증가하는 경향을 보이며 전년 대비 법인일반회계(△3.7%)는 감소하였으나, 법인수익사업회계(10.0%), 교비회계(0.3%), 산학협력단회계(8.2%), 부속병원회계(10.8%)는 증가한 것으로 나타났으며, 특히 법인수익사업회계와 부속병원회계의 경우 전년 대비 10% 이상의 증가율을 보이고 있다.

법인수익사업회계의 경우 특정법인의 고정자산처분에 따라 재정규모가 전년 대비 크게 상승하였고, 부속병원회계의 경우 특정병원의 유동자산수입(단기매매증권매각대금)이 단기적으로 크게 늘어남에 따라 재정규모가 상승하고 있다.

---

4) 자료는 한국사학진흥재단 2015, 2016 대학재정분석보고서에서 발췌하였다.

표 3-1 최근 3개년 회계별 자금규모 (단위: 억원)

구분		2014년		2015년(A)		2016년(B)		증감(B−A)	
		금액	비율	금액	비율	금액	비율	금액	비율
법인	일반	24,246	5.9%	21,285	5.1%	20,497	4.7%	△788	△3.7%
	수익	30,668	7.4%	29,662	7.1%	32,625	7.4%	2,963	10.0%
	합산(a)	54,914	13.3%	50,947	12.2%	53,122	12.1%	2,175	4.3%
교비(b)		188,118	45.7%	186,448	44.7%	186,977	42.7%	529	0.3%
산학협력단(c)		48,033	11.7%	51,217	12.3%	55,436	12.7%	4,219	8.2%
부속병원(d)		120,497	29.3%	128,514	30.8%	142,401	32.5%	13,887	10.8%
총계(a+b+c+d)		411,562	100.0%	417,126	100.0%	437,936	100.0%	20,810	5.0%

그림 3-1 2016년 회계별 자금규모

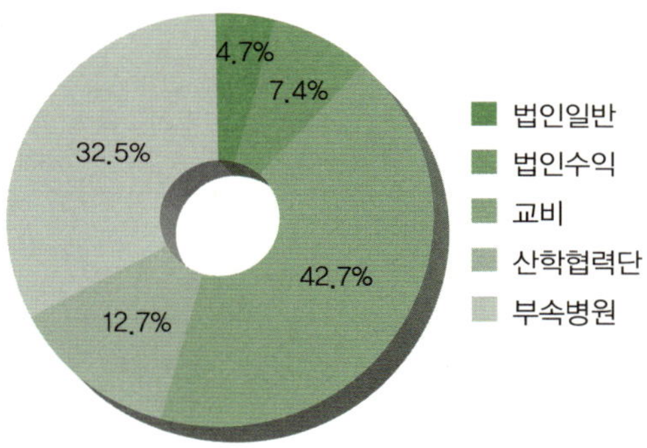

그림 3-2 최근 3개년 교비 자금규모 (단위: 억원)

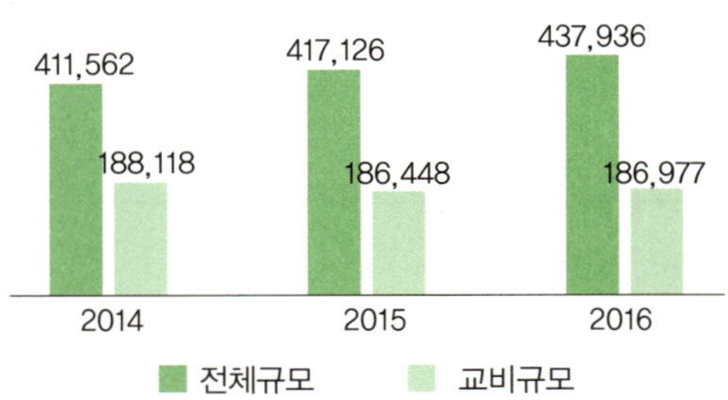

1) 자금계산서상의 수입 지출

사립대학 부속병원회계의 2014회계연도 자금규모는 12조 497억원으로 전년도 11조 4,190억원보다 5.5% 증가하였으며 1개교당 3,443억원 수준이다.

2014회계연도 자금계산서 수입 비중을 살펴보면 의료수입이 87.0%로 대부분의 수익을 차지하며, 부채 및 기본금수입 4.3%, 의료외수입 4.1% 순으로 나타났다.

표 3-2 부속병원회계 자금계산서 수입 (단위: 억원, %)

구분	의료수입	의료외 수입	기타자금 수입	유동자산 수입	고정자산 수입	부채 및 기본금 수입	기초의 자금	계
2014년 (비중)	104,774 87.0%	4,937 4.1%	663 0.6%	1,797 1.5%	432 0.4%	5,210 4.3%	2,684 2.2%	120,497 100.0%
2013년 (비중)	100,244 87.8%	4,187 3.7%	403 0.4%	1,510 1.3%	1,648 1.4%	4,474 3.9%	1,724 1.5%	114,190 100.0%
증감 (증감률)	4,530 4.5%	750 17.9%	260 64.5%	287 19.0%	△1,216 △73.8%	736 16.5%	960 55.7%	6,307 5.5%

표 3-3 부속병원회계 자금계산서 지출 (단위: 억원, %)

구분	의료비용	의료외 비용	기타자금 지출	유동자산 지출	고정자산 지출	부채 및 기본금 지출	기말의 자금	계
2014년 (비중)	93,787 77.8%	8,577 7.1%	644 0.5%	1,835 1.5%	8,124 6.8%	3,778 3.2%	3,752 3.1%	120,497 100.0%
2013년 (비중)	90,302 79.1%	9,500 8.3%	787 0.7%	1,581 1.4%	6,388 5.6%	2,957 2.6%	2,674 2.3%	144,190 100.0%
증감 (증감률)	3,485 3.9%	△923 △9.7%	△143 △18.2%	254 16.1%	1,736 27.2%	820 27.7%	1,078 40.3%	6,307 5.5%

2) 대차대조표

대차대조표상 총자산규모는 8조 1,638억원으로 1개교당 2,333억원이다. 부속병원의 경우 「의료기관회계기준규칙」에 의해 감가상각을 실시하고 있다.

2014년도 부채 및 자본의 비중을 살펴보면 기본금(56.0%)이 가장 많은 비중을 차지하며 유동부채가 30.1%로 그 뒤를 잇고 있으며, 전년 대비 유동부채와 고정부채가 각

각 7.1%, 7.0% 증가한 반면, 이익잉여금은 6.5% 감소하였다.

표 3-4 부속병원회계 대차대조표 자산 (단위: 억원, %)

구분	유동자산		특별이익			계
	당좌자산	재고자산	투자자산	유형자산	무형자산	
2014년 (비중)	23,813 29.2%	715 0.9%	2,263 2.8%	54,498 66.7%	349 0.4%	81,638 100.0%
2013년 (비중)	20,763 27.6%	680 0.9%	2,144 2.8%	51,422 68.2%	345 0.5%	75,354 100.0%
증감 (증감률)	3,050 14.7%	35 5.1%	119 5.6%	3,076 6.0%	4 1.2%	6,284 8.3%

표 3-5 부속병원회계 대차대조표 부채 및 자본 (단위: 억원, %)

구분	부채		자본				계
	유동부채	고정부채	기본금	자본잉여금	이익잉여금	자본조정	
2014년 (비중)	24,597 30.1%	23,067 28.3%	45,719 56.0%	716 0.9%	△12,475 △15.3%	14 0.0%	81,638 100.0%
2013년 (비중)	22,958 30.4%	21,548 28.6%	43,410 57.6%	737 1.0%	△13,346 △17.7%	47 0.1%	75,354 100.0%
증감 (증감률)	1,639 7.1%	1,519 7.0%	2,309 5.3%	△21 △2.8%	871 △6.5%	△33 △70.2%	6,284 8.3%

3) 손익계산서

손익계산서상 총자금규모는 10조 9,800억원으로 1개교당 3,137억원이다. 2014회계연도 수익의 비중을 살펴보면, 의료수익이 95.6%로 대부분의 수익을 차지하고 있다.

2014년도 비용의 비중을 살펴보면, 의료비용이 91.0%로 가장 많은 비중을 차지하며, 의료외비용(9.1%) 순으로 나타났다. 의료비용은 보수지출이 가장 많은 비용을 차지하고 있다.

전반적으로 부속병원의 재정상태는 열악하다고 할 수 있다. 대학교비회계전입금 중 부속병원전입금은 최근 3년간 약 40% 정도이며 가장 많이 내는 대학은 연세대학교이다. 가장 적게 내는 대학은 고신대학으로 1억 2천만원 정도이다.

사립대학 부속병원의 재정운영 감사결과를 보면 약학교육 개발지원목적으로 받은

표 3-6 부속병원회계 손익계산서 수익

(단위: 억원, %)

구분	의료수익	의료외수익	특별이익	계
2014년 (비중)	104,934 95.6%	4,856 4.4%	10 0.0%	109,800 100.0%
2013년 (비중)	100,317 96.0%	4,209 4.0%	7 0.0%	104,533 100.0%
증감 (증감률)	4,617 4.6%	647 15.4%	3 42.9%	5,267 5.0%

표 3-7 부속병원회계 손익계산서 비용

(단위: 억원, %)

구분	의료비용	의료외비용	특별손실	법인세비용	당기순손익	계
2014년 (비중)	99,949 91.0%	9,961 9.1%	24 0.0%	– 0.0%	△134 △0.1%	109,800 100.0%
2013년 (비중)	96,328 92.1%	9,356 9.0%	40 0.0%	– 0.0%	△1,191 △1.1%	104,533 100.0%
증감 (증감률)	3,621 3.8%	605 6.5%	△16 △40.0%	0 0.0%	1,057 △88.7%	5,267 5.0%

발전기금이 유흥에 사용되거나 임직원에 대한 진료비감면액을 매년 연말정산 시 근로소득금액에서 누락신고·납부한 사실이 확인되었다.

수익용 기본재산 확보율도 낮지만 더 큰 문제점은 수익용 기본재산에 수익률이 낮은 토지가 포함되어 전체적으로 수익용 기본재산의 수익률은 저조하다.

제4절 의료기관회계기준규칙과 작성기준

1. 의료기관회계기준규칙

[시행 2015.12.31.] [보건복지부령 제384호, 2015.12.31., 일부개정]

제1조(목적)
이 규칙은 「의료법」 제62조에 따라 의료기관의 개설자가 준수하여야 하는 의료기관회계기준을 정함으로써 의료기관회계의 투명성을 확보함을 목적으로 한다. 〈개정 2007.7.27.〉

제2조(의료기관회계기준의 준수대상)
① 「의료법」 제62조 제2항에 따라 의료기관회계기준을 준수하여야 하는 의료기관의 개설자는 100병상 이상의 종합병원(이하 '병원'이라 한다)의 개설자를 말한다. 〈개정 2007.7.27., 2011.2.10.〉
② 제1항에 따른 병상수는 해당 병원의 직전 회계연도의 종료일을 기준으로 산정한다. 〈신설 2007.7.27.〉

제3조(회계의 구분)
① 병원의 개설자인 법인(이하 '법인'이라 한다)의 회계와 병원의 회계는 이를 구분하여야 한다.
② 법인이 2 이상의 병원을 설치·운영하는 경우에는 각 병원마다 회계를 구분하여야 한다.

제4조(재무제표)
① 병원의 재무상태와 운영성과를 나타내기 위하여 작성하여야 하는 재무제표는 다음 각호와 같다. 〈개정 2015.12.31.〉

1. 재무상태표
2. 손익계산서
3. 기본금변동계산서(병원의 개설자가 개인인 경우를 제외한다)
4. 현금흐름표

② 제1항의 규정에 의한 재무제표의 세부작성방법은 보건복지부장관이 정하여 고시한다. 〈개정 2008.3.3., 2010.3.19.〉

제5조(회계연도)

병원의 회계연도는 정부의 회계연도에 따른다. 다만, 「사립학교법」에 따라 설립된 학교법인이 개설자인 병원의 회계연도는 동법 제30조의 규정에 의한 사립학교의 학년도에 따른다. 〈개정 2007.7.27.〉

제6조(계정과목의 표시)

제4조의 규정에 의한 재무제표는 이 규칙에서 정한 계정과목을 사용하여야 한다. 다만, 계정과목을 정하지 아니한 것은 그 성질이나 금액이 유사한 계정과목으로 통합하여 사용하거나 그 내용을 나타낼 수 있는 적절한 계정과목을 신설하여 사용할 수 있다.

제7조(재무상태표)

① 재무상태표는 재무상태표 작성일 현재의 자산·부채 및 자본에 관한 항목을 객관적인 자료에 따라 작성하여야 한다. 〈개정 2015.12.31.〉

② 제1항에 따른 재무상태표는 별지 제1호 서식에 따른다. 〈개정 2015.12.31.〉

[제목개정 2015.12.31.]

제8조(손익계산서)

① 손익계산서는 회계기간에 속하는 모든 수익과 이에 대응하는 모든 비용을 객관적인 자료에 따라 작성하여야 한다.

② 제1항의 규정에 의한 손익계산서는 별지 제2호 서식에 의한다.

제9조(기본금변동계산서)

① 기본금변동계산서는 기본금과 이익잉여금의 변동 및 수정에 관한 사항을 객관적인 자료에 따라 작성하여야 한다.

② 제1항의 규정에 의한 기본금변동계산서는 별지 제3호 서식에 의한다.

제10조(현금흐름표)

① 현금흐름표는 당해 회계기간에 속하는 현금의 유입과 유출내용을 객관적인 자료에 따라 작성하여야 한다. 다만, 병원의 개설자가 「사립학교법」에 따라 설립된 학교법인 또는 「지방공기업법」에 따라 설립된 지방공사인 경우에는 자금수지계산서로 이를 갈

음할 수 있다. 〈개정 2007.7.27.〉

② 제1항의 규정에 의한 현금흐름표는 별지 제4호 서식에 의한다.

제11조(결산서의 제출 및 공시)

① 병원의 장은 매 회계연도 종료일부터 3월 이내에 다음 각호의 서류를 첨부한 결산서를 보건복지부장관에게 제출하여야 한다. 〈개정 2008.3.3., 2010.3.19., 2015.12.31.〉

1. 재무상태표와 그 부속명세서
2. 손익계산서와 그 부속명세서
3. 기본금변동계산서(병원의 개설자가 개인인 경우를 제외한다)
4. 현금흐름표

② 법인은 제1항 제1호 및 제2호에 따른 병원의 재무상태표와 손익계산서를 보건복지부장관이 정하는 인터넷 사이트에 공시하여야 한다. 〈신설 2015.12.31.〉

[제목개정 2015.12.31.]

제12조(규제의 재검토)

보건복지부장관은 제11조에 따른 결산서의 내용에 대하여 2015년 1월 1일을 기준으로 매 2년이 되는 시점(매 2년이 되는 해의 1월 1일 전까지를 말한다)마다 그 타당성을 검토하여 개선 등의 조치를 하여야 한다.

[본조신설 2015.1.5.]

부칙 〈제257호, 2003.9.15.〉

이 규칙은 공포한 날부터 시행한다. 다만, 제2조의 규정은 다음 각호의 구분에 의한 날부터 시행한다.

1. 300병상 이상의 종합병원: 2004년 1월 1일
2. 200병상 이상 300병상 미만의 종합병원: 2005년 1월 1일
3. 100병상 이상 200병상 미만의 종합병원: 2006년 1월 1일

부칙 〈제409호, 2007.7.27.〉

이 규칙은 공포한 날부터 시행한다.

부칙 〈제1호, 2008.3.3.〉 (보건복지가족부와 그 소속기관 직제 시행규칙)

제1조(시행일) 이 규칙은 공포한 날부터 시행한다.

제2조 생략

제3조(다른 법령의 개정) ①부터 <61>까지 생략

<62> 의료기관회계기준규칙 일부를 다음과 같이 개정한다.

제4조 제2항, 제11조 각호 외의 부분 중 '보건복지부장관'을 각각 '보건복지가족부장관'으로 한다.

<63>부터 <94>까지 생략

부칙 <제1호, 2010.3.19.> (보건복지부와 그 소속기관 직제 시행규칙)

제1조(시행일) 이 규칙은 공포한 날부터 시행한다. <단서 생략>

제2조 생략

제3조(다른 법령의 개정) ①부터 <55>까지 생략

<56> 의료기관회계기준규칙 일부를 다음과 같이 개정한다.

제4조 제2항, 제11조 각호 외의 부분 중 '보건복지가족부장관'을 각각 '보건복지부장관'으로 한다.

<57>부터 <84>까지 생략

부칙 <제42호, 2011.2.10.> (의료법 시행규칙)

제1조(시행일) 이 규칙은 공포한 날부터 시행한다. <단서 생략>

제2조(다른 법령의 개정) ① 의료기관회계기준규칙 일부를 다음과 같이 개정한다.

제2조 중 '「의료법」 제69조 제2항'을 '「의료법」 제62조 제2항'으로 한다.

②부터 ④까지 생략

부칙 <제283호, 2015.1.5.> (규제 재검토기한 설정 등 규제정비를 위한 감염병의 예방 및 관리에 관한 법률 시행규칙 등 일부개정령)

이 규칙은 공포일로부터 시행한다.

부칙 <제384호, 2015.12.31.>

이 규칙은 공포한 날부터 시행하되, 2016년 회계연도부터 적용한다.

■ 의료기관회계기준규칙 [별지 제1호 서식] 〈개정 2015.12.31.〉

재무상태표

제 (당)기 년 월 일 현재
제 (당)기 년 월 일 현재

(단위: 원)

계정과목	제 (당)기		제 (전)기	
	금액		금액	
자산				
Ⅰ. 유동자산				
(1) 당좌자산				
1. 현금 및 현금성자산				
2. 단기금융상품				
⋮				
(2) 재고자산				
1. 약품				
2. 진료재료				
⋮				
Ⅱ. 비유동자산				
(1) 투자자산				
1. 장기금융상품				
2. 투자유가증권				
⋮				
(2) 유형자산				
1. 토지				
2. 건물				
⋮				
(3) 무형자산				
1. 영업권				
2. 창업비				
⋮				
(4) 기타 비유동자산				
(자산총계)				
부채				
Ⅰ. 유동부채				
1. 매입채무				
2. 단기차입금				
⋮				
Ⅱ. 비유동부채				
1. 장기차입금				
2. 외화장기차입금				
⋮				
Ⅲ. 고유목적사업준비금				
Ⅳ. 의료발전준비금				
(부채합계)				
자본				
Ⅰ. 기본금(기본재산)				
1. 법인기본금				
2. 기타기본금				
Ⅱ. 자본잉여금				
1. 자산재평가적립금				
2. 기타자본잉여금				
Ⅲ. 기타포괄손익누계액				
1. 재평가잉여금				
2. 해외사업환산손익				
Ⅳ. 이익잉여금(결손금)				
1. 차기이월잉여금(결손금)				
2. 당기순이익(순손실)				
(자본총계)				
부채와 자본총계				

210mm×297mm[백상지 120g/㎡]

■ 의료기관회계기준규칙 [별지 제2호 서식] 〈개정 2015.12.31.〉

손익계산서

제 (당)기 년 월 일부터 년 월 일까지
제 (당)기 년 월 일부터 년 월 일까지 (단위: 원)

계정과목	제 (당)기		제 (전)기	
	금액		금액	
Ⅰ. 의료수익				
1. 입원수익				
2. 외래수익				
⋮				
Ⅱ. 의료비용				
(1) 인건비				
1. 급여				
2. 퇴직급여				
⋮				
(2) 재료비				
1. 약품비				
2. 진료재료비				
⋮				
(3) 관리운영비				
1. 복리후생비				
2. 여비교통비				
⋮				
Ⅲ. 의료이익(손실)				
Ⅳ. 의료외수익				
1. 의료부대수익				
2. 이자수익				
⋮				
Ⅴ. 의료외비용				
1. 의료부대비용				
2. 이자비용				
⋮				
Ⅵ. 법인세차감전순이익(순손실)				
Ⅶ. 법인세비용				
Ⅷ. 고유목적사업준비금설정전 당기순이익				
Ⅸ. 고유목적사업준비금전입액				
Ⅹ. 고유목적사업준비금환입액				
Ⅺ. 당기순이익(순손실)				

210mm×297mm[백상지 120g/㎡]

■ 의료기관회계기준규칙 [별지 제3호 서식] 〈개정 2015.12.31.〉

기본금변동계산서

제 (당)기 년 월 일부터 년 월 일까지
제 (당)기 년 월 일부터 년 월 일까지 (단위: 원)

계정과목	제 (당)기		제 (전)기	
	금액		금액	
Ⅰ. 기본금				
1. 법인기본금				
2. 기타기본금				
Ⅱ. 자본잉여금				
1. 자산재평가적립금				
⋮				
Ⅲ. 기타포괄손익누계액				
1. 재평가잉여금				
2. 해외사업환산손익				
⋮				
Ⅳ. 이익잉여금				
1. 전기이월이익잉여금(결손금)				
2. 회계변경의 누적효과				
⋮				
Ⅴ. 이익잉여금 처분액				
1. 기본금대체액				
Ⅵ. 차기이월이익잉여금				

210mm×297mm[백상지 120g/㎡]

■ 의료기관회계기준규칙 [별지 제4호 서식] 〈개정 2015.12.31.〉

현금흐름표

제 (당)기 년 월 일부터 년 월 일까지
제 (당)기 년 월 일부터 년 월 일까지 (단위: 원)

과목	제 (당)기		제 (전)기	
	금액		금액	
Ⅰ. 영업활동으로 인한 현금흐름				
(1) 당기순이익(순손실)				
(2) 현금의 유출 없는 비용 등의 가산				
1. 감가상각비				
2. 퇴직급여				
⋮				
(3) 현금의 유입 없는 수익 등의 차감				
1. 채무면제이익				
2. 외화환산이익				
⋮				
(4) 영업활동으로 인한 자산부채의 변동				
1. 재고자산의 감소(증가)				
2. 매출채권의 감소(증가)				
⋮				
Ⅱ. 투자활동으로 인한 현금흐름				
(1) 투자활동으로 인한 현금유입액				
1. 단기금융상품의 처분				
2. 토지의처분				
⋮				
(2) 투자활동으로 인한 현금유출액				
1. 현금의 단기대여				
2. 토지의 취득				
⋮				
Ⅲ. 재무활동으로 인한 현금흐름				
(1) 재무활동으로 인한 현금유입액				
1. 단기차입금의 차입				
⋮				
(2) 재무활동으로 인한 현금유출액				
1. 단기차입금의 상환				
⋮				
Ⅳ. 현금의 증가(감소)(Ⅰ+Ⅱ+Ⅲ)				
Ⅴ. 기초의 현금				
Ⅵ. 기말의 현금				

210㎜×297㎜(보존용지(1종) 70g/㎡)

2. 재무제표 세부 작성방법고시[5)]

1) 일반적 작성기준

(1) 회계의 일반원칙

① 회계처리 및 보고는 신뢰할 수 있도록 객관적인 자료와 증거에 의하여 공정하게 처리하여야 한다.

② 재무제표의 양식 및 과목과 회계용어는 이해하기 쉽도록 간단·명료하게 표시하여야 한다.

③ 중요한 회계방침과 회계처리기준·과목 및 금액에 관하여는 그 내용을 재무제표상에 충분히 표시하여야 한다.

④ 회계처리에 관한 기준 및 추정은 기간별 비교가 가능하도록 매기 계속하여 적용하고 정당한 사유 없이 이를 변경하여서는 아니 된다.

⑤ 회계처리와 재무제표 작성에 있어서 과목과 금액은 그 중요성에 따라 실용적인 방법에 의하여 결정하여야 한다.

⑥ 회계처리과정에서 2 이상의 선택가능한 방법이 있는 경우에는 재무적 기초를 견고히 하는 관점에 따라 처리하여야 한다.

⑦ 회계처리는 거래의 실질과 경제적 사실을 반영할 수 있어야 한다.

(2) 재무제표 및 부속명세서 작성원칙

재무제표는 재무상태표, 손익계산서, 기본금변동계산서, 현금흐름표 및 주기와 주석으로 한다.

① 재무제표는 이 고시와 의료기관회계기준규칙에 따라 작성하되 이 고시 및 동 규칙에 정하지 아니한 사항에 대해서는 의료기관회계기준규칙에 반하지 않는 범위 내에서 기업회계기준과 일반적으로 공정·타당하다고 인정되는 회계관행에 따라 처리한다.

② 재무제표는 당해 회계연도분과 직전 회계연도분을 비교하는 형식으로 작성하여야 한다.

---

5) 보건복지가족부고시 제2010－25호(2010.2.9. 개정)

③ 재무제표의 양식은 보고식을 원칙으로 한다.

④ 기타 필요한 명세서는 부속명세서를 작성하여야 한다.

⑤ 재무제표에는 이를 이용하는 자에게 충분한 회계정보를 제공하도록 중요한 회계방침 등 필요한 사항에 대하여는 다음의 방법에 따라 주기 및 주석을 하여야 한다.

㉠ 주기는 재무제표상의 해당 과목 다음에 그 회계사실의 내용을 간단한 자구 또는 숫자로 괄호 안에 표시하는 방법으로 한다.

㉡ 주석은 재무제표상의 해당 과목 또는 금액에 기호를 붙이고 난외 또는 별지에 동일한 기호를 표시하여 그 내용을 간결 명료하게 기재하는 방법으로 한다.

㉢ 동일한 내용의 주석이 2 이상의 과목에 관련되는 경우에는 주된 과목에 대한 주석만 기재하고, 다른 과목의 주석은 기호만 표시함으로써 이를 갈음할 수 있다.

2) 세부 작성기준

(1) 재무상태표

가. 재무상태표 작성기준

① 대차대조표는 자산, 부채 및 자본으로 구분한다.

② 자산, 부채 및 자본은 총액에 의하여 기재함을 원칙으로 하고, 자산의 항목과 부채 또는 자본의 항목을 상계함으로써 그 전부 또는 일부를 대차대조표에서 제외하여서는 아니 된다.

③ 자산과 부채는 1년을 기준으로 하여 유동자산 또는 고정자산, 유동부채 또는 고정부채로 구분하는 것을 원칙으로 한다.

④ 대차대조표에 기재하는 자산과 부채의 항목배열은 유동성배열법에 의함을 원칙으로 한다.

⑤ 가지급금 또는 가수금 등의 미결산항목은 그 내용을 나타내는 적절한 과목으로 기재하여야 한다.

나. 자산의 계정과목 구분

자산은 유동자산과 비유동자산으로 구분한다.

① 유동자산은 당좌자산과 재고자산으로 구분한다.

㉠ 당좌자산은 현금 및 현금등가물, 단기금융상품, 단기매매증권, 의료미수금, 단기대여금, 대손충당금, 미수금, 미수수익, 선급금, 선급비용, 선급제세, 본지점 및 기타의 당좌자산으로 구분한다.

- 의료미수금은 진료행위로 인하여 발생한 외상매출금과 받을어음으로 한다.
  - 입원환자 재원기간 중 발생한 미수금은 재원미수금, 퇴원환자로부터 발생한 미수금은 퇴원미수금, 외래환자로부터 발생한 미수금은 외래미수금, 기타의료수익의 미수금은 기타의료수익미수금으로 구분한다.
  - 의료미수금은 보험자단체 등의 청구미수금과 환자본인부담금미수액을 포함한다.
  - 재원미수금 등은 환자종류에 따라 건강보험미수금, 의료급여미수금, 자동차보험미수금, 산재보험미수금, 일반환자미수금 및 건강검진미수금 등으로 구분할 수 있다.
- 미수금은 의료미수금을 제외한 미수채권 등을 말한다.

㉡ 재고자산은 약품, 진료재료, 급식재료, 저장품, 의료부대물품으로 구분한다.

② 비유동자산은 투자자산, 유형자산, 무형자산으로 구분한다.

㉠ 투자자산은 장기금융상품, 투자유가증권, 장기대여금, 장기대여금대손충당금, 퇴직보험예치금, 보증금, 이연법인세차 및 기타투자자산으로 구분한다.

㉡ 유형자산은 토지, 건물, 구축물, 기계장치, 의료장비, 차량운반구, 공기구비품, 건설중인 자산, 기타유형자산 및 감가상각누계액으로 구분한다.

㉢ 무형자산은 영업권 및 산업재산권으로 구분한다.

다. 부채의 계정과목 구분

부채는 유동부채와 고정부채로 구분한다.

① 유동부채는 매입채무, 단기차입금, 미지급금, 선수금, 예수금, 미지급비용, 미지급제세, 유동성장기부채, 선수수익, 예수보증금, 단기부채성충당금, 임직원단기차입금 및 기타의 유동부채로 구분한다.

② 고정부채는 장기차입금, 외화장기차입금, 금융리스미지급금, 장기성매입채무, 퇴직급여충당금, 이연법인세대, 고유목적사업준비금 및 임대보증금으로 구분한다.

라. 자본의 계정과목 구분

① 법인병원 등은 자본을 기본금, 자본잉여금 및 이익잉여금으로 구분한다.

㉠ 기본금은 법인기본금과 기타기본금으로 구분한다.

㉡ 자본잉여금은 자본보존목적의 기타자본잉여금으로 한다.

㉢ 이익잉여금은 차기이월잉여금 및 당기순이익으로 구분한다.

② 개인병원은 자본금이라는 개념이 없고 총자산에서 총부채를 차감하면 자본이 되므로 이를 구분하지 아니한다.

마. 재무상태표 과목분류 및 내용해설은 별표 1과 같음

(2) 손익계산서

가. 손익계산서 작성기준

① 모든 수익과 비용은 그것이 발생한 기간에 정당하게 배분되도록 처리하여야 한다. 다만 수익은 실현시기를 기준으로 계상하고 미실현수익은 당기의 손익계산에 산입하지 아니함을 원칙으로 한다.

② 수익과 비용은 그 발생원천에 따라 명확하게 분류하고 각 수익항목과 이에 관련되는 비용항목을 대응표시하여야 한다.

③ 수익과 비용은 총액에 의하여 기재함을 원칙으로 하고 수익항목과 비용항목을 직접 상계함으로써 그 전부 또는 일부를 손익계산서에서 제외하여서는 아니 된다.

④ 손익계산서는 의료이익(의료손실), 경상이익(경상손실), 법인세차감전순이익(순손실), 법인세비용 및 당기순이익(순손실)으로 구분표시하여야 한다.

나. 수익과목의 계정과목 구분

수익과목은 의료수익과 의료외수익으로 구분한다.

① 의료수익은 입원수익, 외래수익 및 기타의료수익으로 구분하며 의료수익감면을

차감한 후의 수익을 계상한다.

② 의료수익감면은 진료비에누리(또는 진료비할인), 연구용 환자감면 및 자선환자 감면 등으로 구분한다.

㉠ 진료비에누리는 일정한 요건에 적합한 환자에 대하여 사전에 약정한 할인율에 따라 진료비의 일부 또는 전부를 감액하여 주는 것을 말한다.

㉡ 진료비할인은 진료비가 청구되어 의료미수금으로 계상되었으나 환자의 지불능력부족 등의 이유로 진료비의 일부 또는 전부를 감액하여 주는 것을 말한다.

㉢ 연구용 환자나 자선환자에 대해 진료비를 일부 또는 전부를 감면해 주는 경우, 환자로부터 수납한 진료비만을 수익으로 계상한다.

③ 의료외수익은 의료부대수익, 이자수익, 배당금수익, 임대료수익, 단기매매증권처분이익, 단기매매증권평가이익, 외환차익, 외화환산이익, 투자자산처분이익, 유형자산처분이익, 대손충당금환입, 기부금수익 및 잡이익 등으로 구분한다.

㉠ 의료부대수익은 주차장직영수익, 매점직영수익, 일반식당직영수익, 영안실직영수익 및 기타시설직영수입 등으로 구분할 수 있다.

㉡ 임대료수익은 임대한 병원시설에 따라 영안실임대수익 및 매점임대수익 등으로 구분할 수 있다.

다. 비용과목의 계정과목 구분

비용과목은 의료비용과 의료외비용으로 구분한다.

① 의료비용은 인건비, 재료비 및 관리운영비로 구분한다.

㉠ 인건비는 급여, 제수당 및 퇴직급여로 구분한다.

㉡ 재료비는 약품비, 진료재료비 및 급식재료비로 구분하며 약품, 진료재료 등의 매입조건이나 대금지불조건 등에 따라 발생하는 매입대금의 감액은 매입에누리(또는 매입할인)로 분류하고, 약품 등의 매입액에서 직접 차감하여 표시한다.

- 매입에누리는 일정기간의 거래수량이나 거래금액 또는 대금지불조건 등에 따라 약품 등의 매입대금 일부를 감액받는 것을 말한다.
- 매입할인은 약품, 진료재료 등의 매입과 관련하여 발생한 채무를 조기 변제함으로써 상대방으로부터 할인받는 금액을 말한다.

㉢ 관리운영비는 복리후생비, 여비교통비, 통신비, 전기수도료, 세금과 공과, 보험료, 환경관리비, 지급임차료, 지급수수료, 수선비, 차량유지비, 교육훈련비, 도서인쇄비, 접대비, 행사비, 연료비, 선교비, 의료사회사업비, 소모품비, 연구비, 감가상각비, 무형자산상각비, 임차자산개량상각비, 광고선전비, 대손상각비, 피복침구비, 외주용역비 및 잡비 등으로 구분한다.

② 의료외비용은 의료부대비용, 이자비용, 기타의 대손상각비, 기부금, 단기매매증권처분손실, 단기매매증권평가손실, 외환차손, 외화환산손실, 투자자산처분손실, 유형자산처분손실, 재고자산감모손, 고유목적사업준비금전입액, 고유목적사업비 및 잡손실로 구분한다.

㉠ 의료부대비용은 주차장직영비용, 매점직영비용, 일반식당직영비용, 영안실직영비용 및 기타시설직영비용 등으로 구분할 수 있다.

㉡ 학교법인병원·국립대학교병원 및 서울대학교병원에서 법인에 전출한 이익금은 고유목적사업비로 처리하고, 학교법인병원·국립대학교병원·서울대학교병원 또는 의료법인 등에서 이익금의 일부 또는 전부를 고유목적사업준비금으로 전입한 금액은 고유목적사업준비금전입액으로 처리한다.

라. 특별이익과 특별손실

① 특별이익은 비경상적이고 비반복적으로 발생한 의료외수익과 자산수증이익, 채무면제이익 및 보험차익으로 구분한다.

② 특별손실은 비경상적이고 비반복적으로 발생한 의료외비용과 재해손실 등을 말한다.

마. 법인세비용

법인세비용은 법인세법 등의 법령에 의하여 당해 연도의 부담법인세와 법인세에 부가되는 세액합계에 당기이연법인세 변동액을 가감하여 법인세비용을 산출한다. 다만, 학교법인병원·국립대학교병원 및 서울대학교병원 이외의 병원은 법인세부담액을 법인세비용으로 계상할 수 있다.

바. 손익계산서 과목분류 및 내용해설은 별표 2와 같음

(3) 자산 · 부채의 평가

가. 증여받은 자산의 평가

① 당해 자산의 취득을 위하여 통상적으로 소요되는 가액과 비교하여 현저하게 저렴한 가격으로 취득한 자산 또는 증여받은 자산은 취득하거나 증여받은 때의 시가로 평가한다.

② 증여받은 자산의 시가는 지가공시 및 토지 등의 평가에 관한 법률에 의한 감정평가액에 의함을 원칙으로 하되, 토지의 경우는 동법 제4조의 규정에 의한 당해 토지의 공시지가(당해 토지의 공시지가가 없는 경우는 동법 제10조의 규정에 의하여 산정한 개별토지의 가격)에 의할 수 있다.

나. 진료비청구액의 삭감

① 국민건강보험 등의 적용을 받아 진료비의 일부 또는 전부가 보험자단체에 의하여 지불되는 환자에 대하여 청구한 진료비의 일부가 삭감되는 경우에는 보험자단체의 심사가 완료되어 수납할 금액이 확정된 시점을 기준으로 하여 이미 계상된 의료미수금과 의료수익을 상계처리한다.

② 삭감된 진료비 중 보험자단체에 이의 신청하여 일부 또는 전부가 수납될 경우에는 수납된 시점에 의료수익이 수납액만큼 발생한 것으로 회계처리한다. 따라서 이의신청 시는 회계처리하지 않으며 이의신청장부에 비망으로 기록한다.

다. 국고보조금의 처리방법

① 국립대학교병원이나 지방공사의료원 등의 공공병원이 적자보전이나 운영비보조 등 다음과 같은 수익적 지출에 충당하기 위해 국고보조금을 받았다면 의료외수익 중 기부금수입으로 처리한다.

㉠ 지방자치단체에서 지방공사의료원이 의료급여환자를 많이 진료하여 적자가 발생할 경우 건강보험수가와의 수가차액을 보조해 주는 경우

㉡ 공공병원이 차관 등의 이자를 지불할 능력이 충분하지 않을 경우 지방자치단체에서 이자비용을 보조해 주는 경우

㉢ 기타 공공병원의 운영적자를 지방자치단체에서 보조해 주는 경우

② 공공병원들이 시설투자목적 등 자본적 지출에 충당할 목적으로 보조금을 받은

경우에는 기타기본금으로 처리한다.

(4) 기본금변동계산서

기본금변동계산서는 기본금, 자본잉여금, 이익잉여금, 이익잉여금처분액 및 차기 이월이익잉여금으로 구분한다.

(5) 현금흐름표

현금흐름표는 영업활동으로 인한 현금흐름, 투자활동으로 인한 현금흐름, 재무활동으로 인한 현금흐름, 현금의 증가, 기초의 현금 및 기말의 현금으로 구분한다.

3) 결산

결산 시 작성하여야 하는 서류는 다음과 같다.

① 재무상태표와 그 부속명세서
② 손익계산서와 그 부속명세서
③ 기본금변동계산서(개인병원은 제외)
④ 현금흐름표
⑤ 주기와 주석

4) 재무제표의 주요 부속명세서

재무제표의 부속명세서로 작성하여야 하는 서류는 다음과 같다.

① 의료미수금명세서(별지 제1호 서식과 같다.)
② 재고자산명세서(별지 제2호 서식과 같다.)
③ 유형자산명세서(별지 제3호 서식과 같다.)
④ 감가상각누계액명세서(별지 제4호 서식과 같다.)
⑤ 차입금명세서(별지 제5호 서식과 같다.)
⑥ 진료과별·환자종류별 외래(입원)수익명세서(별지 제6호 서식과 같다.)
⑦ 직종별 인건비명세서(별지 제7호 서식과 같다.)
⑧ 진료과별 환자종류별 입원환자명세서(별지 제8호 서식과 같다.) 〈개정 2008.1.15.〉

⑨ 진료과별 환자종류별 외래환자명세서(별지 제9호 서식과 같다.) 〈개정 2008.1.15.〉

5) 재검토기한

이 고시는 「훈령·예규 등의 발령 및 관리에 관한 규정」(대통령훈령 제248호)에 따라 이 고시 발령 후의 법령이나 현실여건의 변화 등을 검토하여 이 고시의 폐지, 개정 등의 조치를 하여야 하는 기한은 2013년 1월 31일까지로 한다. 〈신설 2010.2.9.〉

3. 병원회계 계정과목

1) 의료기관의 재무상태표 계정과목[6)]

(1) 자산과목

계정과목	해 설
Ⅰ. 유동자산	1년 이내에 현금화할 수 있는 자산
(1) 당좌자산	현금과 비교적 단기간 내에 현금화할 수 있는 유동자산
1. 현금 및 현금등가물	가. 현금 및 타인발행수표 등 통화대용증권과 당좌예금, 보통예금 및 현금등가물을 포괄 나. 현금등가물은 큰 거래비용 없이 현금전환이 용이하고 이자율 변동에 따른 가치변동위험이 중요하지 않은 유가증권 및 단기금융상품으로서 취득 당시 만기가 3개월 내에 도래하는 것
2. 단기금융상품	금융기관이 취급하는 정기예금, 정기적금, 금전신탁, 특정예금, 사용이 제한된 예금 및 기타 정형화된 상품 등으로 단기자금운용 목적으로 소유 또는 기한이 1년 내 도래하는 것
3. 단기매매증권	시장성 있는 회사채, 국공채 등과 같은 유가증권으로 단기자금운용목적으로 소유한 것

6) 기업과 비교하여 볼 때 대동소이하나 주로 재고자산과 매출채권의 계정과목이 다르다.

4. 의료미수금	가. 진료행위로 인하여 발생된 의료미수금, 받을어음, 부도어음 등 나. 의료미수금은 입원 중 발생하여 계상되는 재원미수금, 퇴원환자진료비, 외래환자진료비, 기타의료수익 중 미회수금액(청구분 및 본인부담금) 다. 재원미수금, 퇴원미수금, 외래미수금은 환자종류에 따라 보험, 의료급여, 자보, 산재, 일반, 건강진단 등으로 분류 라. 신용카드 미수
5. 단기대여금	회수기간이 1년 이내 도래하는 대여금(임직원에게 대여한 1년 이내 회수가능한 채권 등, 개인가불, 업무가불)
6. 대손충당금	매출채권의 징수불능에 대비하여 설정한 평가성충당금
7. 미수금	의료미수금을 제외한 미수채권(갑근세 환급미수금, 법인세 등 환급금, 유형자산매각미수금, 기타미수금)
8. 미수수익	이자, 임대료, 기타 등 당기에 속하는 수익 중 미수액
9. 선급금	의료장비 등의 발주를 위해 선급한 금액 ※ 병원을 둘 이상 운영하는 법인이 본원과 분원 간에 전도해준 전도금(선급금)은 결산 시 정산하여 해당 금액으로 처리
10. 선급비용	선급된 비용 중 1년 내에 비용으로 되는 것으로서 선급임차료, 선급보험료, 선급이자, 선급리스료, 기타선급비용
11. 선급제세	의료수익이나 이자수입 중 원천징수된 세금과 중간예납한 세금(선급법인세, 선급소득세, 기타 선급제세)
12. 기타의 당좌자산	기타 다른 계정에 속하지 아니하는 당좌자산
(2) 재고자산	진료나 병원운영을 위해 보관 중인 유형의 자산
1. 약품	가. 진료목적으로 보유하고 있는 일반약품, 주사약품, 마취약품, 마약, 소독약품, 약국재료 등 나. 약품 매입 시 또는 대금결제 시의 에누리, 할인, 할증, 판매장려금 등은 약품 매입액에서 차감하여 계상 다. 약국재료는 조제를 위한 약포장지, 약병, 연고튜브, 약조제기기, 실험정보실재료 등 간접재료
2. 진료재료	가. 진료목적으로 보유하고 있는 각종 재료와 진료용구로서 1년 이내에 사용되는 재료 나. 진료재료는 방사선재료, 검사재료, 수술재료, 치과재료, 의료소모품, 혈액, 동위원소재료 등으로 분류 - 방사선재료: 진단방사선과의 방사선필름, 현상약품, 조영제, 필름봉투 등 - 검사재료: 임상검사과, 병리과, 기능검사실 등의 시약, 초자류 등

	–수술재료: 수술 시 환자 체내에 삽입되는 심장판막, 인공수정체, 인공관절 등 –치과재료: 치과에서 치료 시 사용하는 금, 지경, 석고, 은, 질렉스, 징크세멘, 수은 등 –의료소모품: 중앙공급실에서 공급하는 수술이나 처치용 소모품(붕대, 거즈 등) 및 내구성 의료용 소도구(청진기, 혈압계, 감자류 등) –동위원소재료: 핵의학과의 동위원소(1년 내 사용분), 필름, 시약, 장갑, 컵 등
3. 급식재료	급식을 위한 채소류, 육류, 생선류, 미곡류 등의 재료와 급식용구(접시, 수저 등)
4. 저장품	가. 약품, 진료재료 및 급식재료 이외의 사무, 수선, 청소, 냉난방을 위한 저장품 나. 사무용, 관리용 사무용품(장부, 각종 서식, 인쇄물, 문방구류), 기계부품 등 수선용 부품, 냉난방을 위한 유류, 인쇄물, 청소용구, 청소용품 등 환경용품, 직원복리를 위한 제복, 포상용 상품 등의 저장품으로 구분
5. 의료부대물품	의료부대수익을 위하여 보유하고 있는 장의용품, 매점용품, 자판기물품, 주차시설용품
Ⅱ. 비유동자산	현금화시키는 데 1년 이상 소요되는 자산
(1) 투자자산	투자목적으로 보유하는 자산
1. 장기금융상품	유동자산에 속하지 않는 자산으로서 금융상품 중 만기일이 1년 후에 도래하는 자산(적립식목적신탁, 정기예금, 정기적금, 특정예금)
2. 투자유가증권	투자목적으로 보유하는 유동자산에 속하지 않는 자산
3. 장기대여금	회수기간이 1년을 초과하는 장기성대여금(교직원, 임원)
4. 장기대여금대손충당금	장기대여금의 징수불능에 대비하여 설정한 평가성충당금
5. 퇴직보험예치금	국민연금전환금과 퇴직보험예치금의 합이 퇴직급여충당금을 초과한 금액〈개정 2008.1.15.〉
6. 보증금	전세보증금, 전신전화가입보증금, 영업보증금, 공탁금 등
7. 이연법인세차	일시적 차이로 인하여 법인세법 등의 법령에 의해 납부할 세금이 법인세비용을 초과하는 경우 초과금액과 이월결손금 등에서 발생한 법인세효과
8. 기타투자자산	콘도회원권, 골프회원권, 임차자산개량비 등의 투자자산
(2) 유형자산	병원의 의료활동과정에서 장기간(1년 이상) 사용하기 위하여 소유하고 있는 실체가 있는 자산
1. 토지	병원이 보유하고 있는 업무용, 비업무용 토지

2. 건물	병원이 보유하는 병동, 관리동, 직원숙소와 같은 일체의 건물과 전기, 기관, 난방, 승강기, 급배수, 위생, 기송관 등의 부속설비로 계정항목은 건물과 건물부속설비임
3. 구축물	굴뚝, 문, 울타리, 옹벽, 도로, 정원 등과 같이 건물 및 부속설비 이외의 공작물이나 토목설비로서 토지에 고정되어 있는 시설
4. 기계장치	전기설비, 기계설비, 냉동설비, 주방설비(싱크대, 전기밥솥 등), 세탁설비 등의 기계장치
5. 의료장비	환자진료를 위해 사용되는 의료기구나 용구(병실침대 포함)
6. 차량운반구	승용차, 구급차와 기타의 육상운반구
7. 공기구비품	내용연수가 1년 이상이고 구입가액이 상당액 이상인 일반가구류, 전기가구류, 사무용 비품, 병실용 비품(상두대), 공구류, 집기류, 전자계산기 등이며 계정항목은 공구와 기구, 일반비품, 전산비품
8. 기타유형자산	도서, 예술품(그림 등) 등 기타유형자산에 속하지 아니하는 자산
9. 건설중인 자산	유형자산의 건설을 위해 투입된 재료비, 인건비, 경비, 도급금 등
10. 감가상각누계액	유형자산에 대한 감가상각비의 누계액을 기재하며 당해 자산에서 차감형식으로 기재
(3) 무형자산	
1. 영업권	합병, 영업양수 및 전세권 취득 등의 경우 유상으로 취득한 권리
2. 산업재산권	특허권, 의장권, 상표권 등의 재산권

(2) 부채과목

계정과목	해 설
Ⅰ. 유동부채	상환기일이 1년 이내에 도래하는 부채
1. 매입채무	약품 등 재고자산매입대가의 미지급금(외상매입금, 지급어음)
2. 단기차입금	금융기관으로부터 차입한 1년 이내에 상환할 부채
3. 미지급금	일반적 상거래 이외의 거래에서 발생한 1년 이내에 적금할 금액(금융리스 미지급금, 카드)
4. 선수금	일반적 상거래에서 발생한 선수금(보관퇴원금, 수술선수금, 입원선수금, 기타선수금)
5. 예수금	거래상대방 또는 병원직원으로부터 원천징수하여 납부 시까지 예수하고 있는 제세와 예수금(건강보험료, 고용보험료, 교원공제, 보험료공제, 부가가치세, 소득세, 연금, 저축공제, 전화료공제, 주민세, 갑근세)

6. 미지급비용	발생된 비용 중 미지급한 금액(미지급급여, 미지급임차료, 미지급이자, 미지급법인세, 소득세 등)
7. 미지급제세	당기소득에 대해 납부할 법인세 등 기타제세의 미지급액
8. 유동성장기부채	장기부채 중 1년 이내에 상환할 부채(리스부채, 외화차입금, 은행차입금)
9. 선수수익	현금으로 수령하였으나 차기 이후에 속하는 것(선수임대료, 선수이자, 선수수수료 등)
10. 예수보증금	업무상 일시적으로 보관하는 보증금(입원보증금, 하자보증금, 계약보증금, 가퇴원보증금)
11. 단기부채성충당금	1년 이내에 사용되는 부채성충당금(임직원의 상여금지급충당금, 연월차수당충당금 등)
12. 임직원단기차입금	임원이나 직원으로부터 일시적으로 차입한 금액(가수금)
13. 기타의 유동부채	기타 다른 계정에 속하지 아니하는 유동부채
Ⅱ. 비유동부채	상환기일이 1년 이후에 도래하는 부채
1. 장기차입금	상환기일이 1년 이후에 도래하는 차입금
2. 외화장기차입금	외화표시차입금으로서 상환기일이 1년 이후에 도래하는 차입금
3. 금융리스미지급금	상환기일이 1년 이후에 도래하는 금융리스미지급금
4. 장기성매입채무	지급기일이 1년 이후에 도래하는 매입채무
5. 퇴직급여충당금	임직원이 일시에 퇴직할 경우에 지급할 금액으로 국민연금퇴직전환금, 퇴직보험예치금을 차감한 금액〈개정 2008.1.15.〉
6. 이연법인세대	일시적 차이로 인하여 법인세비용이 법인세법 등의 법령에 의해 납부할 세금을 초과하는 경우 초과금액
7. 고유목적사업준비금	법인의 고유목적사업 또는 기부금에 지출하기 위하여 설정한 준비금
8. 임대보증금	임대계약 등을 확실히 하기 위하여 1년 이상 보관하는 보증금

(3) 자본과목

계정과목	해 설
Ⅰ. 자본금(기본재산)	병원설립자 지분
1. 기본금 -법인기본금 -기타기본금 -국고기본금	병원설립을 위하여 출연한 금액 병원증축 등을 위해 출연한 금액 중 미등기금액 또는 이익잉여금의 기본금대체액(정부로부터 받는 보조금으로서 시설과 장비보강 등을 위한 자본적 지출 성질의 보조금 포함)

Ⅱ. 잉여금	
1. 자본잉여금 　－기타자본잉여금 2. 이익잉여금 　－차기이월잉여금 　－당기순이익	 자본보존목적의 자본잉여금 차기로 이월될 잉여금

2) 의료기관의 손익계산서 계정과목[7)]

(1) 의료수익과목

계정과목	해　　설
1. 입원수익	① 입원환자 진료에 따른 제반 의료수익 ② 환자종류별로 보험, 급여, 산재, 일반, 자보수익 등으로 구분가능 ③ 사전에 정한 할인율에 따라 특정기관 및 개인에게 진료비를 에누리 또는 할인해 준 금액, 극빈환자 등을 위한 자선진료에 따른 무료 또는 감면액, 연구용환자에 대한 진료비감면액을 차감하여 계상
2. 외래수익	① 외래환자진료에 따른 제반 의료수익 ② 환자종류별로 구분가능 ③ 진료비의 에누리 등은 입원 수익과 같은 방법으로 차감하여 계상
3. 기부금수익	국가연구, 심뇌혈관, 응급센터지원, 인체지원, 임상연구, 중증질환, 지역선도
4. 기타의료수익 　－건강진단수익 　－수탁검사수익 　－직원급식수익 　－제증명료수익 　－구급차운영수익 　－기타수익	 종합건강진단, 신체검사, 건강상담, 예방접종 등에 따른 제반수익 타병원으로부터 검사, 촬영 등을 의뢰받아 발생한 수익 병원의 주방시설을 이용하여 병원직원 및 내방객 등에게 식사를 제공하여 발생한 수익 진단서 등의 발급에 따른 수익 환자에게 구급차를 제공하여 발생한 수익 기타 다른 계정에 속하지 아니하는 의료수익(단, 금액적으로 중요한 경우 독립된 계정과목을 설정)

7) 손익계산서항목은 일반기업과 비교해 볼 때 단순하며 계정과목은 주로 의료 관련 계정과목이 많다.

(2) 의료비용과목

계정과목	해 설
(1) 인건비	
1. 급여	① 본봉, 직책수당 등 명칭에 관계없이 근로의 대가로 지급하는 비용 ② 의사급여, 간호직급여, 약무직급여, 의료기사급여, 영양직급여, 사무직급여, 기술직급여, 기능직급여, 일용직급여 등으로 나누어 계상 ③ 의사급여에는 전문의와 전공의급여, 간호직급여에는 간호사와 조무사급여, 약무직급여에는 약사와 간호보조원·약무보조원 급여, 의료기사직급여에는 물리치료사급여·방사선보조원급여·방사선사급여·안경사·의무기록보조원급여·의무기록사급여·임상병리보조원급여·임상병리사급여·작업치료사급여, 영양직급여에는 영양사·영양보조원·취사조리원 등의 급여, 사무직급여에는 행정직원과 전산직원급여, 기술직급여에는 의공·전기·환경·기계 등 면허보유기술자의 급여, 기능직급여에는 운전기사·경비원·미화원·세탁원 등의 급여, 일용직급여에는 시간급·일당 등의 조건으로 일시 고용하여 지급하는 급여를 계상 ④ 대학병원의 경우 임상교원의 본봉, 진료수당, 선택진료성과금 등의 급여를 교비 또는 기성회비회계에서 지급 시에도 그 부담이 부속병원회계와 관련되는 경우 부속병원회계에서 지출하는 것으로 계상 ⑤ 대학병원의 경우 고유목적사업비(전출금)는 임상교원의 급여를 차감한 전액을 계상
2. 제수당	급여외 지급되는 각종 수당
3. 퇴직급여	보수규정에 의한 퇴직급여계상액 또는 지급액(사학연금 또는 공무원연금 부담액 포함)
(2) 재료비	진료활동에 투입된 재료비
1. 약품비	① 환자의 진료를 위하여 실제로 소모된 약품비 포함 ② 약품종류에 따라 일반약품비, 주사약품비, 마취약비, 마약비, 소독약품비, 약국재료비 등으로 분류
2. 진료재료비	① 환자의 진료를 위하여 실제로 소모된 진료재료비 ② 진료재료의 종류에 따라 방사선재료비, 검사재료비, 수술재료비, 치과재료비, 의료소모품비, 혈액비, 동위원소재료비, 기타재료비 등으로 분류
3. 급식재료비	환자, 환자보호자, 병원직원 등을 위한 급식에 소모된 급식재료와 급식용구(급식용구비, 급식재료비)

(3) 관리운영비	의료활동에 투입되는 경비
1. 복리후생비	① 직원복지후생을 위한 복지후생적인 비용 ② 복리후생비는 그 성질에 따라 직원의료비, 병원이 부담하는 3대보험금(건강보험부담금, 고용부험부담금, 산재보험료), 국민연금부담금, 단체활동비, 경조사비, 당숙직비, 직원피복비, 직원격려비, 야식비, 포상비 등으로 구분
2. 여비교통비	출장여비규정에 의한 국내외 출장여비, 업무활동을 위한 시내교통비, 통근버스임차료, 의사 등의 부임여비 및 이와 유사한 성질의 교통비(국내출장여비, 해외출장여비)
3. 통신비	전신, 전화, Fax, 우편사서함 등 통신시설의 이용료 및 우편료
4. 전기수도료	전력료와 상·하수도료
5. 세금과 공과	비용처리되는 재산세, 종합토지세, 주민세(균등함), 사업소세, 공동시설세, 도시계획세, 인지 및 증지비용, 대한병원협회 등 관련단체에 납부하는 회비 등의 공과금
6. 보험료	건물 및 의료장비에 대한 화재보험, 보증보험, 의료사고보험 등의 보험료(단, 차량보험은 제외)
7. 환경관리비	소독용역비, 오물수거비, 쓰레기종량제봉투비, 적출물수거비, 오폐수처리약품비 등
8. 지급임차료	건물, 시설, 의료기기 등의 임차 및 리스비용
9. 지급수수료	법률 및 경영업무를 의한 자문수수료 경영진단·회계감사·세무조정 등에 대한 수수료, 등기비용, 송금수수료, 기타소송비, 병원표준화심사비, 안전검사비, 소송관련비용
10. 수선비	① 유형자산의 수선유지를 위하여 외부수선업체에 지불한 금액과 수선을 위하여 소모된 수선용품비(단, 차량수선비는 차량비에 계상) ② 유형자산의 종류에 따라 의료장비수선비, 건물수선비, 비품수선비, 시설수선비로 구분
11. 차량유지비	차량의 운영 및 유지에 드는 통행료, 주차비, 자동차세, 차량면허세, 책임 및 종합보험료, 유류대, 수선비 등
12. 교육훈련비	① 직원의 교육 및 훈련을 위한 각종 세미나 및 연수참가비, 외부강사의 강사료, 직원의 해외교육비용, 예비군 및 민방위훈련비 등 ② 교육훈련비는 직종에 따라 의사교육훈련비, 간호직원교육훈련비 등으로 구분 ③ 계정 항 세목은 일반교육비, 간호직교육비, 기타교육비, 의료기사직교육비, 의료직교육비

13. 도서인쇄비	연구용 도서를 포함한 도서·잡지·신문의 구입 및 구독비용, 복사비 및 제규정·사내보·예산서·처방전·장표 등의 인쇄비용(기타도서인쇄비, 도서구입비, 인쇄비, 정기간행물비)
14. 접대비[8]	업무와 관련하여 거래와 관련 있는 자의 접대 및 사례비(계산서접대비, 카드접대비)
15. 행사비	병원장 취임식, 체육대회 등 각종 행사에 소요된 비용
16. 연료비	보일러 및 냉난방시설을 위한 가솔린, 중유, 가스 등의 비용(단, 차량유류대는 제외)
17. 선교비	종교활동을 위한 비용(원목실 운영지원비, 교당 등)
18. 의료사회사업비	부인암검진사업, 방역사업 및 의료계몽과 관련하여 발생하는 재료비, 출장비 등의 제반비용, 무의촌진료비, 채헌혈비 등(단, 연구용 및 자선진료감액은 해당 의료수익에서 차감하여 계상)
19. 소모품비	장부, 제용지, 볼펜, 제서식 등의 사무용품비와 감가상각대상은 아니나 1년 이상 사용하는 비품 중 금액이 적어 비용처리되는 소모품비(사무용품비, 일반소모품비)
20. 연구비	임상연구 등을 위해 지급되는 연구비, 연구용 동물구입비 및 의국운영비 등(연구잡비, 임상구입비)
21. 감가상각비	① 유형자산에 대한 감가상각계산액 ② 유형자산 종류에 따라 건물·구축물·기계장치·의료장비·차량운반구·공기구비품 등으로 구분
22. 무형자산상각비	창업비, 장기의 외화채권 또는 외화채무에서 발생한 임시 거액의 평가차손(환율조정차)의 상각비 등
23. 임차자산개량상각비	타인명의자산에 가산된 자본적 지출에 대한 상각비
24. 광고선전비	직원채용, 입찰, 기타 홍보를 위한 비용
25. 대손상각비	의료미수금 등 채권에 대한 충당금전입금과 불량채권의 대손처리비용
26. 피복침구비	환자에 제공된 피복침구의 소모금액, 환자 및 직원피복침구의 세탁에 따른 비누, 소독제 등의 비용(외주로 처리 시는 외주용역비에 계상, 직원피복비는 복리후생비로 구분)
27. 외주용역비	외부전문업체에 청소, 세탁, 시설관리, 임상검사 등을 위탁하고 그 대가로 지불하는 비용(경비인력용역비, 세탁용역비, 시설유지관리용역비, 임상검사용역비, 전산관련용역비, 청소용역비)
28. 잡비	각종 회의를 위한 다과비용 및 기타 상기 관리운영비에 해당되지 아니하는 비용

8) 의약품을 판매하는 법인이 국립대학교 의과대학 부속병원에 의약품을 납품하기 위해 당해 병원에

(3) 의료외수익과목

계정과목	해 설
1. 의료부대수익	① 병원이 주된 의료사업 이외의 영안실, 매점, 슈퍼마켓 등의 부대사업을 직영하여 발생한 수익(주차장직영수익) ② 시설직영수익금액이 큰 경우에는 독립과목으로 계상
2. 이자수익	제예금, 국공채 등의 이자 및 어음매입할인료 등의 수익
3. 배당금수익	투자한 회사로부터의 배당금수익
4. 임대료수익	병원건물 또는 시설(영안실, 식당 등)을 임대하여 발생한 수익
5. 단기매매증권처분이익	① 투자자산인 투자주식, 투자사채의 처분에 따른 이익 ② 매매수수료를 비롯한 처분에 소요된 비용은 처분가액에서 공제하여 계상
6. 단기매매증권평가이익	투자자산인 투자주식, 투자사채의 평가에 따른 이익
7. 외환차익	외환의 매입 및 매각에 따라 발생하는 이익
8. 외화환산이익	연도말에 외화자산 또는 외화부채를 결산일 현재의 환율로 평가하여 발생하는 이익
9. 투자자산처분이익	투자자산의 처분 시 처분가액이 장부가액(취득원가－감가상각누계액)보다 많아서 발생한 이익
10. 유형자산처분이익	유형자산의 처분 시 처분가액이 장부가액(취득원가－감가상각누계액)보다 많아서 발생한 이익
11. 대손충당금환입	초과설정된 대손충당금의 환입에 따른 이익
12. 기부금수익	① 공공병원이 정부 등으로부터 결손보전 또는 운영비보조목적으로 받은 보조금 ② 병원이 제약회사 등 거래처로부터 연구비나 장학금 등 거래와 관련 없이 받은 수익 등
13. 잡이익	기타 다른 계정에 속하지 아니하는 의료외수익 ※ 법인세 과세대상 제외·사후관리의무 있음
14. 자산수증이익	대가관계에 기인하여 수령하는 자산이익 ※ 법인세 과세대상

병원신축자금을 기증하는 경우, 동금액은 접대비에 해당한다.

(4) 의료외비용과목

계정과목	해 설
1. 의료부대비용	① 병원이 주된 의료사업 이외의 영안실, 매점, 슈퍼마켓 등의 부대사업을 직영하여 발생한 비용 ② 시설직영수익을 독립과목으로 계상한 경우에는 해당 비용도 독립과목으로 계상
2. 이자비용	장・단기차입금 및 기타채무에 대하여 지급한 이자 및 어음할인료(차관이자비용, 차입금이자비용)
3. 기타의 대손상각비	일반적 매출채권(의료미수금)외 채권의 대손발생액
4. 기부금	불우이웃돕기, 기타외부기관에의 기부금 및 의연금 등
5. 단기매매증권처분손실	유가증권 처분 시 취득가액이 처분가액보다 낮아서 발생한 손실
6. 단기매매증권평가손실	시장성 있는 유가증권의 시가가 현저히 하락하여 시가로 평가 시 발생한 손실
7. 외환차손	외환채권의 회수 또는 외화부채의 변제 시 환율변동에 따라 발생한 손실
8. 외화환산손실	외화부채의 결산기말 원화환산액이 장부가액보다 많을 때의 차액
9. 투자자산처분손실	투자자산의 처분 시 처분가액이 장부가액보다 낮아서 발생한 손실
10. 유형자산처분손실	유형자산의 처분 시 처분가액이 장부가액보다 낮아서 발생한 손실
11. 재고자산감모손	재고자산의 실사 결과 실사된 재고량이 장부상 수량보다 부족하여 손실처리할 금액
12. 고유목적사업비	법인의 고유목적사업인 연구용 진료, 건물증축, 의료장비구입, 대학운영 등을 위하여 준비금을 설정한 경우 준비금전입액
13. 고유목적사업비준비금전입액	① 대학 및 학교법인의 고유목적사업을 위하여 전출한 금액 ② 대학병원의 경우 임상교원의 급여와 연구보조비를 차감한 잔액을 계상
14. 잡손실	기타 다른 계정에 속하지 아니하는 의료외비용

(5) 특별손익 및 법인세비용과목

계정과목	해 설
(1) 특별이익	
1. 자산수증이익	의료장비 등의 재산을 무상으로 증여받은 경우 증여자산의 가액을 계상
2. 채무면제이익	채권자로부터 채무액을 변제받은 금액
3. 보험차익	보험에 가입한 재고자산과 유형자산의 멸실 등의 사고 시 수령한 보험금액이 자산가액보다 많은 경우의 이익
(2) 특별손실	
1. 재해손실	화재, 도난 등 우발적인 재해로 인한 손실
(3) 법인세비용	
1. 법인세비용(소득세 등)	법인세 등에 의거 당기과세소득에 대해 당기부담할 법인세 및 부가되는 세액합계에 당기이연법인세변동액이 가감, 산출된 금액

제5절 일반기업회계기준과 의료기관회계기준의 회계처리 비교

1. 계정분류 상이점

1) 국고보조금

① 적자보전을 위해 지자체로부터 수령한 보조금을 수익적 지출에 충당할 경우

의료기관회계기준	일반기업회계기준
의료외수익(기부금수익)	• 보조금의 성격에 따라 수익·인식 • 비용차감으로 처리 • 관련비용 차감

※ 상환의무가 존재하는 국고보조금은 부채로 계상

② 시설투자 등 자본적 지출에 충당하기 위해 수령한 보조금

의료기관회계기준	일반기업회계기준
기타기본금	자산에서 차감

2) 자산증여

① 현저하게 낮은 가액 혹은 무상으로 취득한 자산으로 시가는 감정가액임(단, 토지는 공시지가)

의료기관회계기준	일반기업회계기준
특별이익(자산수증이익)	영업외수익(자산수증이익)

3) 기부금

① 제약회사 등으로부터 연구비를 거래와 관계없이 받는 수입

의료기관회계기준	일반기업회계기준
의료외수익(기부금수익)	영업외수익(기부금수익)

4) 채무면제

① 채권자로부터의 채무면제

의료기관회계기준	일반기업회계기준
특별이익(채무면제이익)	영업외수익(채무면제이익)

5) 이연법인세

의료기관회계기준	일반기업회계기준
학교법인 국립대학교법인 서울대학교병원 이외는 이연법인세회계 불필요	중소기업특례를 제외하고는 이연법인세회계 적용

2. 손익계산서 계정과목의 상이점

일반기업회계기준	의료기관회계기준	비고
매출액	의료수익	
매출원가, 판매비와 관리비	의료비용(인건비, 재료비, 관리운영비 등)	의료기관은 매출원가, 판매비와 관리비를 구분하지 않고 의료비용으로 회계처리함
영업이익(손실)	의료이익(손실)	
영업외수익	의료외수익	
영업외비용	의료외비용	
–	경상이익(손실)	
–	특별이익(손실)	의료기관회계는 일반기업회계기준과 달리 특별이익과 특별손실을 계상할 수 있음
법인세 차감전순이익(손실)	법인세 차감전순이익(손실)	
법인세비용	법인세비용	
당기순이익(손실)	당기순이익(손실)	

3. 수익의 분류와 명칭

일반기업회계기준	의료기관회계기준	비고
매출액(수익) 영업외수익 • 이자수익 • 배당금수익 • 로열티수익 • 임대료수익 • 유형자산처분이익	의료수익 • 입원수익 • 외래수익 • 기타의료수익: 건강진단수익 수탁검사수익 직원 및 내방객 급식수익 제증명료수익 구급차운영수익 의료외수익 • 의료부대수익: 병원이 주된 의료사업 이외의 장례식장, 주차장, 슈퍼마켓 등의 부대사업을 직영하여 발생한 수익 • 기부금수익	

	• 이자수익 특별이익 • 비경상적인 의료의 수익 • 자산수증이익 채무면제이익 • 보험차익	

4. 비용의 분류와 명칭

일반기업회계기준	의료기관회계기준
매출원가 • 판매사원의 급여 • 광고비 등 판매비 • 판매사원의 급여 • 감가상각비 • 여비교통비 등 관리비 • 이자비용 금융비용 • 당기손익인식금융자산처분손실 • 유형자산처분손실 등 기타비용 법인세비용	의료비용 • 인건비: 의사, 간호사, 약무직, 의료기사, 영양사, 사무직, 기술적·기능적 일용직, 임상교원급여 포함 • 재료비: 약품비, 진료비, 급식재료비 • 의료사회사업비: 부인암검진사업, 방역사업 및 의료제품관련제반비용 • 연구비: 임상연구를 위해 지급되는 연구비, 연구 등 동물구입비 및 의국운영비, 수탁연구비 중 현금유입 및 유출에 따른 회계처리 실시하는 경우 존재 • 기타관리운영비: 복리후생비, 임차료, 감가상각비, 외주용역비, 피복침구비 등 의료외비용 • 의료부대비용: 장례식장, 주차장, 슈퍼 등의 부대사업을 직영하여 발생한 비용 • 고유목적사업준비금전입액: 법인의 고유목적사업인 연구 등 진료, 건물증축, 의료장비구입, 대학운영 등을 위한 준비금전입액 • 고유목적사업비: 대학 및 학교법인의 고유목적사업을 위해 전출한 금액, 대학병원의 경우 임상교원의 급여와 연구보조비를 차감한 잔액을 계상 특별손실 • 비정상적으로 발생하는 의료외비용 및 재해손실 • 의료사고비용(의료분쟁조정비)

5. 고유목적사업준비금

비영리 내국법인이 각 사업연도에 그 법인의 고유목적사업이나 지정기부금에 지출하기 위해 일정한도 내에서 손금으로 계상한 준비금을 말한다.

<table>
<tr><th>일반기업회계기준</th><th>의료기관회계기준</th></tr>
<tr><td>이익잉여금의 처분을 통한 기타 이익잉여금항목으로 분류</td><td>고정부채(비유동자산)로 분류하였으나 2015년 12월 31일 개정된 이후 의료비용 및 의료외비용과 별도 구분표시함(세부내역은 주석으로 기재)</td></tr>
<tr><td colspan="2">세법상 특례: 법인세법 61조 1항(준비금의 손금계상특례) 비영리 내국법인이 고유목적사업준비금을 당해 사업연도의 이익처분에 있어서 당해 준비금의 적립금으로 적립되어 있는 경우 그 금액을 손금으로 계상한 것으로 본다. 의료법인은 5년간 수익사업소득의 50%까지 손금산입이 허용되지만 사회복지법인, 학교법인, 공공의료법인은 100%까지 허용함</td></tr>
</table>

6. 자본

일반기업회계기준	의료기관회계기준	비고
자본 • 자본금 • 자본잉여금 • 자본조정 • 기타포괄손익누계액 • 이익잉여금	자본(기본계산) • 기본금 – 법인기본금: 법인설립을 위해 출연한 금액(기본재산) – 기타기본금: 병원증축 등을 위해 출연한 금액 중 미등기금액 또는 이익잉여금의 기본대체액(정부로부터 받는 보조금으로 시설과 설비 보강을 위한 자본적 지출 성질의 보조금 포함) • 잉여금 – 자본잉여금: 자본, 보건목적의 자본잉여금, 미처분이익잉여금을 특정목적으로 사용하기 위해 적립한 금액으로 기업회계상 임의적립금의 성격을 갖는 항목 – 이익잉여금: 기본금이나 자본잉여금으로 대체되기 전의 미처분이익잉여금	의료기관회계규정에는 기타포괄손익누계액과 자본조정 없음

7. 병원회계 서식

[별지 제1호 서식]

의료미수금명세서

(단위: 원)

계정과목	기초잔액	당기증가	당기감소	삭감액	기말잔액	대손충당금	비고
1. 재원미수금 −보험미수금 −급여미수금 ⋮ 2. 퇴원미수금 −보험미수금 ⋮ 3. 외래미수금 −보험미수금 ⋮							충당금설정률 등
계							

[별지 제2호 서식]

재고자산명세서

(단위: 원)

계정과목	기초잔액	당기증가액	당기감소액	기말잔액	비고
1. 약품 −일반약품 ⋮ 2. 진료재료 −방사선재료 −검사재료 ⋮ 3. 급식재료 4. 저장품 −사무용품 ⋮ 5. 의료부대물품					재고자산평가 방법 등
계					

[별지 제3호 서식]

유형자산명세서

(단위: 원)

계정과목	기초잔액	당기증가	당기감소	기말잔액	감가상각 누계액	비고
1. 토지 2. 건물 　－건물 　－부속설비 3. 구축물 4. 기계장치 5. 의료장비 6. 차량운반구 7. 공기구비품 8. 건설중인 자산						감가상각 방법 등
계						

[별지 제4호 서식]

감가상각누계액명세서

(단위: 원)

계정과목	취득원가	당기상각	상각누계	기말잔액
1. 유형자산 －건물 －구축물 ⋮ 2. 무형자산 －영업권 ⋮				
계				

[별지 제5호 서식]

차입금명세서

(단위: 원)

계정과목	차입처	종류	기초 잔액	당기 증가	당기 상환	기말 잔액	이자율	비고
(단기차입금) 1. 은행차입금 -A은행 -B은행 2. 유동성장기차입금 3. 기타차입채무 ⋮								
소계								
(장기차입금) 1. 은행차입금 2. 외화차입금								
소계								
합계								

※ 연도별 상환계획, 환율 등 기재

[별지 제6호 서식]

진료과별 · 환자종류별 외래(입원)수익명세서

(단위: 원)

진료과	건강보험	의료급여	자동차 보험	산재보험	일반	기타	합계
내과 일반외과 소아과 산부인과 신경정신과 이비인후과 ⋮ 응급실							
계							

※ 외래(입원)수익명세서는 별도 구분하여 작성

[별지 제7호 서식] 〈개정 2010.2.9.〉

직종별 인건비명세서

(단위: 원)

직종별	급여 및 제수당	퇴직급여	합계	회계연도말 인력
1. 의사직				
－전문의				
－전공의				
2. 간호직				
－간호사				
－간호조무사				
3. 의료기사직				
－방사선사				
4. 약무직				
－약사				
5. 영양직				
－영양사				
－조리사				
6. 사무직				
7. 기술직[9]				
8. 기능직[10]				
9. 보조직[11]				
계				

9) 기술직: 의공기사, 전기기사, 열관리기사, 환경관리기사 등 전문기사자격을 취득한 자

10) 기능직: 운전기사, 교환원, 경비원, 목공, 보일러공 등의 기능업무를 수행하는 자

11) 보조직: 기사 및 기능사 자격이 없는 일용인력, 보조인력, 배식인력 등

[별지 제8호 서식] 〈개정 2008.1.15.〉

진료과별 · 환자종류별 입원환자 명세서

(단위: 명)

진료과	건강보험		의료급여		자동차 보험		산재보험		일반		기타		합계	
	실인원	연인원	실인원	연인원	실인원	연인원	실인원	연인원	실인원	연인원	실인원	연인원	실인원	연인원
내과														
일반외과														
소아과														
산부인과														
신경정신과														
이비인후과														
⋮														
응급실														
계														

※ 주 1: 입원 실인원은 실제 입원수속 또는 퇴원수속을 한 환자수를 기재

주 2: 입원 연인원은 입원환자 또는 퇴원환자의 총재원 일수를 기재

[별지 제9호 서식] 〈개정 2008.1.15.〉

진료과별 · 환자종류별 외래환자 명세서

(단위: 명)

진료과	초진 환자수	환자종류별 연 외래환자수						
		건강보험	의료급여	자동차 보험	산재보험	일반	기타	합계
내과 일반외과 소아과 산부인과 신경정신과 이비인후과 ⋮ 응급실								
계								

※ 주 1: 초진환자수: 병원 외래에서 처음으로 진료를 받으러 온 환자수를 기재
주 2: 연 외래환자수: 내원한 외래환자와 연간 합계를 기재

OX 연습문제

다음을 읽고 O, X 하시오.

01. 병원은 병원고유의 목적사업을 달성하기 위하여 수익사업을 한다. ( )

02. 우리나라의 법인병원도 소득세를 납부해야 한다. ( )

03. 병원의 경영과 회계는 판매자 우위인 시장(seller's market)에서 사회적·시대적 환경 변화에 따라 최근 그 중요성을 인식하기에 이르렀다. ( )

04. 환자의 의료수가는 병원이 결정할 수 없다. ( )

05. 의료수입을 얼마로 신고할 것인가는 주로 병원경영자의 양심에 달려있다. ( )

06. 종합병원의 출현은 병원회계의 발전을 저해하였다. ( )

07. 비영리기관의 회계는 영리회계가 아닌 비영리회계를 적용하는 것이 일반적이다. ( )

08. 병원회계는 임의적 수입회계이다. ( )

09. 병원은 비영리기관이어서 비영리회계를 한다. ( )

10. 병원의 주주도 일반기업과 같이 잔여지분(residual capital)에 대한 청구권이 있다. ( )

11. 병원은 의료장비가 최첨단이면서 고가의 장비를 필요로 하므로 자본집약적 산업이다. ( )

12. 병원은 고가의 의료장비와 전문의료인력이 필요하고 인적·물적 자원의 투자가 많기 때문에 투자 대비 총자산이익률은 기업에 비해 낮다. ( )

13. 병원의 의료미수금은 보험자단체가 지불하기 때문에 회수불가능한 의료미수금은 없다. ( )

14. 병원의 수익 중에서 의료수익이 차지하는 비용이 크다.

( )

15. 병원은 이익에 대한 처분계산서를 작성하여야 한다.

( )

16. 병원의사결정을 위하여 원가정보의 산출은 기업의 원가정보의 산출과 같이 비교적 쉽다.

( )

17. 의료원가계산에 있어서 인적 서비스 제공에 의한 의료원가계산이 어렵기 때문에 의료수가 책정에 어려움이 있다.

( )

OX 연습문제 정답

01. O
02. X (소득세－법인세)
03. O
04. O (비급여는 병원이 결정할 수 있으나 급여는 국가에서 결정한다.)
05. X (의료보험제도의 도입으로 의료수입이 제3자 단체에서 지급·보고되므로 양심과 무관하다.)
06. X (합리적 병원경영을 위한 고도의 내부경영관리제도의 필요로 병원회계의 발전을 가져온다.)
07. O (일반적이지만 세법상 병원의 수익사업회계는 영리회계를 적용한다.)
08. X (제3자 단체 지급보고회계로 전환된다.)
09. O (단 수익사업은 영리회계를 한다.)
10. X (병원은 소득에 대해서는 영리조직으로 보고 세금을 납부해야 하나 잔여지분은 비영리조직으로 보아 청구권이 없다.) (아직까지 우리나라 병원은 주주가 없다.)
11. X (병원은 자본집약적이면서 동시에 의료인력이 집약된 노동집약적 산업이다.)
12. O
13. X (환자부담 진료비에 대한 의료미수금은 증가하고 있다.)
14. O (의료수익>의료외수익)
15. X (병원이익은 병원에 유보되어야 하므로 이익잉여금 처분계산서가 필요없다.)
16. X (의료수익의 상당부분이 전문지식에 의해 창출되기 때문에 원가정보 산출이 기업과 같지는 않다. 즉 전문지식을 가진 의사인력의 원가를 계산하는 것은 복잡하다.)
17. O

객관식 연습문제

01. 다음 중 병원경영환경변화를 잘못 설명하고 있는 것은 무엇인가?

① 환자의 의료수가는 병원의 결정권으로 이루어지는 판매자 우위인 시장하에서 지배되어 왔으나 의료보험제도의 도입과 시행으로 환자에 대한 서비스 개선과 병원의 합리적인 경영에 시야를 돌리게 되었다.
② 의료수입을 얼마로 신고할 것인가는 주로 병원경영자의 양심에 따랐으나, 의료보험제도의 도입으로 의료수입의 상당부분이 제3자 단체에서 지급·보고되므로 병원회계는 새로운 발전을 시도하기에 이르렀다.
③ 인구의 증가와 의료기술의 발전으로 종합병원이라는 대규모조직체인 의료법인이 출현하게됨에 따라 병원회계의 발전을 도모하게 되었다.
④ 병원은 경영에 필요한 자금을 모으기 위하여 투자자에게 이익배당을 늘려야 한다. 따라서 병원회계의 중요성은 더 커지고 있다.

02. 다음 중 설명이 틀린 것은 무엇인가?

① 병원은 세무회계상으로 법인세, 소득세, 부가가치세와 관련을 갖는 회계실체(business entity)이다.
② 병원의 경제활동에 대하여 이를 이해관계자집단에게 보고하여야 할 필요가 있다.
③ 병원은 병원고유의 목적사업을 달성하기 위하여 수익사업을 할 수 있다.
④ 병원회계는 공개회계에서 폐쇄회계로 전환하는 시기이다.

03. 병원회계의 특성을 설명한 것 중 틀린 것은 무엇인가?

① 병원회계는 비영리조직이지만 세법적용에는 영리조직으로 인식한다.
② 병원의 주주는 잔여지분에 대한 청구권이 없다.
③ 병원회계는 투자 대비 총자산이익률이 기업에 비해 높다.
④ 매출액(의료수익)을 증가시키기 위한 방법이 매우 힘들다.

04. 의료기관회계와 일반기업회계의 회계처리방법 중 같은 것은 무엇인가?

① 배당
② 이익잉여금의 처분
③ 원가정보의 산출방법
④ 잔여재산의 처분

05. 다음은 의료원가정보에 대한 설명이다. 옳은 설명은 무엇인가?

① 병원경영에 필요한 원가정보의 산출은 쉽다.
② 의료원가에서 원재료에 해당하는 주사, 약품 등은 비교적 어렵게 원가정보를 산출한다.
③ 인적서비스 제공에 대한 의료원가의 계산은 쉽다.
④ 원가정보는 거의 모든 병원경영의사결정에서 언제나 가장 중요한 정보이지만 산출은 비교적 어렵다.

06. 재무제표를 작성함에 있어 자산을 유동성배열법으로 기입한다면 제일 먼저 기입해야 할 계정은 무엇인가?

① 매출채권
② 유형자산
③ 재고자산
④ 현금 및 현금성자산

07. 의료기관회계의 자본계정과목 구분 중 틀린 것은 무엇인가?

① 기본금은 법인기본금과 기타기본금으로 분류한다.
② 개인병원은 총자산에서 총부채를 차감하면 자본이 된다.
③ 자본잉여금은 자본보존목적의 기타자본잉여금으로 한다.
④ 이익잉여금은 차기이월잉여금 및 당기순이익으로 구분한다.
⑤ 개인병원의 자본금은 자본잉여금 및 이익잉여금으로 구분한다.

08. 진료비 청구액의 삭감 시 틀린 회계처리방법은 무엇인가?

① 보험자단체의 심사가 완료되어 수납할 금액이 확정된 시점을 기준으로 이미 계상된 의료미수금과 의료수익을 상계처리한다.
② 삭감액의 이의신청 시 수익을 줄이는 회계처리를 한다.
③ 삭감된 진료비 중 일부 또는 전부를 수납했을 경우 수납액만큼 의료수익을 증가시킨다.
④ 이의신청 시에는 이의신청장부에 비망으로 기록한다.

09. 증여받은 자산의 평가방법이다. 옳은 방법은 무엇인가?

① 당해 자산의 취득을 위하여 통상적으로 소요되는 가액과 비교하여 현저하게 저렴한 가격으로 취득한 자산 또는 증여받은 자산을 취득하거나 증여받은 때의 시가로 평가한다.
② 이익잉여금의 처분, 증여받은 자산은 취득원가를 중심으로 평가한다.
③ 토지를 증여받았을 때에는 시가를 중심으로 평가한다.
④ 증여받은 자산의 시가는 감정평가액으로 하면 안 된다.

10. 국고보조금의 회계처리방법 중 틀린 것은 무엇인가?

① 지방자치단체에서 지방공사의료원이 의료급여환자를 많이 진료하여 적자가 발생할 경우 건강보험수가와의 수가차액은 의료외수익 중 기부금수입으로 처리한다.

② 공공병원이 차관 등의 이자를 지불할 능력이 충분하지 않을 경우 지방자치단체에서 이자비용을 보조해 주는 경우 의료외수익 중 기타수익으로 처리한다.

③ 기타 공공병원의 운영적자를 지방자치단체에서 보조해 주는 경우 의료외수익 중 기부금수입으로 처리한다.

④ 공공병원들이 시설투자목적 등 자본적 지출에 충당할 목적으로 보조금을 받은 경우에는 기타기본금으로 처리한다.

객관식 연습문제 정답

01. ④ 02. ④ (폐쇄회계 → 공개회계)
03. ③ (총자산이익률이 낮다). (개인병원은 소득세, 법인병원은 병원세)
04. ③ (병원원가정보의 산출은 어렵지만 방법은 같다.)
05. ④ (① 어렵다, ② 쉽게 산출, ③ 어렵다)
06. ④ 07. ⑤ (개인병원은 자본금개념이 없다) 08. ② (이의신청 시 회계처리하지 않는다.)
09. ① (③ 공시지가, ④ 감정평가액을 원칙으로 한다.)
10. ② (의료외수익 중 기부금수입으로 한다.)

K-IFRS를 반영한 병원행정사 시험 대비
병원회계

PART

02 회계정보의 처리와 순환과정

제4장 회계의 순환과정

CHAPTER 04

회계의 순환과정

* 시사경제 ㄴ 3대 신용평가사와 국가신용등급

세계 3대 신용평가사는 피치(Fitch Investors Service), 무디스(Moody's Investors Service Ltd.), 스탠다드 앤 푸어스(Standard & Poors Corporation)로 정평이 나 있다.

이들은 여러 지표들을 계량화하여 등급을 부여하고 국가별 경제적 지급능력 등의 신용상태를 등급화하여 공표하는데, 세계에서 그 능력과 권위를 인정받고 있다. 이들 신용평가기관에 의한 우리나라의 신용 정도는 IMF 외환위기 이후, B등급으로 평가되었다가, 2002년부터 A급으로 상향 평가되었으며 현재 Aa급이다.

신용등급이 B에서 A로 상향되면 어떤 이익이 있는가?

국제금융시장에서 대접이 달라진다. 즉 기업들의 해외차입금리가 0.7% 떨어지고, 차입비용이 연간 10억달러 이상 절감되며, 기업이 외국에 보험을 들 때, 보험료가 B등급이 보험금의 1/2 정도이지만, A등급은 보험금의 1/10 정도로 크게 떨어져서 그 경제적 효과는 대단히 크다.

세계3대 신용평가회사별 등급체계를 나타내면 다음 표와 같다.

세계 3대 신용평가회사별 신용등급

<table>
<tr><th>구분</th><th>무디스/21등급</th><th>S&P/21등급</th><th>피치/24등급</th><th>의미</th></tr>
<tr><td rowspan="4">투자
등급</td><td>Aaa</td><td>AAA</td><td>AAA</td><td>신용도 매우 높음</td></tr>
<tr><td>Aa1, Aa2, Aa3</td><td>AA+, AA, AA−</td><td>AA+, AA, AA−</td><td>신용도 높음</td></tr>
<tr><td>A1, A2, A3</td><td>A+, A, A−</td><td>A+, A, A−</td><td>신용도 양호하나 예외적 금전이행가능성 저하</td></tr>
<tr><td>Baa1, Baa2, Baa3</td><td>BBB+, BBB, BBB−</td><td>BBB+, BBB, BBB−</td><td>신용도 적절하나 이행능력 약화가능</td></tr>
<tr><td rowspan="6">투기
등급</td><td>Ba1, Ba2, Ba3</td><td>BB+, BB, BB−</td><td>BB+, BB, BB−</td><td>현재 이행능력 있지만 부정적 여건 시 약화가능</td></tr>
<tr><td>B1, B2, B3</td><td>B+, B, B−</td><td>B+, B, B−</td><td>투자위험도 높음</td></tr>
<tr><td>Caa1, Caa2, Caa3</td><td>CCC+, CCC, CCC−</td><td>CCC+, CCC, CCC−</td><td rowspan="2">투자위험도 매우 높고, 채무불이행의 가능성 높음</td></tr>
<tr><td>Ca</td><td>CC</td><td>CC</td></tr>
<tr><td rowspan="2">D(SD)</td><td rowspan="2">C</td><td>C</td><td rowspan="2">지급불능, 부도(디폴트)상태
※SD: 선택적 디폴트</td></tr>
<tr><td>DDD, DD, D</td></tr>
</table>

※ (+)는 긍정적 등급전망, (−)는 부정적 등급전망

참고로 무디스는 전체 21등급, S&P는 전체 21등급, 피치는 전체 24등급으로 나눠지며, 투자등급을 의미하는 AAA(Aaa)~BBB(Baa), 투기등급을 의미하는 BB(Ba)~D로 나눠지며, 각 등급의 의미는 표에서 보는 바와 같다. 국가신용등급은 국제경제와 해당 국가의 경제상황에 따라 변동된다.

제1절 > 분개장의 기입

회계의 목적은 이해관계자집단에 의사결정에 유용한 정보를 제공하는 데 있다. 이를 위하여 경영자는 경제적 사건을 기록하고 분류하고 요약하여 재무제표라는 양식을 통하여 보고하게 된다. 이를 주기적으로 반복하게 되는데 이러한 일련의 과정을 회계 순환과정(accounting cycle)이라 한다.

회계의 순환과정

① 거래의 분석, 분개 → ② 분개장 기록 → ③ 계정별 원장에 전기 → ④ 계정별 잔액시산표 작성(수정전시산표) → ⑤ 수정후시산표 작성 → ⑥ 재무제표 작성 → ⑦ 마감절차

1. 거래증빙자료의 입수

회계시스템은 경제적 사건의 발생으로 시작된다. 회계거래의 발생을 확인하기 위해 회계담당부서에 거래를 뒷받침하는 모든 증빙자료를 갖추어야 한다.

이러한 증빙자료는 거래상대방이 서로 주고받는 객관성이 있는 문서이기 때문에 회계담당자는 이러한 문서를 근거로 회계시스템에 기록하여 제반회계 순환과정을 수행하고 있다. 증빙자료의 예는 [표 4-1]과 같다.

표 4-1 거래의 종류별 증빙자료

거래의 종류	증빙자료
매입거래	주문서, 납품서, 검수보고서, 매입전표, 세금계산서, 영수증
매출거래	출고지시서, 판매보고서, 세금계산서, 매출전표
비용지출거래	대금청구서, 세금계산서, 지출결의서, 급여명세서, 영수증, 지출전표
외상매입금 지급거래	지출결의서, 수표장, 영수증, 입금증
외상매출금거래	수입결의서, 영수증 또는 입금증 발행기록, 은행에서 받은 입금통지서

2. 분개

그림 4-1 분개장의 양식

일자	적요	원면	차변	대변

[기입요령]

① 일자: 거래의 발생 연월일
② 적요: 거래 내용을 간략하게 설명
③ 원면: 총계정원장의 쪽 또는 계정계좌의 번호 기입
④ 차변, 대변: 각 란에 금액을 기입
⑤ 하나의 거래가 끝나면 적요란에 적색 줄을 그음

거래가 이루어졌을 경우, 이에 대한 내용을 전부 기록한다는 것은 매우 번거롭고 또 기록 도중에 오류가 발생할 가능성이 매우 높다. 이런 문제점을 해결하기 위하여 회계거래를 직접 계정에 기입하지 않고 거래에 내재된 원인과 결과를 서로 구분하여 차변과 대변에 따로따로 기록하는 부기행위를 분개(journal entry)라고 한다.

결국 분개는 해당 계정에 해당 거래를 기입하기 전에 계정에 기입하는 절차를 사전에 한 번 밟아 보는 것이다. 차변과 대변을 이용한 회계시스템에서는 회계거래가 발생하여 계정에 기록할 때 반드시 한 개 이상의 차변기입과 이에 대응하는 한 개 이상의 대변기입, 즉 적어도 상호 대응되는 두 개의 기입이 동시에 이루어진다. 이와 같은 회계시스템을 복식부기제도(double-entry bookkeeping system)라고 한다. 복식부기제도에 따라서 거래가 기록되면 한 회계거래가 기록된 차변금액의 합계와 대변금액의 합계는 항상 일치한다.

예제 4-1

다음 W대학병원의 예를 통하여 분개해 보라.

9/1 현금 400,000원을 출연하여 병원을 개원하다.
2 업무에 사용하기 위한 비품 5,000원 중 3,000원은 현금지급하고 나머지는 어음발행하다.
5 의료기기를 30,000원에 외상으로 구입하다.
10 1년분 보험료 9,000원을 현금으로 납부하다.
15 직원급여 50,000원을 현금으로 지급하다.
23 병원건물의 일부를 의료용품 판매소로 임대하고, 1년분 임대료 2,000원을 현금으로 받다.
25 당월 진료비 60,000원 중 본인부담분 24,000원은 현금으로 수납하고 나머지는 건강보험 심사평가원에 청구하다.
30 수도료와 전기료 1,000원을 현금으로 납부하다.

| 풀이 |

위의 거래를 분개하면 아래와 같다.

날짜	차변	금액	대변	금액
9/1	(차) 현 금	400,000	(대) 기 본 금	400,000
9/2	(차) 비 품	5,000	(대) 현 금	3,000
			미지급금	2,000
9/5	(차) 의료기기	30,000	(대) 미지급금	30,000
9/10	(차) 선급보험료	9,000	(대) 현 금	9,000
9/15	(차) 급 여	50,000	(대) 현 금	50,000
9/23	(차) 현 금	2,000	(대) 선수수익 (임대료수익)	2,000
9/25	(차) 현 금	24,000	(대) 의료수익	60,000
	의료미수금	36,000		
9/30	(차) 수도광열비	1,000	(대) 현 금	1,000

위의 거래에 대해 분개한 것을 분석하면 다음과 같은 사실을 발견할 수 있다.

① 모든 회계거래는 반드시 한 개 이상의 차변기입과 한 개 이상의 대변기입을 발생시키고, 어느 한쪽에만 기입하는 경우는 없다.

② 차변에 기입된 금액과 대변에 기입된 금액은 항상 일치한다.

③ 만일 위의 9/2 거래와 9/25 거래의 경우와 같이 한 거래에 한쪽에 또는 양쪽 모두에 두 개 이상의 계정과목이 기입되더라도 차변에 기입되는 금액의 합계와 대변에 기입되는 금액의 합계는 항상 같다.

④ 각 거래가 개별원장계정의 차변과 대변에 미치는 영향이 같으므로 이를 집합한

차변총계와 대변총계는 같다.

거래가 이루어졌을 때, 사실상 기술적으로는 모든 거래를 분개장에 기록하지 않고 곧바로 원장에 기록할 수도 있다. 그러면 왜 원장과 함께 분개장을 이용하는가? 이는 분개장를 추가로 이용할 경우 다음과 같은 편리함이 있기 때문이다.

① 분개장에는 특정거래와 관련된 모든 정보(즉 차변과 대변의 정보)가 한곳에 나타나며, 거래에 대한 설명도 추가된다. 반면에 원장에는 차변기입과 대변기입이 각각 다른 계정에 나타나기 때문에 원장을 통해서는 특정거래에 관련된 정보를 추적하기가 매우 번거롭다.

② 분개장에는 기업의 영업활동에 관한 자료가 발생순서대로 기입된다. 따라서 특정일자나 특정기간의 거래에 대한 정보를 얻고자 할 때 거래의 발생일자만으로 언제든지 분개장을 통한 추적이 가능하다.

③ 분개장을 이용함으로써 회계기록과정에서의 오류를 방지하는 데 도움이 된다. 거래를 직접 원장에 기입하면 차변기입이나 대변기입 중의 어느 하나를 기입하지 않는다든지, 동일한 거래를 이중으로 기입하게 될 가능성도 있다. 반면에 분개장에는 항상 차변기입과 대변기입이 대칭되어 나타나기 때문에 이와 같은 오류가 발생할 가능성이 줄어든다.

제2절 원장으로 전기

1. 전기

회계담당자는 분개장에 기록된 분개의 내용을 일목요연하게 다시 정리하는 절차를 밟고 있는데 정리된 분개의 요약 장소가 총계정원장(the ledger)이다. 이렇게 분개장의 내용을 총계정원장의 각 계정에 옮겨 적는 작업을 전기(posting)라고 한다.

분개장의 분개된 내용은 모든 거래를 발생순서대로 분석하여 정리한 것이므로 거래들이 총체적으로 기업 재무상태에 미치는 영향을 쉽게 파악할 수 없다. 그러나 분개장의 내용을 총계정원장의 해당 계정별로 전기하게 되면 각 계정별 잔액을 알 수 있게 되어 해당 계정의 현재상태를 알 수 있다.

전기의 절차는 다음과 같이 요약된다.

① 총계정원장에서 해당 계정을 찾아낸다.

② 차변과 대변 중 어느 쪽을 기입할 것인가를 확인하고 분개장 면수, 일자, 적요(상대계정과목), 금액을 기입한다.

③ 분개장의 원면 란에 전기한 계정의 번호를 기입한다.

2. 전기방법

1월 1일 현금 100,000원을 출자하여 영업을 개시하였다.

분개: (차) 현　　금　　100,000　　　(대) 자 본 금　　100,000

이를 분개장에 옮기면 다음과 같다.

〈분개장〉 (1)

일자	적요	원면	차변	대변
1월 1일	(현금)	13	100,000	
	(자본금)	25		100,000
	현금 출자하여 개업			

분개장의 내용을 총계정원장에 전기하면 다음과 같다.

총계정원장

현금 면수 13

일자	적요	분면	차변	대변	차 또는 대	잔액
1월 1일	자본금	1	100,000		차	100,000

자본금 면수 25

일자	적요	분면	차변	대변	차 또는 대	잔액
1월 1일	현금	1		100,000	대	100,000

각 원장양식에 따라 전기한 것이다. 그러나 회계를 공부하면서 분개장이나 총계정원장의 정식 장부를 사용하게 되면 시간과 비용이 들게 되기 때문에 이러한 양식을 사용하지 않고 약식문서, 즉 T계정[1])을 사용한다.

(차) 현 금 100,000 (대) 자 본 금 100,000

현금 (13)

차변	대변
1/1 100,000	

자본금 (25)

차변	대변
	1/1 100,000

앞의 [예제 4-1]을 T계정에 전기하면 다음과 같다.

현금

차변	대변
9/1 기 본 금 400,000	9/2 비 품 3,000
9/23 임대료수익 2,000	9/10 선급보험료 9,000
9/25 의료수익 24,000	9/15 급 여 50,000
	9/30 수도광열비 1,000

의료기기

차변	대변
9/5 미지급금 30,000	

미지급금

차변	대변
	제 좌 32,000

의료수익

차변	대변
	9/25 제 좌 60,000

급여

차변	대변
9/15 현 금 50,000	

선급보험료

차변	대변
9/1 현 금 9,000	

의료미수금

차변	대변
9/25 의료수익 36,000	

비품

차변	대변
9/2 제 좌 5,000	

기본금

차변	대변
	9/2 현 금 400,000

선수수익(임대료수익)

차변	대변
	9/23 현 금 2,000

수도광열비

차변	대변
9/30 현 금 1,000	

1) T계정은 양식이 알파벳 T자와 같다 하여 편의상 부르게 되었다.

제3절 > 시산표의 작성

1. 수정전시산표의 작성

모든 거래가 분개장에서 원장의 각 계정으로 전기되면, 각 계정의 잔액을 이용하여 재무제표를 직접 작성할 수 있다.

그런데 실무에서는 재무제표를 작성하기 전에 일반적으로 시산표(trial balance)를 작성하고 있다. 분개장과 원장은 회계시스템에서 필수적인 장부이지만 시산표는 필수적인 장부가 아니고 보조적인 장부이다.

시산표의 기본적인 구성은 [그림 4-2]와 같이 차변에는 자산과 비용, 배당금이 대변에는 부채와 자본 및 수익이 표시된다. 회계담당자는 이 중에서 자산·부채·자본부분은 떼어서 재무상태표를 작성하고, 비용과 수익부분은 떼어서 손익계산서를 작성하게 된다.

그림 4-2 시산표의 구성

자산+비용+배당금=부채+자본+수익

××주식회사　　201×년 ×월 ×일 현재　　(단위: 원)

차변	대변
자산	부채
	자본
비용	수익
배당금	

1) 계정잔액의 산출

일정 회계기간에 발생한 거래에서 사용된 계정과목별 잔액을 계산한다. 여기에서 잔액이란 차변요소(왼쪽)와 대변요소(오른쪽)의 차액을 의미한다.

분개장에 기입된 자료는 어떤 특정거래가 기업의 재무상태 및 경영성과에 미치는 전체적인 영향을 강조하는 반면 원장에 기입된 자료는 기업의 모든 영업활동의 특정항목(예를 들면 현금, 자본금 등)에 미치는 영향을 강조한다.

다시 말하면, 원장에 표시된 계정으로부터 특정항목에 대한 현재시점의 계정잔액을 파악할 수 있다. 이때 각 계정에서 계산된 기말잔액은 재무제표를 작성하는 데 직접 이용된다.

분개장에 기입된 내용을 기입 즉시 원장으로 전기할 필요는 없다. 거래가 일단 분개장에 기입되면 기초자료는 이미 확보된 것이므로 언제든지 원장으로 전기하여 계정잔액을 수정할 수 있기 때문이다. 전기에 따르는 번거로움을 피하고자 대부분의 기업은 원장잔액에 대한 정보의 필요 정도에 따라 매일 한 번, 일주일에 한 번, 때로는 한 달에 한 번씩 주기적으로 함께 모아 전기하게 된다.

	현금		
증가 ┌	500	500 ┐	감소
│	700	700 ┘	
└	800	800: 잔액	

⇨

현금	
800	

위에서 현금은 2,000원이 입금(증가)되었고 사용(감소)은 1,200원이다. 따라서 현금계정의 잔액은 800원이다.

2) 시산표의 작성

수정전시산표란 거래를 분개하고 원장에 전기한 후 원장계정의 잔액을 일정한 양식으로 원장계정잔액 전체를 모아놓아서 각 계정과목별로 상태(증가, 감소) 정도를 알고자 하여 시산표를 작성하는데 이때 원장계정의 잔액이 잘못되어 있는 경우가 있다. 이는 나중에 수정사항을 보고 수정해야 한다.

잘못된 원장계정[2)]잔액을 수정하기 이전에 작성되는 시산표를 수정전시산표라 한다. 여기에서는 우선 수정전시산표만 작성해 본다.

---

2) 예를 들어 영업 시작과 동시에 구입한 소모품의 계정잔액이 1,000원이다. 영업기간 중 500원이 사용되었다면 소모품의 계정잔액은 500원이 되어야 하지만 기업외부에 소모품이 반출된 것도 아니고 기업내부에서 소모품을 사용한다고 결제받는 것도 아니기 때문에 최초의 잔액 1,000원이 시산표 작성 시까지 동일하게 표시된다. 하지만 영업기간 중 500원이 사용되었으므로 소모품의 잔액이 500원만큼 남아있다고 장부를 고쳐 주어야 한다. 이때 원장만 고칠 수 없고 분개장도 같이 잔액을 맞추어야 한다. 따라서 원장계정의 잔액이 틀리므로 수정해 주어야 한다. 수정하기 이전 작성되는 시산표를 수정전시산표라 한다.

예제 4-2

시산표는 모든 계정의 잔액 혹은 총액을 한곳에 모아 놓은 표이다. [표 4-2]의 각 계정의 금액은 원장의 각 계정잔액이다. 시산표를 작성하라.

| 풀이 |

표 4-2 시산표 예시

시산표

W대학병원 201×년 9월 30일 현재 (단위: 원)

차변	계정과목	대변
363,000	현 금	
9,000	선급보험료	
36,000	의료미수금	
30,000	의료기기	
5,000	비 품	
	미지급금	32,000
	기본금	400,000
	의료수익	60,000
	임대료수익	2,000
50,000	급 여	
1,000	수도광열비	
494,000	합 계	494,000

시산표는 기본적으로 다음과 같은 두 가지 목적을 달성하기 위하여 작성된다.

① 차변총계와 대변총계가 일치하는지를 검증한다.

각 거래로 인하여 원장의 차변과 대변에 기록되는 금액이 같으므로 그 결과로 나타나는 모든 계정잔액의 차변총계와 대변총계가 일치하여야 한다. 만일 차변총계와 대변총계가 일치하지 않는다면, 이제까지의 기록과정에서 오류가 발생한 것이므로 재무제표를 작성하기 전에 그 원인을 규명하여 수정하여야 한다.

② 재무제표 작성을 용이하게 한다.

시산표를 작성하면 모든 계정의 잔액이 한곳에 나타나기 때문에 재무제표를 작성하는 과정이 단순해지고, 재무제표의 작성단계에서 발생하는 오류를 줄일 수 있다.

그러나 시산표의 차변총계와 대변총계가 일치한다고 해서 전혀 오류가 발생하지 않았다고는 볼 수 없다. 시산표는 단지 원장의 차변총계와 대변총계가 일치하는가를 검증하기 위한 수단으로 이용될 뿐이다. 거래가 정확하게 분석되지 않아서 적절한 계정에 기록되지 않은 오류는 시산표를 통하여 검증되지 않는다.

시산표의 오류원인

시산표의 차변총계와 대변총계가 일치하지 않는다면 이는 한 개 이상의 다음과 같은 오류가 발생했기 때문이다.

① 분개장의 차변기입을 원장의 대변으로 전기했다든가 또는 그 반대로 전기함으로써 발생하는 오류
② 원장의 잔액을 계산할 때 발생하는 계산상의 오류
③ 원장잔액을 시산표에 요약할 때 차변과 대변이 혼동되었거나 숫자의 잘못된 기록으로 발생하는 오류
④ 시산표의 합계를 계산할 때 발생하는 계산상의 오류
⑤ 대차모두를 두 번씩 전기한 경우

예를 들면 현금계정의 차변에 기록되어야 할 것이 소모품계정의 차변에 기록되더라도 시산표의 차변총계와 대변총계가 일치하기 때문에 그 오류가 검증되지 않는다. 또한 특정거래의 기록을 완전히 누락시켰을 경우에도 시산표상에는 차변총계와 대변총계가 일치하기 때문에 이러한 오류는 시산표에 의하여 발견될 수 없다.

2. 수정분개

수정전시산표는 회계기간 중의 총계정원장계정의 잔액을 나타낸 것이다. 이는 회계기간 중에 일어난 거래에 대하여 거래발생 즉시 인식하여 장부에 기록한 결과의 잔액을 나타낸 것이다. 그러나 기업활동의 거래는 자원의 내부, 외부거래 없이 장부에 기록(인식)되지 않은 거래도 거래로 인식하여 회계장부에 인식시켜야 할 것이 있다.

회계기간 중에 발생한 거래에 연속적으로 자산, 부채, 수익, 혹은 비용의 변화가 뒤따른다. 예를 들면 가게를 임차해서 사용하고 난 후 사정상 또는 임차료 지급기일이 도래하지 않아서[3] 지급하지 않는 경우이다. 또는 과거에 지급한 선급보험료가 당기에

3) 예를 들면 가게임차는 12월 5일에 했다. 그리고 1월 5일이 임차료 지급일이고 12월 31일 시점의

소멸되면 소멸된 만큼만 보험료라는 비용으로 인식하고 선급보험료라는 자산계정 감소를 회계처리해야 한다.

위와 같은 교환거래의 형태는 아니지만 당 회계기간말 또는 당 보고기간말에는 정리(수정)절차를 거친 후 재무제표를 작성해야 올바른 재무제표가 작성되어 의사결정자들에게 유용하고 정확한 회계정보를 제공할 수 있게 된다.

그림 4-3 보고(회계)기간말 정리(수정)절차

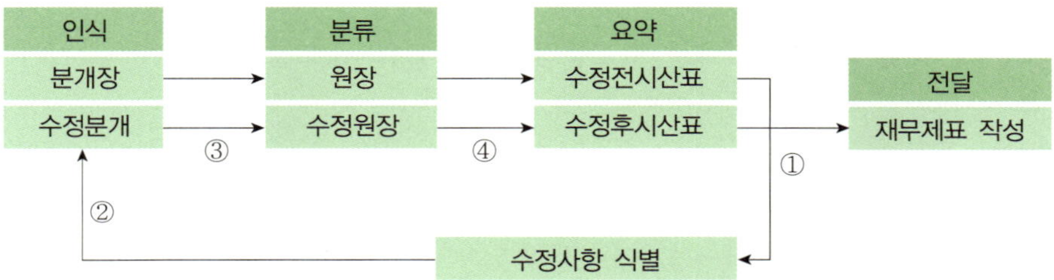

1) 수정분개의 회계처리

회계기간말의 수정분개사항은 재무상태표계정과 손익계산서계정에 걸쳐서 다수가 존재한다. 또 기업활동의 결과에 따라 수정분개사항이 많이 발생할 수도, 적게 발생할 수도 있다. 여기에서는 회계순환과정의 일부로서 간략하게 살펴보기로 한다.

(1) 소모품의 회계처리

소모품을 구입했을 때에는 비용으로 기록하고 회계기간말에 소모되지 않은 분량만큼 자산으로 회계처리하거나 구입 시 자산으로 계상, 기록하고 있다가 회계기말에 사용된 부분만 비용으로 회계처리한다.

6월 1일	소모품 100,000원을 현금으로 구입하다.
12월 31일	결산 시 소모품의 미사용분 30,000원이 있다.

재무제표 작성이라면 25일분의 임차료는 미지급임차료(부채)가 되어 임차료(비용)로 계상해 주어야 한다.

〈비용계상법에 의한 회계처리〉

(분개)

6/1	구입 시 분개	(차) 소모품비	100,000	(대) 현 금	100,000
12/31	결산 시 분개	(차) 소 모 품	30,000	(대) 소모품비	30,000

(전기)

소모품비

6/1	100,000	12/31	30,000

소모품

12/31	30,000		

수정분개 후 수정후시산표에는 소모품잔액 30,000원, 소모품비잔액 70,000원이 계상된다.

수정후시산표

소 모 품	30,000	
소모품비	70,000	

〈자산계상법에 의한 회계처리〉

(분개)

6/1	구입 시 분개	(차) 소 모 품	100,000	(대) 현 금	100,000
12/31	결산 시 분개	(차) 소모품비	70,000	(대) 소 모 품	70,000

소모품

6/1	100,000	12/31	70,000

소모품비

12/31	70,000		

수정분개 후 수정후시산표에는 소모품잔액 30,000원, 소모품비잔액 70,000원이 계상된다.

수정후시산표

소 모 품	30,000	
소모품비	70,000	

결과적으로 자산계상법이든 비용계상법이든 수정후시산표의 결과는 같다.

(2) 선급비용(보험료, 지급임차료)의 회계처리

선급비용은 비용을 몇 개월분 선급하는 것을 말한다. 선급비용도 소모품의 경우와 마찬가지로 비용지급 시에 비용(보험료)으로 회계처리하거나 자산(선급보험료)으로 처리하는 방법이 있다.

병원이 가입하는 보험은 여러 가지가 있는데 일반적으로 미리 선급하는 경우가 많다. 따라서 결산일에는 그 기간 중에 소멸된 원가를 수정해 주어야 한다.

6월 1일	1년분 보험료 120,000원을 현금으로 지급했다.
12월 31일	결산 시 보험료의 미경과분 50,000원이 있다.

〈비용계상법〉

6/1	지급 시 분개	(차) 보 험 료	120,000	(대) 현 금	120,000
12/31	결산 시 분개	(차) 선급보험료	50,000	(대) 보 험 료	50,000

보험료

6/1	120,000	12/31	50,000

선급보험료

12/31	50,000		

수정후시산표

선급보험료	50,000	
보 험 료	70,000	

〈자산계상법〉

6/1	지급 시 분개	(차) 선급보험료	120,000	(대) 현 금	120,000
12/31	결산 시 분개	(차) 보 험 료	70,000	(대) 선급보험료	70,000

선급보험료

6/1	120,000	12/31	70,000

보험료

12/31	70,000		

수정후시산표

선급보험료	50,000	
보 험 료	70,000	

3. 수정후시산표 작성

수정후시산표는 [표 4−3]의 수정전시산표를 근거로 한다.

표 4-3 수정전시산표

수정전시산표

W대학병원 201×년 9월 30일 현재 (단위: 원)

차변	계정과목	대변
363,000	현 금	
9,000	선급보험료	
36,000	의료미수금	
30,000	의 료 기 기	
5,000	비 품	
	미 지 급 금	32,000
	기 본 금	400,000
	의 료 수 익	60,000
	임대료수익	2,000
50,000	급 여	
1,000	수도광열비	
494,000	합 계	494,000

〈수정분개사항 발생으로 분개와 전기〉

〈수정분개사항〉

① 선급보험료 9,000원은 9월 중 지급한 선급보험료이다(1년분 월 750원).

② 12월 31일 시점으로 수정분개하고 전기한 후 시산표에 반영한다.

〈자산계상법[4]〉

9/10	지급 시 분개	(차) 선급보험료	9,000	(대) 현 금	9,000
12/31	결산 시 수정분개	(차) 보 험 료	3,000[5]	(대) 선급보험료	3,000

선급보험료

9/10	9,000	12/31	3,000

보험료

12/31	3,000		

4) 최초의 분개 시에 자산계상법으로 회계처리하였다. 비용계상법으로 회계처리하였다면 선급보험료라는 계정과목은 수정전시산표에는 나타나지 않고 보험료라는 비용계정이 나타나 있을 것이다.

5) ₩9,000÷12개월=₩750
매월 ₩750×4개월(9, 10, 11, 12월)=₩3,000
₩9,000−₩3,000=₩6,000(선급보험료 미경과분)

표 4-4 수정후시산표

수정후시산표

W대학병원 201×년 12월 31일 현재 (단위: 원)

차변	계정과목	대변	
363,000	현 금		재무상태표항목
6,000	선급보험료		
36,000	의료미수금		
30,000	의 료 기 기		
5,000	비 품		
	미 지 급 금	32,000	
	기 본 금	400,000	
	의 료 수 익	60,000	손익계산서항목
	임대료수익	2,000	
50,000	급 여		
3,000	보 험 료		
1,000	수도광열비		
494,000	합 계	494,000	

위의 예로 작성된 수정후시산표는 회계순환과정을 설명하기 위하여 간단히 1개의 계정과목만 예로 든 것이다.

제4절 > 재무제표의 작성

1. 손익계산서

수정후시산표가 작성되고 나면 손익계산서와 재무상태표는 비교적 수월하게 작성할 수 있다. [표 4-4]의 수정후시산표를 손익계산서항목과 재무상태표항목으로 나누어 놓으면 [표 4-5]와 [표 4-6]이다.

표 4-5 손익계산서

손익계산서

W대학병원 201×년 9월 1일부터 201×년 12월 31일까지 (단위: 원)

수익		60,000
의료수익		2,000
임대료수익		62,000
비용		
급여	50,000	
보험료	3,000	
수도광열비	1,000	54,000
당기순이익		8,000

2. 재무상태표

재무상태표도 손쉽게 작성할 수 있다. 수정후시산표상의 자산, 부채, 자본항목을 순서대로 나열하면 된다. 단 여기서 자산과 부채는 유동성배열법에 따라 배열한다.

표 4-6 재무상태표

재무상태표

W대학병원 201×년 12월 31일 현재 (단위: 원)

자산		부채	
현금	363,000	미지급금	32,000
선급보험료	6,000	부채총계	32,000
의료미수금	36,000	자본	
의료기기	30,000	자본금(출연금)	400,000
비품	5,000	이익잉여금	8,000[6]
		자본총계	408,000
자산총계	440,000	부채와 자본총계	440,000

6) 당기순이익에서 배당이 없으므로 당기순이익이 이익잉여금이 된다. 만약 배당이 1,000원이 있다면 당기순이익 8,000원−1,000원(배당금)=7,000원이 이익잉여금이 된다.

제5절 > 상품매매와 매출원가

1. 상기업의 재고관리

기업은 크게 상기업과 제조기업이 있다. 상기업은 완성품이나 반제품형태의 상품을 구입하여 일정이익을 가산하며 파는 역할을 하는 기업이다.

제조기업은 원재료를 구입하여 제조과정을 거쳐 완제품을 생산해서 판매하는 기업이며, 제조기업은 제조공정 중의 원가계산을 하기 때문에 상기업에 비해 회계처리과정도 길고 복잡하다. 이 부분은 원가회계에서 다룰 부분이다.

상기업의 회계는 상품매매를 주로 하는 회계로 종합상사, 백화점, 슈퍼마켓, 마트 등이 이에 해당된다. 이러한 상기업에서 판매되는 상품은 판매되기 전까지는 판매회사의 재고자산(inventory)이라 불린다.

보유 중인 재고자산은 현금이나 외상으로 판매된다. 현금으로 판매되면 현금의 증가로 유동성이 좋아질 것이다. 하지만 경제현실에서 현금판매는 그리 많이 이루어지지 않고 외상판매가 많이 이루어진다. 이때 외상판매된 부분[7]을 외상매출금이라 하고 이를 매출채권이라 부른다.

병원회계에서는 의료미수금이라는 계정과목이다. 상기업의 재고자산은 이동이 쉽고 환금성이 있어 도난이나 부정이 개입될 소지가 큰 자산이기 때문에 회사 내에서 재고자산관리시스템을 설정하여 관리해 나가야 한다. 병원재고자산의 수량 파악과 효율적 재고관리를 위한 방법으로 실지재고조사법(periodic inventory system)과 계속기록법(perpetual inventory system)이 있다.

실지재고조사법은 진료 시 처방될 때마다 처방된 재고자산의 원가(매출원가)를 파악하지 않고 회계기말에 실제로 병원 창고에 남아 있는 재고자산을 조사하여 처방된 재고자산의 수량과 원가를 거꾸로 계산하는 방법이다.

---

7) 어음을 받고 판매했다면 받을어음으로 기록한다. 외상매출금과 받을어음을 합하여 매출채권이라는 자산계정으로 존재한다.

1) 실지재고조사법의 매출원가 산출(모든 매입액은 매입계정, 모든 매출액은 매출계정 기록)

외상매입:	(차) 매　　입	×××	(대) 외상매입금	×××
외상매출:	(차) 외상매출금	×××	(대) 매　　출	×××

실지재고조사법에서는 처방 시 재고자산의 감소와 매출원가를 기록하는 분개를 하지 않는다. 매입계정의 차변잔액에 기초재고액을 합하여 기말재고(창고의 기말재고수량×매입단가)액을 차감하여 매출원가를 구한다.

매입에누리, 환출, 할인 및 운임발생 시의 회계처리

매입운임:				
	(차) 매입운임 (매입계정에 대체)	×××	(대) 현　　금	×××
매입에누리, 환출, 할인의 발생:				
	(차) 외상매입금	×××	(대) 매입에누리 환출, 할인 (매입계정에 대체)	×××

2) 계속기록법에 의한 회계처리

계속기록법은 처방되는 재고자산의 원가를 처방될 때마다 기록해서 원가와 수량을 파악하기 때문에 장부상에 재고금액을 쉽게 파악할 수 있으나 저가의 다양하고 대량으로 판매하는 업종에서는 채택하기 어려운 방법이다. 하지만 회계업무의 전산화로 널리 이용되고 있다.

① 모든 매입액은 상품계정에 기록

외상매입 시:	(차) 상　　품	×××	(대) 외상매입금	×××

② 매출액을 매출계정에 기록하면서 매출원가분개함

외상매출 시:	(차) 외상매출금	×××	(대) 매　　출	×××
	(차) 매출원가	×××	(대) 상　　품	×××

③ 매출환입의 회계처리

(차) 매출환입	×××	(대) 외상매출금	×××
(매출환입은 매출계정에 대체)			
(차) 상　품	×××	(대) 매출원가	×××
		(매출원가 수정분개)	

2. 매출원가의 산출

상품 매매회사의 수익은 매출액이 되고 비용은 매출원가가 된다. 상기업의 매출원가는 비용이지만 금액도 크고 비중도 크기 때문에 다른 비용(판매비와 관리비 등)과 구분하여 별도로 계산된다.

그림 4-4 상사기업의 손익계산

매출액 − 매출원가차감 = 매출총이익

매출총이익 − 기타비용차감 = 당기순이익

표 4-7 상사기업의 손익계산서

손익계산서

원광청소주식회사　　201×년 1월 1일부터 201×년 12월 31일까지　　(단위: 원)

매출액		10,000,000
매출원가		7,500,000
매출총이익		2,500,000
판매관리비		
판매비	1,200,000	
관리비	300,000	1,500,000
당기순이익		1,000,000

예로 제시한 원광청소주식회사의 매출액은 10,000,000원이다. 이는 원가 7,500,000원인 상품은 10,000,000원에 판매하였고 이로 인해 매출총이익은 2,500,000원이다. 이 매출총이익에서 판매비와 관리비를 차감하여 1,000,000원의 당기순이익을 얻었다.

여기에서 매출원가 7,500,000원은 어떻게 산출되었는가.

예를 들어 설명하면 이 회사는 전년도에 팔다 남은 상품이 5,000,000원이 있었다. 전년도의 기말상품재고액은 금년도의 기초상품재고액이 된다. 그리고 금년도 영업을 위해 10,000,000원만큼 구입했다. 이를 당기매입액이라 한다. 전년도 이월된 5,000,000원과 금년도 매입분 10,000,000원을 합하여 판매가능액이라 한다. 원광청소주식회사의 판매가능액은 15,000,000원이다. 영업이 끝난 후(201×년 12월 31일) 창고에 가서 재고를 파악해 보니 7,500,000원만큼 남아 있었다. 그러면 당회계연도의 매출원가는 7,500,000원이다. 이를 표로 나타내면 다음과 같다.

기초상품재고액(201×년 1월 1일)	₩5,000,000
+당기매입액	₩10,000,000
판매가능액	₩15,000,000
−기말상품재고액(201×년 12월 31일)	₩7,500,000
매출원가	₩7,500,000

이를 식으로 나타내면 다음과 같다.

매출원가=기초상품재고액+당기매입액−기말상품재고액

회계의 순환과정 종합예제

다음은 제4장의 종합예제이다. 분개, 전기, 수정전시산표, 수정후시산표, 재무제표 작성까지 회계의 순환과정이 잘 나타나 있으므로 충실히 예습, 복습하길 바란다.

원광청소주식회사는 일반기업을 대상으로 청소용역을 실시하기 위해 201×년 6월 1일 개업하였다. 이 청소용역회사의 6월 중 발생한 거래는 다음과 같다.

6월 1일: 액면 10,000원의 주식 1,000주를 액면가액으로 발행하고 주주로부터 주금을 납입받았다.

6월 3일: 청소용역 관련 특허권을 14,400,000원에 매입하고 현금 4,400,000원을 지급하였다. 잔액은 한 달 이내에 지급하기로 하였다.

6월 5일: 1년분 보험료 420,000원을 현금으로 지급하였다.

6월 13일: 원광대학 부속병원과 청소용역계약을 맺고 청소를 해주고 있으며 6월초에 완료된 청소용역비 1,000,000원에 대하여 청구서를 발행하였다.

6월 17일: 서울대학교와 서울캠퍼스 청소용역계약을 맺고 3회에 걸쳐 청소해 주기로 하고 청소료 300,000원을 미리 받았다. 청소는 6월 28일, 7월 2일, 8월 5일로 나누어 실시하며 매회 100,000원씩 한다.

6월 20일: 원광대학 부속병원으로부터 13일에 청구했던 청소용역비 1,000,000원을 현금으로 받았다.

6월 23일: 청소용 청소기계가 고장이 났다. 수리비 300,000원을 현금으로 지급하였다.

6월 25일: 현대 아산병원과 청소용역계약을 맺고 청소를 하고 있다. 현대 아산병원에 6월 중 실시된 청소료 1,400,000원에 대한 청구서를 발행하였다.

6월 28일: 직원들에게 급여 2,500,000원을 현금으로 지급하였다.

〈분개〉

			차변	대변
(1) 6월 1일	현 금		10,000,000	
		자 본 금		10,000,000
(2) 6월 3일	산업재산권(특허권)		14,400,000	
		현 금		4,400,000
		미지급금		10,000,000
(3) 6월 5일	선급보험료		420,000	
		현 금		420,000
(4) 6월 13일	매출채권		1,000,000	
		용역매출(청소수익)		1,000,000
(5) 6월 17일	현 금		300,000	
		선 수 금		300,000
(6) 6월 20일	현 금		1,000,000	
		매출채권		1,000,000
(7) 6월 23일	수 리 비		300,000	
		현 금		300,000
(8) 6월 25일	매출채권		1,400,000	
		용역매출(청소수익)		1,400,000
(9) 6월 28일	급 여		2,500,000	
		현 금		2,500,000

〈약식 총계정원장에 전기〉

현금

(1)	10,000,000	(2)	4,400,000
(5)	300,000	(3)	420,000
(6)	1,000,000	(7)	300,000
		(9)	2,500,000

매출채권(청소용역미수금)

(4)	1,000,000	(6)	1,000,000
(8)	1,400,000		

선급보험료

(3)	420,000		

미지급금

		(2)	10,000,000

특허권

(2)	14,400,000		

선수금

		(5)	300,000

수리비

(7)	300,000		

용역매출(청소수익)

		(4)	1,000,000
		(8)	1,400,000

급여

(9)	2,500,000		

자본금

		(1)	10,000,000

〈수정전시산표 작성〉

수정전시산표

원광청소주식회사 201×년 6월 30일 현재 (단위: 원)

계정과목	차변	대변
현금	3,680,000	
매출채권	1,400,000	
선급보험금	420,000	
특허권	14,400,000	
미지급금		10,000,000
선수금		300,000
자본금		10,000,000
용역매출금(청소수익)		2,400,000
수리비	300,000	
급여	2,500,000	
합계	22,700,000	22,700,000

〈수정분개사항 발생 후 분개와 전기〉

〈순서〉

① 수정사항을 식별하고 수정분개를 분개장에 작성한다.

② 수정분개를 근거로 원장에 전기한다(새로운 계정과목이 추가된 원장).

〈수정사항: 추가정보〉

(1) 선급보험료로 지급한 420,000원은 1년분을 지급하였다.

(2) 선수금 300,000원은 청소용역계약을 맺고 받은 돈으로 6월 28일 예정대로 1회 실시했으며 1회분은 100,000원이다.

(3) 특허권의 상각기간은 6년이며 6월분을 상각해야 한다.

(4) 6월 28일 직원들에게 지급한 급여 중 7월분 900,000원이 포함되어 있는데 모두 6월분 급여로 회계처리되었다.

(5) 6월의 광고비미지급액이 40,000원이다.

(6) 당월의 이자 60,000원이 미지급되었다.

(7) 6월분 컴퓨터임차료는 30,000원이 미지급이다.

(8) 배당금 5,000원을 지급하였다.

〈수정분개〉

		차변	대변
(1) 보 험 료		35,000	
	선급보험료		35,000
(2) 선 수 금		100,000	
	용역매출		100,000
(3) 특허권상각비		200,000	
	특 허 권		200,000
(4) 선급급여		900,000	
	급　　여		900,000
(5) 광 고 비		40,000	
	미지급광고비		40,000
(6) 이자비용		60,000	
	미지급이자		60,000
(7) 컴퓨터임차료		30,000	
	미지급컴퓨터임차료		30,000
(8) 배 당 금		5,000	
	현　　금		5,000

수정분개를 원장에 전기하면 다음과 같다.

※ 수정전시산표를 작성하기 전 원장에 없는 계정과목 원장은 새로 만든다.

현금

차변		대변	
	3,680,000	(8)	5,000

매출채권

차변		대변	
	1,400,000		

선급보험료

차변		대변	
	420,000	(1)	35,000

미지급금

차변		대변	
			10,000,000

특허권

차변		대변	
	14,400,000	(3)	200,000

선수금

차변		대변	
(2)	100,000		300,000

수리비

차변		대변	
	300,000		

용역매출

차변		대변	
			2,400,000
		(2)	100,000

급여

차변		대변	
	2,500,000	(4)	900,000

자본금

차변		대변	
			10,000,000

〈새로 만든 원장〉

보험료			
(1)	35,000		

특허권상각비			
(3)	200,000		

선급급여			
(4)	900,000		

미지급광고비			
		(5)	40,000

광고비			
(5)	40,000		

이자비용			
(6)	60,000		

미지급이자			
		(6)	60,000

컴퓨터임차료			
(7)	30,000		

미지급컴퓨터임차료			
		(7)	30,000

배당금			
(8)	5,000		

수정전시산표의 원장계정잔액과 수정분개가 추가된 새로이 만든 원장계정의 잔액을 나타낸 것이 수정후시산표이다.

〈수정후시산표〉

수정후시산표

원광청소주식회사 201×년 6월 30일 현재 (단위: 원)

계정과목	차변	대변
현금	3,675,000	
매출채권	1,400,000	
선급보험료	385,000	
선급급여	900,000	
특허권	14,200,000	
미지급금		10,000,000
미지급이자		60,000
미지급광고비		40,000
미지급컴퓨터 임차료		30,000
선수금		200,000
자본금		10,000,000
용역매출		2,500,000
급여	1,600,000	
수리비	300,000	
특허권상각비	200,000	
보험료	35,000	
컴퓨터임차료	30,000	
광고비	40,000	
이자비용	60,000	
배당금	5,000	
합계	22,830,000	22,830,000

〈손익계산서〉

손익계산서

원광청소주식회사 201×년 6월 1일부터 201×년 6월 30일까지 (단위: 원)

수익		
용역매출		2,500,000
비용		
급여	1,600,000	
수리비	300,000	
특허권상각비	200,000	
보험료	35,000	
컴퓨터임차료	30,000	
광고비	40,000	
이자비용	60,000	2,265,000
당기순이익		235,000

〈자본변동표〉

자본변동표

원광청소주식회사 201×년 6월 1일부터 201×년 6월 30일까지 (단위: 원)

구분	자본금	이익잉여금	총계
2011년 6월 1일	0	0	0
주식발행	10,000,000		10,000,000
당기순이익		235,000	235,000
배당금		(5,000)	(5,000)
2011년 6월 30일	10,000,000	230,000	10,230,000

〈재무상태표〉

재무상태표

원광청소주식회사 201×년 6월 30일 현재 (단위: 원)

자산		부채	
유동자산		미지급금	10,000,000
현금	3,675,000	미지급이자	60,000
매출채권	1,400,000	선수금	200,000
선급보험료	385,000	미지급임차료	30,000
선급급여	900,000	미지급광고비	40,000
유동자산합계	6,360,000	부채총계	10,330,000
비유동자산		자본	
특허권	14,200,000	자본금	10,000,000
비유동자산합계	14,200,000	이익잉여금	230,000
		자본총계	10,230,000
자산총계	20,560,000	부채와 자본총계	20,560,000

〈마감분개〉

※ 마감분개와 동시에 자산, 부채, 자본계정도 마감한다(단위: 원).

	차변	대변
(1) 용역매출	2,500,000	
집합손익		2,500,000
수익계정을 집합손익계정으로 마감		
(2) 집합손익	2,265,000	
급 여		1,600,000
수 리 비		300,000
특허권상각비		200,000
보 험 료		35,000
광 고 비		40,000
컴퓨터임차료		30,000
이자비용		60,000
비용계정을 집합손익계정에 마감		
(3) 집합손익	235,000	
이익잉여금		235,000
집합손익을 이익잉여금계정에 마감		
(4) 이익잉여금	5,000	
배 당 금		5,000

객관식 연습문제

01. 다음 각 산식의 결과 중에서 매출원가가 산출되지 않는 것은 무엇인가?

① 매출액 − 매출총이익
② 판매가능액 − 기말재고액
③ 기초재고액 + 당기매입액 − 기말재고액
④ 판매가능액 − 매출총이익

02. 기초상품재고액이 50,000원, 기말상품재고액이 42,000원이며, 판매가능액이 104,000원이라면 매출원가는 얼마인가?

① 62,000원 ② 92,000원
③ 112,000원 ④ 196,000원

03. 다음 자료에 의한 당기매출총이익은 얼마인가?

• 기초상품재고액: 500,000원	• 당기매입액: 4,300,000원
• 당기매출액: 5,200,000원	• 기말상품재고액: 800,000원

① 400,000원 ② 600,000원
③ 900,000원 ④ 1,200,000원

04. 다음 중 순매입액을 계산하는 산식으로 올바른 것은 무엇인가?

① 총매입액 − 매입환출
② 총매입액 − 매입환출 − 매입에누리
③ 총매입액 − 매입환출 − 매입에누리 − 매입할인
④ 총매입액 − 매출환입

05. 다음 중 매출원가를 산출하는 데 필요한 계정끼리 짝지은 것은 무엇인가?

① 매입, 재고자산(기초, 기말), 매입에누리와 환출
② 매출총이익, 매입환출 및 에누리, 매입운임
③ 재고자산(기초, 기말), 순매출액, 매입
④ 기초재고자산, 기말재고자산, 매출총이익

06. 기말수정분개 없이 결산을 한 결과 당기순이익이 150,000원이었는데, 여기에 선급보험료 5,000원, 미지급급여 10,000원, 선수수익 6,000원, 미수수수료 4,000원을 추가하여 계산할 경우 수정후 당기순이익은 얼마인가?

① 145,000원 ② 143,000원
③ 155,000원 ④ 146,000원

07. 손익계산서란 무엇인가?

① 일정시점 기업의 재정상태를 나타내는 회계보고서
② 일정기간 동안 기업의 재정상태의 변동을 나타내는 회계보고서
③ 일정기간 기업의 현금흐름을 나타내는 회계보고서
④ 일정기간 동안 기업의 경영성과를 나타내는 회계보고서

08. 다음은 결산 시 수익과 비용항목의 마감에 관한 설명이다. 옳지 않은 것은 무엇인가?

① 모든 수익계정은 집합손익계정의 대변에 대체기입한다.
② 모든 비용계정은 집합손익계정의 차변에 대체기입한다.
③ 집합손익계정의 대차차액은 자본금(또는 처분전이익잉여금)계정에 대체기입한다.
④ 인출금계정은 자본금계정의 대변에 대체기입한다.

09. "소모품 100,000원을 구입하고, 그 구입대금을 월말에 지급하기로 하였다"의 올바른 분개는 무엇인가?(비용계상법)

① (차)	소 모 품	100,000	(대) 외상매입금	100,000
② (차)	상 품	100,000	(대) 미지급금	100,000
③ (차)	소모품비	100,000	(대) 미지급금	100,000
④ (차)	소 모 품	100,000	(대) 미지급금	100,000

10. 회계의 순환과정에 대한 설명 중 가장 맞는 것은 무엇인가?

① 회계성과가 경기순환처럼 호황기, 후퇴기로 반복하는 과정
② 경영자와 정보이용자 사이의 정보전달의 순환과정
③ 계속기업을 전제로 하여 인위적으로 설정한 회계기간을 하나의 단위로 하여 손익을 산정하는 과정
④ 원료를 구입해서 생산에 투입하여 제품을 생산하고 생산된 제품을 판매하는 일련의 과정

11. 총계정원장에 기록된 자료를 사용하여 그 다음 단계의 회계처리는 무엇인가?

① 분개장 작성 ② 총계정원장전기
③ 시산표 작성 ④ 마감

12. 다음 중 회계상 거래에 포함되지 않는 것은 어떤 것인가?

① 상품을 판매하고 대금을 받지 않았다.
② 건물이 장마에 침수되어 일부 파손되었다.
③ 원료공급회사와 미래 10년간 100만 톤의 원재료를 구입하기로 계약하였다.
④ 진열장에 진열된 상품이 변질되었다.

13. 다음은 회계순환과정의 주요절차 및 보조절차에 대한 설명이다. 이 설명 중에서 맞지 않는 것은 무엇인가?

① 특수분개장을 유지하게 되면 기장업무와 분업화, 신속화, 전문화가 가능해지고 여기에는 매우 복잡하며 비정상적인 거래만이 기록된다.
② 전산자료 회계처리시스템을 이용하여 회계처리를 하더라도 수작업 회계처리시스템에 적용되는 회계원칙 및 개념이 그대로 적용된다.
③ 복식부기회계의 기본구조는 총계정원장의 계정으로 구성되어 있으나 실제로 거래에 대한 모든 중요사실이 최초로 기록되는 회계장부는 분개장이다.
④ 역분개(반대분개)는 거래기입의 일관성과 표준화를 기하기 위하여 바람직한 절차이며, 일반적으로 역분개의 대상이 되는 수정분개는 차기에 현금의 수입이나 지출을 수반한다.

※ 특수분개장: 현금출납장, 당좌예금출납장, 매입장 · 매출장

14. 주기와 주석에 대한 설명이다. 틀린 것은 무엇인가?

① 회계정보이용자들이 병원의 재정상태를 충분히 이해할 수 있도록 중요한 회계방침 등을 추가적으로 공시하는 것이다.
② 주기는 재무제표의 해당 과목에 회계사실의 내용을 괄호 속에 간단한 문자나 숫자를 사용하여 부수적으로 설명한 것이다.
③ 주석은 재무제표에 보고된 항목을 추가적으로 설명한 것이다.
④ 주기와 주석은 병원경영의 투명성을 높이는 것과는 관련이 없다.

15. 500,000원 상당의 비품을 구입하고, 300,000원은 현금으로 지급하였으며 잔액은 60일 만기의 어음을 발행하였다. 이 거래의 영향은 무엇인가?

① 자산은 500,000원 증가하고, 부채는 500,000원 증가한다.
② 자산은 200,000원 증가하고, 자본은 그 금액만큼 감소한다.
③ 총자산에는 변동이 없다. 그러나 부채가 200,000원 증가하고 그 금액만큼 자본이 감소한다.
④ 자본에는 변동이 없다. 그러나 자산과 부채가 각각 200,000원씩 증가한다.

16. 다음 중 시산표 등식은 어느 것인가?

① 기말자산+총비용+순이익=기말부채+기말자본+총이익
② 기말자산+총비용+순이익=기초부채+기초자본+총수익
③ 기말자산+총비용=기말부채+기초자본+총수익
④ 기말자산+총비용=기초부채+기말자본+총수익

17. 다음 중 시산표의 기능으로 옳은 것은 무엇인가?

(가) 대차금액의 일치의 원리
(나) 자기통제기능 또는 자기검증기능
(다) 재무제표 작성 전의 개략적인 재무상태 확인기능
(라) 비용 및 수익의 상계처리기능

① (가), (나), (다) ② (가), (다)
③ (나), (라) ④ (라)
⑤ (가), (나), (다), (라)

18. 다음 중 회계순환과정 중 정상적인 과정이 아닌 것은 무엇인가?

① 정산표 작성 ② 재무제표 작성
③ 결산분개 및 전기 ④ 수정전 또는 수정후시산표의 작성

19. 거래기록의 정확성을 확인하고 재무제표 작성을 용이하게 하는 표는 무엇인가?

① 정산표 ② 재무상태표
③ 포괄손익계산서 ④ 시산표

20. 미지급비용을 실수로 계상하지 않으면 어떤 결과가 나타나는가?

① 순이익이 커진다. ② 비용이 과대계상된다.
③ 자산이 과소평가된다. ④ 순이익이 적어진다.

21. 회계연도말 현재 지급해야 할 이자를 지급하지 않았을 때 분개는 무엇인가?

① (차) 이자수익 ××× (대) 미수이자 ×××
② (차) 미지급이자 ××× (대) 이자비용 ×××
③ (차) 미수이자 ××× (대) 이자수익 ×××
④ (차) 이자비용 ××× (대) 미지급이자 ×××

22. 다음 중 발생주의 회계처리로 볼 수 없는 것은 무엇인가?

① 상품을 판매하기로 하고 수취한 계약금을 매출수익으로 계상하다.
② 기말에 미지급된 임차료를 당해 연도비용으로 계상하다.
③ 매출채권에 대한 대손충당금을 설정하다.
④ 기말에 보험료 미경과액을 계상하다.

23. 건물이나 차량은 결산 시에 감가상각을 해야 한다. 다음 중 감가상각 회계처리에 해당되는 가장 적합한 회계개념은 무엇인가?

① 현금주의 ② 실현주의
③ 발생주의 ④ 보수주의

24. 소모품 50,000원을 구입하고 그 구입대금을 월말에 지급할 예정이다. 올바른 분개는 무엇인가? 〈자산계상법〉

① (차) 소 모 품 50,000 (대) 미지급금 50,000
② (차) 상 품 50,000 (대) 미지급금 50,000
③ (차) 소모품비 50,000 (대) 외상매입금 50,000
④ (차) 소 모 품 50,000 (대) 외상매입금 50,000

25. 재무제표의 작성과 관련된 일반사항이다. 적절하지 않은 것은 무엇인가?

① 재무제표는 재무상태표, 손익계산서, 현금흐름표, 자본변동표이며 주기, 주석 및 부속명세서는 재무제표에 포함되지 않는다.
② 재무상태표에 표시되는 자산, 부채 및 자본은 총액으로 표시하며 자산과 부채의 배열은 유동성배열법을 따를 수도 있다.
③ 손익계산서는 모든 수익과 비용을 그것이 발생한 기간에 정당하게 배분되도록 처리한다.
④ 현금흐름표는 현금흐름을 표시함에 있어서 병원의 활동을 영업활동, 투자활동, 재무활동으로 구분하여 각각의 활동에서 유입되고 유출되는 현금을 세분하여 표시하는 재무보고서이다.

26. 다음 중 시산표에서 발견될 수 있는 오류는 무엇인가?

① 대변 쪽 금액이 전기되지 않은 경우
② 분개장에 계정과목만 잘못 기장된 경우
③ 오류금액이 차변과 대변에 동액으로 기입된 경우
④ 거래를 인식하지 않은 경우

27. 기말의 시산표상에 대변금액이 차변금액보다 60,000원이 많다고 하면 가장 적절한 이유는 무엇인가?

① 순손실이 60,000원이다.
② 60,000원에 취득한 소모품거래분개를 누락하다.
③ 차입금 60,000원을 과소계상하다.
④ 원장계정의 현금계정잔액이 170,000원인데 110,000원으로 전기하다.

28. 다음 중 시산표에서 발견될 수 있는 오류는 무엇인가?

① 특정거래 전체를 이중으로 기입한 경우
② 특정거래 전체를 누락시킨 경우
③ 분개할 때 차변계정과목의 금액을 잘못 기입한 경우
④ 특정분개할 때 잘못된 계정과목을 사용한 경우

29. 회계상 거래로 인식되기 위한 필요조건으로 볼 수 없는 것은 무엇인가?

① 실제로 회계상의 거래가 발생되어야 한다.
② 거래로 인한 변동액이 객관적으로 측정가능해야 한다.
③ 자산의 증가와 자본의 증가가 있어야 한다.
④ 병원의 재무상태에 변동을 가해오는 경제적 사건이어야 한다.

30. 분개장에 기록된 회계자료를 각 계정별 원장에 옮겨 적는 것을 무엇이라고 하는가?

① 마감 ② 전기
③ 수정 ④ 분개

객관식 연습문제 정답

01. ④ 02. ① (매출원가 = 판매가능액 − 기말상품재고액)
03. ④ (매출액 − 매출원가) = 5,200,000 − (500,000 + 4,300,000 − 800,000) = 1,200,000
04. ③ 05. ① (매출원가 = 기초재고 + 당기매입 − 매입에누리와환출 − 기말재고)
06. ② (당기순이익 = 수정전당기순이익 + 미수수익 − 선수수익 + 선급비용 − 미지급비용(150,000 + 4,000 − 6,000 + 5,000 − 10,000) = 143,000)
07. ④ 08. ④ (자본금계정의 차변 기재)
09. ③ (비용계상법은 (차) 소모품비 100,000 (대) 미지급금 100,000)
10. ③ 11. ③ 12. ③ 13. ① 14. ④
15. ④ ((차) 비품 500,000 (대) 현금 300,000 미지급금 200,000)
16. ③ 17. ① 18. ① 19. ④ 20. ① 21. ④ 22. ① 23. ③ 24. ①
25. ① (주석은 포함됨) 26. ① 27. ④ 28. ③ 29. ③ 30. ②

K-IFRS를 반영한 병원행정사 시험 대비
병원회계

PART

03 병원 회계정보의 계정별 처리

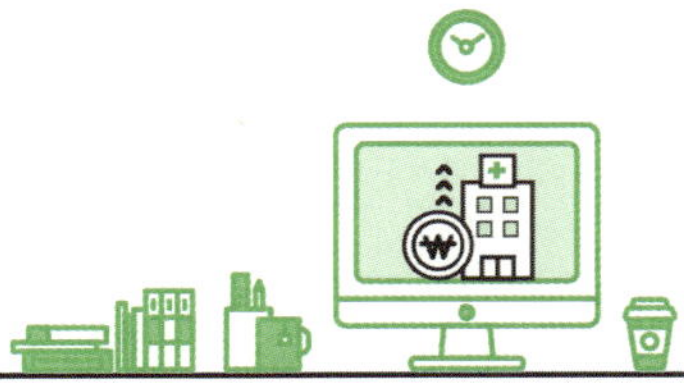

CHAPTER 05

현금과 금융자산

＊꼬마상식 ㄴ BIS비율

자기자본비율이란 총자산에서 자기자본이 차지하는 비율로, 재무안전성을 나타내는 지표이다. 그런데 BIS자기자본비율이란 무엇인가?

BIS란 스위스 바젤에 있는 국제결제은행(Bank for International Settlements)의 영문 이니셜이다. BIS는 국가 간의 은행결제를 위한 세계 각국의 중앙은행들의 모임기관이다. 회원국으로는 우리나라를 포함해 미국, 영국, 일본, 독일 등 32개국 중앙은행들로서, BIS에서는 은행의 재무안전성을 평가하기 위하여 일반적인 의미의 자기자본비율보다 강화한 모형을 제시하고 있는데, 이를 가리켜 특별히 BIS자기자본비율이라 한다. BIS자기자본비율은 은행의 재무건전성을 나타내는 지표로 신용평가 등에 자주 활용된다.

한국이 1997년 IMF관리체제로 들어가면서부터 IMF는 우리나라의 금융기관들에 대하여 자기자본비율을 이 BIS비율에 맞추도록 유도하여, 우리나라 은행들의 재무안정성을 도모하고자 하였다. 그 결과로 재무적으로 불안한 여러 개의 기업들이 M&A(합병)의 과정을 겪었다. BIS비율이란 BIS가 정한 은행의 위험 가중자산 대비 자기자본비율이다. 위험가중자산이란 빌려준 돈을 위험에 따라 다시 계산한 것이다.

BIS자기자본 최저기준은 8%로, 이수치가 넘으면 '재무상태가 안정적으로' 평가된다.

이것은 자기자본을 '위험도를 반영한 자산'으로 나누어 계산되어, 아래와 같이 보통의 자기자본비율과는 구별이 된다.

자기자본비율 = 자기자본/총자산×100
BIS자기자본비율 = 자기자본/위험가중자산×100
자기자본 = 기본자본 + 보완자본 – 공제항목
위험가중자산 = 신용위험 + 시장위험 + 운영위험

위험가중자산이란 금융기관의 대표적인 자산인 대출금 등에 대하여 회수가능성에 의하여 위험가중치를 주고, 이 가중치에 의하여 조정된 금액이 된다.

BIS기준 자기자본비율 계산 시 위험가중치는 아래 표와 같다.

BIS기준 자기자본비율 계산 시 위험가중치

자산의 종류	위험가중치(%)
현금, 중앙정부 및 중앙은행에 대한 채권 등	0
정부투자기관 등 국내 공공기관에 대한 채권 등	10
OECD회원국 은행에 대한 채권 등	20
주택담보대출 등	50
기타 일반대출자산 등	100

BIS비율을 높이려면 위험자산을 줄이거나 자기자본을 늘려야 하는데 자기자본을 늘려 BIS자본을 맞추기도 한다.

제1절 경영활동과 유동성

병원의 유동성(liquidity)이란 병원의 자산이 현금으로 얼마나 쉽게 전환가능한지의 정도를 말하는 것으로 유동성이 높다라면 병원이 가진 자산을 쉽게 현금으로 전환할 수 있음을 의미한다.

병원의 유동성은 보유하고 있는 유동자산과 유동부채의 차이에 달려있다. 따라서 유동성이 높은 병원은 유동부채에 비하여 유동자산이 많은 병원이며 자금의 사용에 비교적 제약을 덜 받는다. 그러나 유동자산에 비하여 유동부채가 많은 병원은 1년 내에 지불해야 할 부채가 1년 내에 현금화할 수 있는 자산보다 많기 때문에 유동성이 낮으며 또한 부도의 위험 때문에 자금사용에 제약이 따른다. 즉 운전자본(working capital)의 부족을 겪게 된다. 경영자는 항상 병원의 유동성을 면밀히 관찰하여 일시적 지급불능 상태에 이르지 않도록 적정수준의 유동성을 유지할 책임이 있다.

표 5-1 경영활동과 유동성

높은 유동성	낮은 유동성
• 병원의 현금지급력이 좋다. • 유동부채 대비 유동자산이 많다. • 부도위험이 낮다. • 수익성이 낮을 수 있다.	• 현금지급력이 낮다. • 유동부채 대비 유동자산이 적다. • 부도위험이 높다. • 수익성이 높을 수 있다.
• 경영자는 유동성과 수익성을 적절히 유지해야 한다. • 금융기관, 공급자, 단기채권자, 주주 등이 가장 큰 관심을 갖는다.	

유동자산을 많이 보유하면 부도의 위험은 낮다. 어느 병원의 유동성이 높다는 것은 한정된 자금을 수익성이 낮은 현금이나 재고자산에 많이 할당하였다는 것이다. 따라서 유동성이 높은 병원은 수익성이 낮을 수밖에 없다. 현금을 많이 보유하면 금고에 있는 현금 때문에 수익률이 없고 은행에 예치하면 당좌예금 또한 이자율이 낮기 때문이다.

반대로 한정된 자금을 고정자산에 많이 할당하면 병원의 매출액 성장성과 수익성은 높지만 유동성은 상대적으로 낮을 수밖에 없다. 따라서 경영자는 수익성과 유동성 양자를 적절히 유지해야 한다. 유동성이 낮으면 적시에 대금지급을 못하게 될 가능성이 높고 장기적으로는 채무변제가 원활하지 못하게 된다. 때로는 많은 수익을 내었지만 주주에게 배당금을 지급할 수 없거나 거래처와 소액의 대금결제도 못하게 되어 흑자도산을 당하게 된다.

유동비율에 특히 관심을 보이는 외부집단은 단기적으로 자금을 대출해 준 금융기관이나 신용으로 상품을 공급한 공급자와 같은 단기채권자들이다. 투자자는 장기적으로 기업으로부터 받게 될 배당금에 관심이 있으며 채권자는 자금을 대여했을 때 원금과 이자를 제때에 받을 수 있는가에 관심이 있을 것이다.

제2절 현금 및 현금성자산

유동성이 가장 높은 자산으로 현금과 현금성자산을 말한다. 일반적으로 현금이란 우리가 흔히 소지하고 사용하는 통화(돈)만을 말하는데 회계에서는 돈과 같이 사용되는 타인발행수표, 배당증권송금환, 우편환증서, 당좌예금, 보통예금, 지급일이 도래한 사채이자표 등의 통화대용증권까지 포함한다.

그림 5-1 현금 및 현금성자산

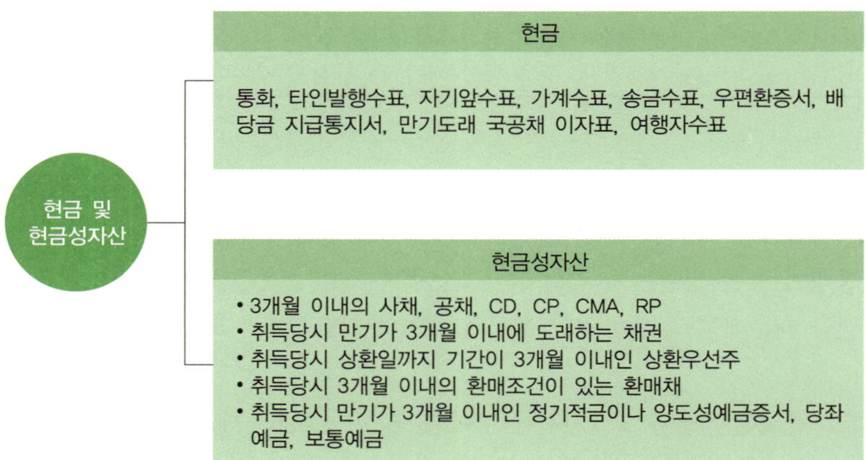

※ 선일자수표, 부도수표, 우표, 수입인지, 급여가불증은 제외됨

현금성자산(cash equivalent)이란 현금의 단기적 운용목적으로 취득한 유동성이 높은 단기금융자산으로 단기예금, 단기대여금, 공정가치측정 금융자산, 상각후원가측정 금융자산 등의 단기보유목적 금융자산을 총칭하는 개념이다.

1. 당좌예금

병원이 은행과 당좌계약을 맺고 수시로 예입과 인출이 가능한 예금으로 예입은 현금이나 타인으로부터 받은 수표로도 가능하지만 인출은 반드시 수표발행에 의해서만 할 수 있는 요구불예금이다. 당좌수표를 발행하면 대변에 당좌예금, 타인이 발행한 당좌수표를 받으면 차변에 현금으로 회계처리한다.

예제 5-1

당좌거래 개설보증금으로 1,000,000원을 현금입금하여 우리은행 당좌거래를 개설하고 당좌수표와 약속어음을 교부받았다. 회계처리하라.

| 풀이 |

〈분개〉

(차) 특정현금과 예금	1,000,000	(대) 현　　금	1,000,000

2. 당좌차월

당좌예금의 인출은 예금잔액과 개설조건에 따라 정해지지만 이를 초과하여 수표를 발행할 경우 부도가 되어 지급거절된다. 이를 방지하기 위하여 미리 담보를 제공하고 당좌차월계약을 맺음으로써 예금잔액초과 수표 발생 시 부도처리되지 않는다.

예제 5-2

의료기기를 2억원에 구입하고 수표를 발행하여 지급하다(당좌예금잔액은 1억원, 4억원의 당좌차월계약 체결). 회계처리하라.

| 풀이 |

〈분개〉

(차) 의료기기	200,000,000	(대) 당좌예금	100,000,000
		당좌차월 (단기차입금)	100,000,000

3. 현금성자산

현금전환 시 큰 거래비용이 필요치 않고 시장이자율의 변동에 따른 가치변동위험이 적은 유가증권 및 단기금융상품은 다음과 같다.

① 취득당시 만기가 3개월 이내에 도래하는 채권

② 취득당시 상환일까지의 기간이 3개월 이내인 상환우선주

③ 3개월 이내의 환매조건인 환매채

예제 5-3

원광병원이 현재 보유하고 있는 유동자산이다. 현금 및 현금성자산으로 재무상태표에 기재할 금액은 얼마인가?

〈보유 유동자산 명세〉

자기앞수표	500,000	선일자수표[1]	750,000
수입인지	200,000	서울상회발행수표	500,000
당좌예금	2,500,000	차용증서	600,000
우 편 환	100,000	배당금지급통지표	500,000
보통예금	1,500,000	부도수표	10,000,000

| 풀이 |

현금=자기앞수표(500,000)+당좌예금(2,500,000)+우편환(100,000)+보통예금(1,500,000)+서울상회발행수표(500,000)+배당금지급통지표(500,000)=5,600,000원

1) 선일자수표를 받은 경우 받을어음으로, 발행한 경우 지급어음으로 회계처리한다.

4. 현금과부족

어떤 원인에서 현금의 장부잔액과 실제잔액이 일치하지 않을 경우 임시적으로 설정하여 쓰는 계정과목명칭이다. 원인이 밝혀지면 해당 계정에 대체하고 만일 결산일까지 원인이 밝혀지지 않으면 부족액은 잡손실(영업외비용), 초과액은 잡이익(영업외수익)으로 대체처리한다.

구분		차변		대변	
실제잔액 부족	발견 시	현금과부족	×××	현 금	×××
	원인판명 시	원인해당계정	×××	현금과부족	×××
	결산 시 원인불명	잡 손 실	×××	현금과부족	×××
실제잔액 초과	발견 시	현 금	×××	현금과부족	×××
	원인판명 시	현금과부족	×××	원인해당계정	×××
	결산 시 원인불명	현금과부족	×××	잡 이 익	×××
결산일 실제잔액 부족 발견		잡 손 실	×××	현 금	×××
결산일 실제잔액 초과 발견		현 금	×××	잡 이 익	×××

예제 5-4

현금의 장부잔액은 500,000원, 실제잔액은 460,000원이다. 회계처리하라.

| 풀이 |

(차) 현금과부족 40,000 (대) 현 금 40,000

나중에 35,000원은 교통비를 장부에 기재하지 않았음이 밝혀진다. 나머지 잔액은 밝혀지지 않았다.

(차) 여비교통비 35,000 (대) 현금과부족 40,000
잡 손 실 5,000

제3절 > 내부통제제도와 현금

1. 내부통제제도

내부통제제도(internal control system)란 자산의 보호와 회계기록의 신뢰성을 유지하기 위해 기업이 채택하여 운용하고 있는 병원내부의 관리통제시스템을 말한다.

내부통제의 목적은 부정과 오류를 사전에 예방하고 발생 즉시 알 수 있게 하며 회계기록의 정확성과 신뢰성을 유지하기 위함이다.

현대의 병원경영은 규모가 커질뿐더러 관리 자체도 매우 복잡해지고 있어 더욱더 효율적인 내부통제시스템이 필요하다. 이러한 내부통제제도를 채택·운용하기 위한 원칙으로는 책임의 설정, 업무분장, 문서화, 접근제한, 독립적인 내부검증, 승인 등이 있다.

① **업무분장**: 업무의 분담이 이루어지지 않을 경우 부정과 오류의 가능성이 높다. 예를 들면 영업사원이 영업활동 이외에 외상매출금의 수금을 담당하게 하면 수금된 외상매출금을 유용해도 기업에서는 알 수가 없다.

② **책임의 설정**: 책임과 권한을 분명히 할 필요가 있다. 책임의 설정이 없다면 오류와 부정이 이루어진 경로를 파악할 수 없어 책임소재가 불분명해진다.

③ **문서화**: 어떤 거래나 사건을 처리할 때에는 문서로 시작해서 문서로 마무리되어야 분명한 증거가 되어 증빙서류가 완벽해진다.

④ **독립적인 검증**: 내부문서는 병원에서 정한 사규에 따라 일정한 양식을 갖는 내부문서로 작성되어야 하며 검토와 확인작업이 필수적이다.

⑤ **접근제한**: 업무분장에 의한 담당자 이외에는 해당 업무에 접근할 수 없도록 시스템을 제한하는 것이다.

⑥ **승인**: 의료미수금 발생 시에 적은 금액은 담당자 재량으로 처리할 수 있지만 금액이 큰 경우에는 상급자의 승인을 받은 후 처리해야 한다.

이러한 원칙에 입각하여 일반적으로 병원에서 활용하고 있는 현금관리를 위한 내부통제제도는 다음과 같다.

① 현금을 취급하는 담당자와 기록하는 담당자는 분리함이 원칙이다.

② 현금의 수입과 지출은 권한 있는 자의 승인을 얻어 처리한다.
③ 입금된 모든 현금은 즉시 은행의 당좌예금에 예입하고, 소액경비의 지출을 제외한 모든 지출은 수표발행을 통하여 이루어지도록 함으로써 나중에 이를 지출의 증빙서류로 활용되게 한다(소액현금제도 활용).
④ 출납이나 수표발행업무에 종사하지 않는 종업원이 정기적으로 회사 측 예금잔액과 은행 측 예금잔액을 비교하여 양측 잔액의 일치 여부를 검토하도록 한다(은행계정조정표 작성).

2. 현금의 내부통제

현금은 유입과 유출이 빈번하기 때문에 도난을 당하거나 부당하게 유용될 위험이 높은 자산으로 모든 현금유입액은 은행계정을 통해 입금시키고 수표를 발행해서 지출해야 하며 회사 내에 현금보유를 가급적 적게 해야 한다.

그러나 병원은 일상적인 업무를 수행하는 과정에서 소액의 현금지출을 필요로 할 때가 있다. 예를 들면 종업원의 시내교통비나 소액의 사무용품 구입 등은 수표나 카드를 사용할 수 없다. 이러한 적은 금액의 지출을 위해 기업에서 채택·운용하고 있는 제도가 소액현금제도(petty cash system)이다.

기업이 얼마만큼의 금액을 소액현금으로 설정하는 가는 과거의 지출과 예산되는 지출수준을 고려하여 설정한다. 소액현금제도는 두 가지 방법으로 운영된다.

3. 소액현금제도의 종류

소액현금제도는 정액자금선급법과 단순자금선급법이 있으나 일반적인 지출내역보고와 명확한 자금관리를 위하여 정액자금선급법을 많이 사용한다.

1) 정액자금선급법(imprest fund system, 정액자금전도제도)

이 방법은 예상되는 지출수준을 고려하여 설정된 금액범위 내에서 현금을 지출하고 지출된 금액을 보충할 때에는 현금지출 시 받아두었던 영수증 금액만큼 당좌예금에서 인출하여 현재 현금보유액과 지출영수증의 합계액이 항상 일정하게 유지되는 제도이다.

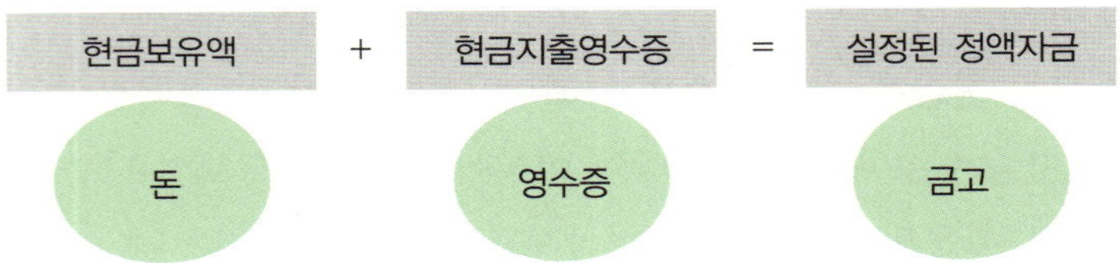
현금보유액
+
현금지출영수증
=
설정된 정액자금
돈
영수증
금고

2) 단순자금선급법(부정액자금전도제도)

또 다른 방법으로 단순자금선급법이 있는데 이제도는 소액 현금이 사용될 때마다 수시로 보충해 주는 방법이다.

제4절 금융자산의 취득과 보유 · 평가 · 처분

1. 금융기관이 취급하는 금융상품

금융기관에서 취급하는 금융상품이란 금융기관의 정형화된 상품과 예금을 말한다. 대표적인 금융상품은 정기예금과 정기적금이 있으며 정형화된 대표적인 단기금융상품은 다음과 같다.

① 기업어음(Commercial Paper: CP): 기업이 단기적인 자금조달을 위해 발행하는 어음을 말하는데, 일반적으로 금융기관이 기업으로부터 수수료를 받고 투자자에게 매각한다.

② 양도성 예금증서(Certificate of Deposit: CD): 정기예금에 대하여 은행이 발행하는 무기명 잔고증명서이다. 은행은 예금의 만기일에 예금증서 소지인에게 원금 및 약정이자를 지급한다. 이 증서는 예금의 만기일 이전에 유통시장에서 거래할 수 있는 금융상품이다.

③ 어음관리계좌(Cash Management Account: CMA): 고객이 맡긴 예금을 투자금융회사가 어음이나 단기채권, 양도성 예금증서 등에 투자해서 수익을 올린 후 일정수수료를 제하고 고객에게 돌려주는 금융상품이다.

④ 환매조건부채권(RP: Repurchase Agreements): 금융기관이 보유하고 있는 채권을 담보로 제공하고 투자자 등의 돈을 받아 다시 채권에 투자하는 형식의 금융상품이다. 금융기관은 투자자에게 일정기간이 경과한 후에 이자와 원금을 지급한다.

⑤ 금전신탁(money in trust): 고객의 일시적인 여유자금을 은행이 위탁받아 유가증권 등에 투자해서 그 실적을 배당형식으로 지급한다.

⑥ 머니마켓펀드(Money Market Fund: MMF): 금융회사가 고객들로부터 자금을 모아 펀드를 구성한 후 금리가 높은 단기금융상품에 투자하는 상품이다.

금융상품 중에서 단기적인 자금운용목적으로 소유하거나 보고기간말로부터 1년 이내에 만기가 도래하는 금융상품 중 현금성자산에 속하지 아니하는 금융상품은 단기금융상품으로 분류하고 금융상품 중 보고기간말로부터 1년 이후에 만기가 도래하는 금융상품은 장기금융상품으로 분류한다.

금융자산(financial assets)은 공정가치측정 금융자산과 상각후 원가측정 금융자산으로 나누어진다. 공정가치(fair value)란 거래가 활성화된 시장[2]에서 형성되는 공시가격으로 국공채나 주식을 취득할 때 또는 회계기간말에 재무제표에 표시할 때 경제적 실질을 잘 나타내 준다. 금융자산을 공정가치로 평가하면 장부금액과 차이가 날 수밖에 없다. 이때 평가이익이나 평가손실이 발생하는데 어떻게 인식하는가에 따라 두 가지로 나누어진다.

2. 공정가치측정 금융자산

공정가치측정 금융자산은 당기손익인식 금융자산과 기타포괄손익인식 금융자산으로 나누어진다.

1) 당기손익인식 금융자산

주로 단기간 내 매각하거나 재매입할 목적으로 취득한 것으로서 단기적 이익목적이 분명하기 때문에 평가이익이나 손실을 당기손익에 반영하는 금융자산이다.

2) 한국거래소(KRX)나 코스닥시장을 의미한다.

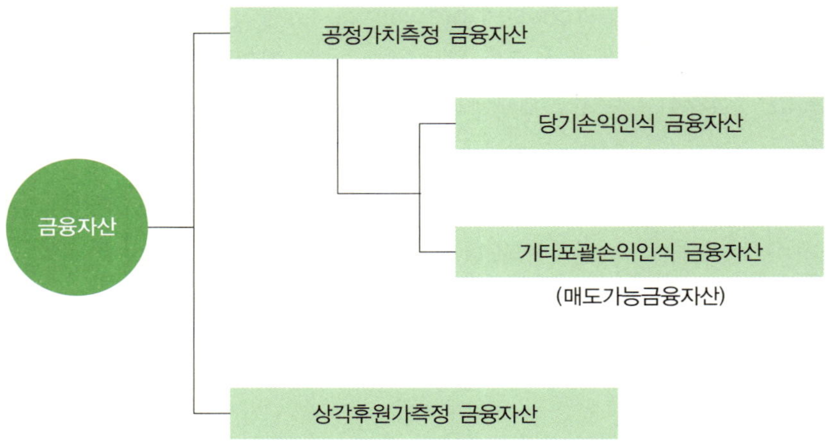

단기매매목적과 단기이익목적이 분명하고 최초의 취득시점에서 공정가치 변동분을 당기손익인식항목으로 지정한 경우 당기손익인식 지정금융자산으로 본다.

2) 기타포괄손익인식 금융자산

단기보유목적이 아닌 지분상품(equity instrument: 주식, 신주인수권)을 기말의 공정가치와 취득원가를 비교하여 평가손익을 인식할 때 당기의 손익이 아닌 기타포괄손익(other comprehensive income)으로 포괄손익계산서에 보고하고 동시에 재무상태표의 기타포괄손익누계액에 매년 누적시킨다. 이는 장기미실현손익을 당기손익에 포함시키지 않으려는 의도이다. 당기손익인식금융자산과 중요한 차이점이다.

3. 상각후원가측정 금융자산

기업이 특정일에 원금과 이자를 받을 목적으로 보유하는 금융자산을 일컫는다. 최초의 취득시점 이후에는 공정가치로 측정하지 않고 상각후원가로 측정하여 인식한다.

상각후원가(amortized costs)란 금융자산의 장부금액에 유효이자율을 적용하여 조정한 금액이다.

유효이자율이란 금융자산의 발행금액을 그 자산의 만기원금 상환액과 매기 지급하는 이자 지급총액의 현재가치로 할인시켜 주는 이자율이다.

예제 5-5 금융자산의 취득

원광청소주식회사는 201×년 6월 22일 주당 액면금액 5,000원인 B회사 주식 20주를 주당 50,000원에 매입하였다. 매입부대비용인 매입수수료는 30,000원이다. 회계처리하라.

| 풀이 |

〈B회사 주식을 당기손익인식 금융자산으로 분류하는 경우〉

(차) 당기손익인식 금융자산	1,000,000	(대) 현 금	1,030,000
매입수수료	30,000		

〈B회사 주식을 기타포괄손익인식 금융자산으로 분류하는 경우〉

(차) 기타포괄손익인식 금융자산	1,030,000	(대) 현 금	1,030,000

예제 5-6 금융자산의 보유

사실에 근거하여 원광청소주식회사가 201×년 11월 30일 B회사로부터 주당 2,000원, 즉 40,000원의 현금배당을 받았다면 회계처리는 다음과 같다.

| 풀이 |

(차) 현 금	40,000	(대) 배당금수익	40,000

예제 5-7 금융자산의 평가와 처분

다음은 원광청소주식회사의 당기손익인식 금융자산의 거래내역이다.
이 금융자산은 2015년 취득하면서 거래비용 20,000원이 있었고 2018년 100% 처분하면서 995,000원을 받았고 거래비용은 5,000원을 지급하였다.
한편 을회사의 주식에 대해서는 2015년 중 배당금 2,000원을 받았다. 회계처리하라.

구분	취득원가	2016년 12월	2017년 12월
갑회사 주식	600,000	550,000	540,000
을회사 주식	330,000	450,000	440,000
계	930,000	1,000,000	980,000

| 풀이 |

① 2015년 취득 시

(차) 당기손익인식 금융자산	930,000	(대) 현 금	950,000
수수료비용	20,000		

② 2015년 배당금 수령 시

(차) 현 금	2,000	(대) 배당금수익	2,000

③ 2016년 결산 시

(차) 당기손익인식 금융자산 70,000 (대) 당기손익인식 금융자산평가이익 70,000

④ 2017년 결산 시

(차) 당기손익인식 금융자산평가손실 20,000 (대) 당기손익인식 금융자산 20,000

⑤ 2018년 처분 시

(차) 현 금 990,000 (대) 당기손익인식 금융자산 980,000

당기손익인식 금융자산평가이익 10,000

객관식 연습문제

01. 다음 중 현금성자산에 대한 설명 중 틀린 것은 어느 것인가?

① 큰 거래비용 없이 현금으로 전환이 용이하여야 한다.
② 재무상태표일로부터 상환일까지의 기간이 5개월 이내인 상환우선주
③ 취득당시 만기가 3개월 이내에 도래하는 채권
④ 이자율변동에 따른 가치변동의 위험이 중요하지 않아야 한다.

02. 현금의 시재액이 장부상 시재액보다 ₩100,000 적은 것이 발견된 경우 가장 타당한 회계처리방법은 어느 것인가?

① 잡손실로 처리한다.
② 메모만 해둔다.
③ 가지급금으로 처리한다.
④ 현금과부족계정에 우선 대체한다.

03. 6월 15일 금고에 있는 현금 실제잔액은 960,000원이고 장부상 현금계정의 잔액은 980,000원인데, 그 원인을 알 수 없는 경우의 올바른 분개는 무엇인가?

① (차) 현　　금	20,000	(대) 현금과부족	20,000
② (차) 현금과부족	20,000	(대) 현　　금	20,000
③ (차) 현　　금	20,000	(대) 잡 이 익	20,000
④ (차) 잡 손 실	20,000	(대) 현금과부족	20,000

04. 다음 중 현금이 아닌 것은 무엇인가?

① 국공채
② 만기가 도래한 국채이자표
③ 송금수표
④ 배당금지급통지표

05. 다음은 당기손익인식 금융자산에 대한 설명이다. 적절하지 않은 것은 무엇인가?

① 공정가치로 측정한다.
② 평가 직전의 장부금액과 공정가액의 차이는 당기손익에 반영한다.
③ 취득 시 취득에 직접 관련된 거래원가는 취득원가에 가산한다.
④ 처분 시 처분가액은 매각금액에서 매각과 관련한 부대원가를 차감한 금액이다.

06. 다음 거래내역을 올바르게 분개한 것은 무엇인가?

> (주)원광은 단기시세차익을 목적으로 시장성 있는 (주)다인의 사채 100좌를 구입하고 구입대금으로 2,000,000원을, 수수료로 100,000원을 각각 현금으로 지급하였다.

	차변	금액	대변	금액
①	(차) 당기손익인식 금융자산	2,000,000	(대) 현 금	2,100,000
	수수료비용	100,000		
②	(차) 사 채	2,100,000	(대) 현 금	2,100,000
③	(차) 사 채	2,000,000	(대) 현 금	2,100,000
	수수료비용	100,000		
④	(차) 당기손익인식 금융자산	2,100,000	(대) 현 금	2,100,000

07. 상품 100,000원을 매출하고 대금은 당점이 발행한 수표로 받았을 경우의 올바른 분개는 무엇인가? 단, 당좌예금계정을 별도로 사용한다.

	차변	금액	대변	금액
①	(차) 현 금	100,000	(대) 매 출	100,000
②	(차) 수 표	100,000	(대) 매 출	100,000
③	(차) 매 출	100,000	(대) 당좌예금	100,000
④	(차) 당좌예금	100,000	(대) 매 출	100,000

08. 다음 당좌예금에 대한 설명 중 틀린 것은 무엇인가?

① 거래은행과 당좌차월계약을 맺으면 약정한도 내에서 당좌예금을 초과하여 수표를 발행할 수 있다.
② 당좌예금도 기말재무상태표에는 현금 및 현금성자산으로 보고한다.
③ 거래은행과 당좌차월 약정이 없으면 당좌예금잔액을 초과하여 수표를 발행하면 수표는 부도되어 지급거절된다.
④ 당좌차월은 기말재무상태표에는 당좌예금계정잔액에서 차감하는 형식으로 보고한다.

09. 현금에 대한 다음 설명 중 틀린 것은 무엇인가?

① 현금은 교환 매개물로 사용할 수 있어야 하며 사용에 제한이 없어야 된다.
② 기중에 현금계정의 실제잔액과 장부상 잔액에 차이가 발생할 경우 현금과부족계정으로 처리한다.
③ 기말 결산 시 현금과부족의 원인이 규명되지 않을 경우 이를 잡손익으로 처리한다.
④ 자기앞수표, 타인발행수표, 우편환, 만기가 도래한 국채이자표, 우표 및 수입인지 등은 현금에 포함하여 기재한다.

10. 유동성 악화사유로 적당하지 않은 것은 무엇인가?

① 장기자본조달 곤란으로 단기부채조달
② 외상매입금 조기상환
③ 유동자산감소
④ 손실발생

11. 유동부채가 아닌 것은 무엇인가?

① 매입채무 ② 예수금
③ 선수수익 ④ 임대보증금

12. '갑'은 10월 2일 입원하여 10월 15일 퇴원하였을 때 진료비 총액은 3,500,000원이었다. '갑'은 본인부담금 1,200,000원을 병원 측에 지급하고, 나머지 2,300,000원은 병원 측에서 보험자단체에 청구하였다. 다음 회계처리 중 맞는 것은 무엇인가?

	차변	금액	대변	금액
①	(차) 의료수익	3,500,000	(대) 현금 및 현금등가물	1,200,000
			의료미수	2,300,000
②	(차) 현금 및 현금등가물	1,200,000	(대) 의료수익	3,500,000
	의료미수	2,300,000		
③	(차) 의료수익	2,300,000	(대) 진 료 비	3,500,000
	현금 및 현금등가물	1,200,000		
④	(차) 진 료 비	2,300,000	(대) 의료수익	3,500,000
	현금 및 현금등가물	1,200,000		

13. 다음 중 내부통제조직의 목적에 해당되지 않는 것은 무엇인가?

① 자원의 낭비, 부정, 비효율성의 방지
② 회계자료의 정확성과 신뢰성의 보증
③ 직원들이 저지른 부정을 사후에 적발가능
④ 조직 각 분야의 성과의 효율적 측정
⑤ 효율적 경영정책 수행 촉진

14. 다음 중 내부통제요소에 해당되는 내용으로 옳은 것은 무엇인가?

(가) 신뢰할 수 없는 담당자	(나) 적절한 업무분장
(다) 까다로운 승인절차	(라) 적절한 문서와 기록서류

① (가), (나), (다) ② (가), (다)
③ (나), (라) ④ (라)
⑤ (가), (나), (다), (라)

15. 유가증권에 대한 설명 중 적절한 것은 무엇인가?

① 매도가능증권의 처분 시에는 장부가액과 처분가액의 차이를 매도가능증권처분손익으로 인식하여 손익계산서상의 엽엉외손익으로 보고한다.
② 단기매매증권과 매도가능증권에 대한 미실현보유손익은 당기손익항목으로 처리한다.
③ 만기보유증권에 대하여 감액손실(손상차손)로 인식하는 금액은 유가증권 취득당시의 유효이자율로 할인한 기대현금흐름의 현재가치(회수가능가액)와 장부가액의 차이이다.
④ 단기매매증권과 다른 증권과목 간에는 분류변경을 할 수 없으나, 단기매매증권이 시장성을 상실한 경우에 한하여 제한적으로 매도가능증권으로 재분류할 수 있다.

16. 다음 중 내부통제요소에 해당되지 않는 것은 무엇인가?

① 적절한 업무분장
② 까다로운 승인절차
③ 적절한 문서와 기록서류
④ 자산과 기록서류에 대한 물리적 통제
⑤ 내부검증

17. 당좌예금에 대한 설명 중 옳은 것은 무엇인가?

① 당좌차월이란 거래은행과 계약을 맺고 약정한도 내에서 당좌예금잔액을 초과하여 수표를 발행할 수 있다.
② 회계기간말에는 가지급금으로 보고된다.
③ 당좌차월계약을 하지 않고 당좌예금잔액을 초과하여 수표를 발행하면 수표는 부도수표가 되어도 지급은 된다.
④ 당좌차월은 기말재무상태표에는 당좌예금계정잔액에서 차감하는 형식으로 보고한다.

18. 의료미수금 총액이 700,000원이 있다. 기말시점에 회수불능인 의료미수금이 70,000원으로 판명되었다. 충당금설정법을 통해 설정한 대손충당금 기말잔액은 20,000원이 있다. 이 경우 의료미수금의 순실현가능가액은 얼마인가?

① 680,000원 ② 630,000원
③ 610,000원 ④ 20,000원

19. 당기손익인식 금융자산에 대한 설명이다. 옳지 않은 것은 무엇인가?

① 공정가치로 측정한다.
② 취득에 직접 관련된 거래원가는 취득원가에 가산한다.
③ 처분가액은 매각금액에서 매각과 관련한 부대원가를 차감한 금액이다.
④ 평가 직전의 장부가액과 공정가액의 차이는 당기손익에 반영한다.

20. 다음 중 매도가능 금융자산으로 분류할 수 있는 금융자산은 무엇인가?

① 만기보유 금융자산
② 매도가능항목으로 지정한 비파생금융자산
③ 당기손익인식 금융자산
④ 대여금 및 수취채권

객관식 연습문제 정답

01. ② (취득일로부터 만기가 3개월 이내인 상환우선주는 현금성자산이지만 상환해야 하므로 부채임)
02. ④ 03. ② 04. ① (만기가 도래한 국공채 이자표는 현금임)
05. ③ (취득원가가 아닌 당기 비용처리함) 06. ① 07. ①
08. ④ (보고기간 중에는 당좌예금과 당좌차월은 구분하지 않고 당좌예금으로만 처리하다가 결산시점에서 당좌예금잔액이 차변잔액이면 재무상태표에 유동자산인 현금 및 현금성자산으로 분류하여 공시하고 반대로 대변잔액이면 이는 은행으로부터 차입한 것이므로 차입금의 계정과목으로 유동부채로 공시한다.)
09. ④ 10. ④ 11. ④ 12. ② 13. ③ 14. ③ 15. ③ 16. ② 17. ①
18. ③ (기말의료미수금잔액: ₩700,000－70,000＝630,000－20,000(대손충당금)
＝610,000(순실현가능가액))
19. ② (거래원가는 당기의 비용(수수료비용)처리) 20. ②

CHAPTER 06

매출채권

✱꼬마상식 ㄴ 세계 100대 기업 순위(2017 시가총액기준)

세계 100대 기업은 시장가치에 의한 기업가치 · 브랜드가치 · 매출액기준 · 순이익기준으로 선정될 수 있으며 아래의 순위는 시장가치에 의해 선정한 순위이다.

2016년에는 미국기업만이 세계 10대 기업에 속해 있었으나 2017년도에는 중국의 3대 기업이 10대 기업에 진입했으며, 삼성전자는 주가상승으로 시가총액이 증가했음에도 불구하고 2016년 15위에서 2017년 18위로 하락했다.

증권거래소별 분포는 상위 100개사 중 53개사가 뉴욕증권거래소(39개사)와 나스닥(14개사) 상장기업으로 전체의 61.3%를 차지하고 있다.

출처: 네이버, 경제이야기

현재 순위	이름	국적	거래소	현재 시총 (2018.2.2, 십억 달러)	전년 시총 (2017.2.2, 십억 달러)	전년 순위	증감률
1	애플	미국	NASDAQ	814.38	674.34	1	20.8%
2	알파벳	미국	NASDAQ	774.90	558.35	2	38.8%
3	마이크로소프트	미국	NASDAQ	706.69	488.15	3	44.8%
4	아마존	미국	NASDAQ	692.25	399.12	5	73.4%
5	페이스북	미국	NASDAQ	557.43	378.02	6	47.5%
6	텐센트	중국	HKEx	549.44	250.62	14	119.2%
7	버크셔헤더웨이	미국	NYSE	516.43	401.83	4	28.5%
8	알리바바	중국	NYSE	479.73	251.62	13	90.7%
9	중국공상은행	중국	SSE	407.19	235.46	16	72.9%
10	JP모건체이스	미국	NYSE	396.52	302.69	9	31.0%
11	존슨&존슨	미국	NYSE	369.88	308.97	8	19.7%
12	엑슨모빌	미국	NYSE	358.16	346.04	7	3.5%
13	BANK OF AMERICA	미국	NYSE	328.68	229.59	18	43.2%
14	웰스파고	미국	NYSE	315.50	279.99	10	12.7%
15	월마트	미국	NYSE	309.51	204.98	25	51.0%
16	중국건설은행	중국	HKEx	289.65	186.79	31	55.1%
17	로얄더치쉘	네덜란드	LSE	284.39	226.65	19	25.5%
18	삼성전자	대한민국	KRX	283.11	242.39	15	16.8%
19	네슬레	스위스	SIX	265.86	226.09	20	17.6%
20	페트로 차이나	중국	HKEx	256.05	220.12	22	16.3%
21	VISA	미국	NYSE	249.14	191.00	30	30.4%
22	AT&T	미국	NYSE	233.71	252.89	12	-7.6%

23	노바티스	스위스	SIX	232.61	191.12	29	21.7%
24	TSMC	대만	TSE	229.48	154.21	44	48.8%
25	중국농업은행	중국	SSE	229.09	151.16	47	51.6%
26	홈디포	미국	NYSE	226.51	166.83	39	35.8%
27	토요타	일본	JPX	225.91	186.08	32	21.4%
28	안호이저 부시	벨기에	Euronext	225.82	211.63	24	6.7%
29	셰브론	미국	NYSE	225.23	211.83	23	6.3%
30	유나이티드 헬스케어	미국	NYSE	224.71	153.01	46	46.9%
31	화이저	미국	NYSE	218.22	192.55	28	13.3%
32	중국평안보험	중국	HKEx	217.03	95.34	80	127.6%
33	버라이즌	미국	NYSE	216.13	196.82	27	9.8%
34	인텔	미국	NASDAQ	215.98	173.83	37	24.3%
35	P&G	미국	NYSE	212.39	224.36	21	-5.3%
36	HSBC	영국	LSE	212.35	168.88	38	25.7%
37	차이나모바일	중국	HKEx	211.79	231.68	17	-8.6%
38	로슈	스위스	SIX	208.90	203.96	26	2.4%
39	보잉	미국	NYSE	207.80	100.14	75	107.5%
40	오라클	미국	NYSE	207.52	164.01	41	26.5%
41	씨티그룹	미국	NYSE	203.64	159.53	42	27.7%
42	중국은행	중국	HKEx	203.01	147.48	49	37.7%
43	시스코	미국	NASDAQ	202.34	156.52	43	29.3%
44	코카콜라	미국	NYSE	199.10	178.56	34	11.5%
45	컴캐스트	미국	NASDAQ	190.94	179.68	33	6.3%
46	ABBVIE	미국	NYSE	183.86	98.95	76	85.8%
47	마스터 카드	미국	NYSE	179.76	114.56	58	56.9%
48	유니레버 NV	네덜란드	Euronext	170.29	121.78	53	39.8%
49	유니레버 PLC	영국	LSE	170.29	121.78	52	39.8%
50	펩시코	미국	NYSE	168.77	149.20	48	13.1%
51	다우듀퐁	미국	NYSE	165.88	72.92	130	127.5%
52	월트 디즈니	미국	NYSE	163.75	175.19	36	-6.5%
53	필립 모리스	미국	NYSE	160.66	153.34	45	4.8%
54	머크	미국	NYSE	159.54	176.95	35	-9.8%
55	LVMH	프랑스	Euronext	156.71	102.58	72	52.8%
56	B.A.T	영국	LSE	154.55	114.96	56	34.4%
57	귀주마오타이	중국	SSE	147.60	63.29	148	133.2%

58	IBM	미국	NYSE	147.23	166.00	40	-11.3%
59	3M	미국	NYSE	146.03	104.76	64	39.4%
60	토탈	프랑스	Euronext	145.89	123.07	51	18.5%
61	NVIDIA	미국	NASDAQ	141.51	62.20	154	127.5%
62	BP	영국	LSE	138.10	115.60	55	19.5%
63	SINOPEC	중국	HKEx	137.08	104.09	69	31.7%
64	GENERAL ELECTRIC	미국	NYSE	135.63	262.56	11	-48.3%
65	중국초상은행	중국	SSE	135.40	69.04	138	96.1%
66	맥도날드	미국	NYSE	135.03	102.33	73	32.0%
67	암젠	미국	NASDAQ	135.02	118.72	54	13.7%
68	SAP	독일	DB	134.25	113.11	59	18.7%
69	ALTRIA	미국	NYSE	131.95	138.85	50	-5.0%
70	중국생명보험	중국	HKEx	129.36	98.17	77	31.8%
71	노보 노디스크	덴마크	Nordic (NASDAQ)	126.84	85.54	97	48.3%
72	로레알	프랑스	Euronext	126.26	103.41	70	22.1%
73	BHP BILLITON LTD	호주	ASX	124.63	104.59	66	19.2%
74	BHP BILLITON PLC	호주	LSE	124.63	104.59	65	19.2%
75	캐나다왕립은행	캐나다	TMX	121.42	106.91	63	13.6%
76	지멘스	독일	DB	121.35	109.32	60	11.0%
77	HONEYWELL	미국	NYSE	119.34	89.92	89	32.7%
78	나스퍼스	남아공	Johannes burg	118.69	72.20	131	64.4%
79	산탄데르 뱅크	스페인	BME	117.78	83.20	104	41.6%
80	넷플릭스	미국	NASDAQ	116.05	59.91	163	93.7%
81	메드트로닉	아일랜드	NYSE	114.30	104.24	68	9.7%
82	호주커먼웰스 은행	호주	ASX	112.57	108.36	61	3.9%
83	사노피	프랑스	Euronext	110.17	104.51	67	5.4%
84	TORONTO-DOM BANK	캐나다	TMX	109.97	95.79	79	14.8%
85	알리안츠	독일	DB	109.56	77.67	118	41.1%
86	나이키	미국	NYSE	109.36	87.36	94	25.2%
87	미쓰비시UFJ	일본	JPX	108.88	91.47	86	19.0%
88	폭스바겐	독일	DB	107.64	79.37	112	35.6%

89	암베브	브라질	BM& BOVESPA	107.56	86.49	96	24.4%
90	유나이티드 테크놀로지	미국	NYSE	107.50	89.22	91	20.5%
91	INDITEX	스페인	BME	107.45	102.67	71	4.7%
92	ABBOTT	미국	NYSE	107.38	73.80	126	45.5%
93	GILEAD SCIENCES	미국	NASDAQ	106.76	95.19	81	12.2%
94	TEXAS INSTRUMENT	미국	NASDAQ	106.11	75.85	121	39.9%
95	BAYER	독일	DB	104.62	92.16	84	13.5%
96	CHARTER COMMUN	미국	NASDAQ	104.26	100.89	74	3.3%
97	BRISTOL-MYER	미국	NYSE	103.90	84.40	103	23.1%
98	BASF	독일	DB	103.08	88.88	92	16.0%
99	BNP PARIBAS	프랑스	Euronext	102.78	81.07	109	26.8%
100	SCHLUMBERGER	미국	NYSE	101.98	114.71	57	-11.1%

거래소	위치	개수	2018.2.2, 시총(십억 달러)	시총 비중	2017.2.2, 시총(십억 달러)	전년 대비 증감률
NYSE(뉴욕증권거래소)	미국	39	8,340.36	38.7%	7,182.88	16.1%
NASDAQ(나스닥)	미국	14	4,864.62	22.6%	3,607.20	34.9%
HKEx(홍콩거래소)	홍콩	8	1,993.41	9.3%	1,334.28	49.4%
Euronext(유로넥스트)	서유럽	7	1,037.91	4.8%	766.97	35.3%
LSE(런던거래소)	영국	6	1,084.30	5.0%	947.25	14.5%
DB(독일거래소)	독일	6	680.51	3.2%	403.47	68.7%
SSE(상해거래소)	중국	4	919.28	4.3%	386.62	137.8%
SIX(스위스거래소)	스위스	3	707.37	3.3%	621.16	13.9%
JPX(일본거래소)	일본	2	334.78	1.6%	547.14	-38.8%
ASX(호주거래소)	호주	2	237.20	1.1%	212.95	11.4%
TMX(토론토거래소)	캐나다	2	231.39	1.1%	202.70	14.2%
BME(스페인거래소)	스페인	2	225.24	1.0%	102.67	119.4%
KRX(한국거래소)	대한민국	1	283.11	1.3%	242.39	16.8%
TSE(대만거래소)	대만	1	229.48	1.1%	154.21	48.8%
NASDAQ Nordic OMX	북유럽	1	126.84	0.6%	85.54	48.3%
Johannesburg(남아공거래소)	남아공	1	118.69	0.5%	72.20	64.4%
BM&BOVESPA(브라질거래소)	브라질	1	107.56	0.6%	86.49	24.4%

제1절 > 의료미수금관리의 중요성

우리나라 병원의 총자산 중 의료미수금이 차지하는 비중은 자기자본의 절반 정도이다. 또한 미수금은 전체 매출채권 중 대부분을 차지하고 있기 때문에 의료미수금관리는 병원경영에서 중요성이 크다 할 수 있다. 의료미수금이란 병원이 환자에게 의료서비스를 제공하고 발생한 의료수익 중에서 진료비가 아직 회수되지 않은 금액이다. 우리나라는 건강보험제도상 의료서비스를 제공한 후 청구, 심사, 지불 등의 과정을 거쳐서 진료비가 회수되고 있기 때문에 의료미수금의 발생은 필연적이다. 이러한 제3자 보험자단체의 미수금인 일반미수금은 1개월~4개월 사이에 대부분이 회수되어 병원재무관리에 큰 영향은 없으나 제3자 보험자단체에서 지불보증이 되지 않는 일반환자로부터 발생하는 악성미수금이 큰 문제이다. 의료미수금관리의 중요성을 알아보기 위해 다음 사례를 이용한다. W대학 부속병원의 손익계산서는 다음과 같다.

포괄손익계산서

W대학병원 201×년 1월 1일부터 201×년 12월 31일까지 (단위: 원)

계정과목	제×기	
매출액(의료수익)	23,000,000	
기타수익	3,500,000	
(총수익)		26,500,000
매출원가	16,000,000	
판매비	3,250,000	
관리비	2,500,000	
금융비용	400,000	
기타비용	150,000	
(총비용)		22,300,000
법인세비용차감전순이익		4,200,000
법인세비용		1,100,000
당기순이익		3,100,000

포괄손익계산서에서 매출액은 23,000,000원이고 당기순이익은 3,100,000원으로 총매출액의 13%를 상회해서 낮은 이익은 아니다. 그러나 당기순이익 3,100,000원이 전액 현금으로 병원 내에 존재하는 시재액이 아니다. 모든 비용이 지출되고 매출액 23,000,000원 중 3,100,000원이 의료미수금이라면 W대학병원의 현금 시재액은 '0'이 되어 유동성

에 문제가 발생해서 새로운 투자나 약품대금의 지급, 의료기기의 구입은 생각할 수도 없다. 문제는 매출액에 의료미수금이 포함되어 있기 때문이며 이마저도 회수기간이 길어지면 현금유동성은 더 악화될 것이다.

의료수익	₩23,000,000(의료미수금 ₩3,100,000 포함)
+기타수익	3,500,000
총수익	26,500,000
−의료비용	22,300,000
법인세비용차감전 순이익	4,200,000
−법인세	1,100,000
당기순이익	₩3,100,000

제2절 의료미수금의 종류와 특성

1. 의료미수금의 종류

환자에게 받지 못한 환자미수금과 제3자(국민건강보험공단)에서 받지 못한 제3자 미수금으로 구분할 수 있다. 또한 의료미수금은 환자와 진료형태에 따라 다르다.

1) 입원환자가 입원해 있는 동안에 발생된 재원미수금

① 재원보험미수금(국민건강보험공단)
② 재원급여미수금(생활보호)(시, 군, 구)
③ 재원산재미수금(근로복지공단)
④ 재원자보미수금(자동차보험)
⑤ 재원일반미수금(본인부담금+비급여)
⑥ 재원특진미수금(선택진료)[1)]
⑦ 재원기타미수금(진료비 사업자 공상미수금 감면 등)

1) 2018년부터 선택진료가 없어짐에 따라 재원 특진미수금은 포함되지 않음.

2) 퇴원환자로부터 발생한 퇴원미수금

① 퇴원보험미수금
② 퇴원급여미수금
③ 퇴원산재미수금
④ 퇴원자보미수금
⑤ 퇴원일반미수금
⑥ 퇴원특진미수금
⑦ 퇴원기타미수금

3) 외래환자로부터 발생한 외래미수금

① 외래보험미수금
② 외래급여미수금
③ 외래산재미수금
④ 외래자보미수금
⑤ 외래일반미수금
⑥ 외래특진미수금
⑦ 외래기타미수금

4) 기타의료미수금

① 건강진단미수금(기관)
② 건강진단미수금(단체)

2. 의료미수금의 특성

의료미수금은 일반기업의 외상매출금이다. 이는 매출채권이라고 불리고 있지만 정확히는 의료미수금(외상매출금)이 맞다. 왜냐하면 기업의 매출채권은 외상매출금과 받을 어음을 포함하기 때문이지만 병원은 받을어음이 거의 없다고 할 수 있다. 또한 기업의 매출채권과는 근본적으로 다른 면이 있다.

첫째, 기업의 매출채권은 동업종이나 유사업종끼리 경쟁 차원에서 발생한다. 예를 들면 판매자와 구입자 사이에서 구입자는 외상구입을 원하거나 외상구입대금의 결제기간을 길게 하려고 할 것이다. 왜냐하면 결제시기가 길어지면 일단 현금의 유동성은 좋아질 것이다. 그러나 판매자의 입장은 정반대이다. 외상판매대금의 회수기간이 길면 길수록 현금 유동성은 악화된다. 따라서 구입자는 가급적 결제기간이 긴 구입조건을 선호할 것이고, 판매자는 짧은 회수기간의 판매조건을 선호할 것이다. 여기에서 판매자나 구매자는 거래처를 자기에게 유리하게 선택할 것이다. 하지만 병원의 의료미수금은 경쟁이나 유리·불리의 관계가 아니라 국가의 건강보험제도에 의하여 총진료비 중 본인부담금을 제외한 나머지는 제3자 보험자단체가 대신 지불하기 이전까지 발생한 미수금이다. 따라서 병원이 언젠가 받을 수 있으며, 선택도 없고 경쟁도 없다. 그러나 보험자단체로부터 지불되지 않는 개인 의료미수금은 불량미수금의 가능성이 있다.

둘째, 병원은 의료법[2)]에 의거하여 응급환자의 경우 그 환자의 지불능력과 무관하게 진료행위를 해야 하므로 거래처(환자)를 선택할 수 없어 발생하는 미수금으로 일반기업의 외상매출금과도 근본적으로 다르다.

셋째, 미수금관리상의 문제이다. 의료미수금금액은 적고 다수인으로부터 발생된 미수금이 많기 때문에 관리도 용이하지 않고 채권 확보를 위한 담보물의 설정도 어렵다.

넷째, 의료미수금의 정확한 총액의 추정과 회수금액의 차액문제이다. 예를 들면 환자본인부담금 이외에 제3자 단체에 청구한 금액 중 회수될 금액이 정확히 얼마인지는 심사에 의하여 결정되기 전까지 정확한 금액은 모른다. 또한 청구금액 중 일부가 삭감될 경우 삭감액에 대한 회계처리가 따른다.

2) 의료법 제15조(진료 거부금지 등)
① 의료인은 진료나 조산요청을 받으면 정당한 사유 없이 거부하지 못한다.
② 의료인은 응급환자에게 「응급의료에 관한 법률」에서 정하는 바에 따라 최선의 처치를 하여야 한다.

제3절 > 의료미수금의 회계처리

병원이 병원의 경영활동을 기록하고 보고하는 병원회계시스템과 관련해서 이해해야 할 몇 가지 기본가정(assumptions)이 있다. 제1장에서 설명한 바와 같이 이 가정은 병원회계처리의 지침(guidelines)이 되는 회계원칙을 도출할 때에도 필요한 기초개념이다. 이 가정은 공준·기준·전제 등으로 불리기도 한다. 국제회계기준에서는 발생기준과 계속기업의 가정만을 기본가정으로 들고 있지만 '기업실체의 가정'과 '기간별 보고의 가정'도 있다. 이러한 가정 중에서 의료미수금을 회계처리할 때 필요한 가정은 발생기준의 가정이다.

1. 발생주의(accrual basis)

발생기준 회계처리가 현금주의 회계처리와 반대되는 개념이라는 것은 제1장 2절 재무제표의 기본가정에서 살펴보았다. 의료미수금 역시 발생기준 회계처리방법으로 한다. 기업회계기준에서 모든 수익과 비용은 그것이 발생한 기간에 정당하게 배분되도록 처리해야 하며, 다만 수익은 실현시기를 기준으로 계상하고 미실현수익은 당기의 손익계산에 산입하지 아니함을 원칙으로 한다고 하였다. 따라서 손익계산을 할 때 발생주의에 의할 것을 규정하고 있다. 발생주의를 이와 같이 보면 현금의 유입과 관계없이 수익이 발생하며 또 현금의 유출과는 무관하게 비용이 발생하는 결과가 된다. 이러한 논리적인 모순이 있지만 발생주의(기준) 회계처리방법은 다음과 같은 장점이 있다.

첫째, 수익을 실현된 시점에서 인식하고 비용은 발생된 시점에서 인식하기 때문에 수익과 비용이 대응되어 기간손익이 정확히 파악된다.

둘째, 의료수익과 의료비용을 대응시켜 원가개념을 제고시킬 수 있다.

셋째, 병원의 경영성적 측정이 정확하고 측정능력이 향상된다.

넷째, 미래의 잠재적인 위험을 병원경영에 반영할 수 있다.

다섯째, 입원환자의 진료비가 매일 집계되므로 진료비의 누계와 본인부담액, 보험자 청구분을 쉽게 파악할 수 있다.

2. 현금주의(cash basis)

수익은 현금을 받은 경우만 인식하고 비용도 현금이 지급된 경우에만 인식하는 기준으로 회계업무처리가 단순하지만 우리나라와 국제회계기준에서 정한 수익대응의 원칙에도 위배된다.

예를 들어 W대학병원이 일정기간에 1,000,000원의 의료수익을 발생시키고 인건비·재료비 등으로 800,000원이 투입되었다. 그런데 이 수익 중 950,000원은 현금으로 받고 나머지는 외상이다. 비용도 실제발생액은 800,000원이지만 지출된 현금이 인건비와 재료비를 합하여 700,000원만 지출하고 광고비 100,000원은 미지급하였다. 현금주의에서 회계처리는 다음과 같다.

(차)	현　　금	950,000	(대) 의료수익	950,000
(차)	의료비용	700,000	(대) 현　　금	700,000

또 현금주의에 의하면 의료수익은 환자 퇴원 시에 본인부담분이 입금된 시점에 인식하고 그 다음 보험자단체에 청구한 미수금이 회수된 시점에서 다시 한 번 수익을 인식하여 회계처리하므로 기간손익은 왜곡된다.

예를 들어 대학병원은 2018년 5월 한 달 동안 400,000,000원의 의료수익 창출 시 발생한 인건비·재료비·관리비 등의 의료비용이 투입되었다. 현금주의에 의할 경우 비용은 거의 즉시 기록되지만, 의료수익은 환자 퇴원 시에 본인부담분만을 기록하고 보험자단체에 청구한 금액은 일정시점이 지난 후에 입금되기 때문에 기간손익은 왜곡될 수밖에 없다.

3. 실현주의(realization basis)

영리기업의 경우 제품 등의 판매 또는 용역의 제공시점에 수익이 실현되는 것으로 보는데 이를 판매기준(sales basis) 또는 인도기준(delivery basis)이라고 한다. 또한 생산행위에 따라 수익을 인식하고 측정하는 생산기준, 현금의 회수시점에 수익을 인식하고 측정하는 생산기준, 현금의 회수시점에 수익을 계산하는 회수기준이 있다. 의료환자의 진료행위가 완료되는 퇴원시점을 기준으로 수익을 인식한다고 하여 퇴원주의라고도 한다. 따라서 입원환자의 진료행위가 완료되지 않은 시점, 즉 입원 중일 때에는 재원미수금이 계산되지 않으므로 많은 환자들이 입원해 있는 동안 의료수익의 계산이 어려워 의료미수금의 회계처리도 어렵다. 또한 현금주의와 같이 기간손익의 왜곡문제가 발생한다.

4. 각 방법에 의한 회계처리

외래환자에 대한 미수금은 입·퇴원의 가정이 존재하지 않고 그 처리가 단순하므로 재원미수금과 퇴원미수금을 중심으로 살펴보도록 한다.

예제 6-1

W대학병원에 A라는 건강보험 입원환자가 4월 26일 입원하여 10일간 재원하였다가 5월 5일 퇴원하였다. 이 병원은 매월 환자 진료 실적을 결산한다. 즉 결산주기는 매월이라고 가정한다. 다음 자료를 이용하여 회계처리하여라.

4월 26일~4월 30일까지: 350,000원
5월 1일~5월 5일까지: 350,000원
4월 26일~5월 5일까지: 총 700,000원

퇴원 시 본인부담금: 300,000원
건강보험심사평가원에 청구할 금액: 400,000원

| 풀이 |

① 발생주의 회계처리

〈4월말 결산 시〉

차변	금액	대변	금액
(차) 재원미수금	350,000	(대) 의료수익	350,000

〈5월 1일~5월 5일까지〉

차변	금액	대변	금액
(차) 재원미수금	350,000	(대) 의료수익	350,000

〈5월 5일 퇴원 시〉

차변	금액	대변	금액
(차) 현 금	300,000	(대) 재원미수금	700,000
퇴원건강보험미수금	400,000		

〈청구액 10,000원이 삭감되어 390,0000원이 입금되었다면〉

차변	금액	대변	금액
(차) 의료수익	10,000	(대) 퇴원건강보험미수금	10,000
현 금	390,000	퇴원건강보험미수금	390,000

〈이의신청으로 5000원을 받았을 때〉(신청 시에는 회계처리하지 않음)

(차)	현 금	5000	(대) 의료수익	5000

② 현금주의

〈5월 5일 본인부담금 받을 때〉

(차)	현 금	300,000	(대) 의료수익	300,000

〈건강보험심사원에 청구한 금액 400,000원 중 10,000원이 삭감되어 390,000원이 입금되었다면 10,000원에 대한 회계처리는 하지 않는다.〉

(차)	현 금	390,000	(대) 의료수익	390,000

③ 실현주의(퇴원주의)

퇴원시점(5월 5일)에 회계처리하는 방법이다.

(차)	현 금	300,000	(대) 의료수익	700,000
	퇴원건강보험	400,000		
	미 수 금			

W대학병원은 매월 결산을 하는 병원인데 4월에도 비용, 즉 진료비나 인건비, 재료비가 발생해서 4월의 손익을 계산하면 비용만 계상되고 수익은 계상되지 않았다. 4월의 수익이 5월 5일에 계상되므로 기간손익이 왜곡된다. 따라서 의료미수금의 관리가 어렵다.

제4절 진료비의 할인과 에누리

기업의 상품매매계약에서는 구입한 상품에 결함이 있거나 운송 중에 파손된 경우 그 상품을 판매자에게 되돌려 보낸다. 이와 같이 구입한 상품을 판매자에게 되돌려 보내는 것을 구매자의 입장에서는 매입환출(purchases returns)이라 하고 판매자의 입장에서는 매출환입(sales returns)이라고 한다. 에누리를 받는 조건으로 해당 상품을 그대로 인수하기로 한다. 이와 같이 재화의 경우에는 되돌려 주거나 받을 수 있지만 용역(service)은 되돌려 주거나 받을 수 없다.

또 기업에서는 상품의 외상대금을 빨리 회수할 목적으로 약정한 기일 이전에 결제할 경우 일정금액을 되돌려 받게 되는데 이는 송장에 표시되어 있다. 예를 들면 '2/10,

n/30'과 같이 거래가 성립되었다면 신용기간, 즉 30일 이내에 외상대금을 입금하되 10일 이내에 입금하면 송장가격에서 2%를 할인해 주겠다는 조건이다. 이를 매출할인(sales discounts)이라고 한다. 병원은 진료비라는 용역(services)을 되돌려 주거나 받을 수 없으므로 진료비에누리와 할인만 사용된다. 수익의 차감항목으로 회계처리해야 하며 비용으로 회계처리할 수 없다.

1. 진료비할인

의료 수익조정항목으로 병원의 진료비할인은 기업의 매출할인과는 근본적으로 다르다. 기업은 외상매출금의 신속한 회수목적이지만 병원의 진료비할인은 부득이 발생되는 것이다. 예를 들면 진료비가 청구되어 의료미수금으로 계상되었지만 환자가 지불능력이 없어서 받지 못할 수 있을 때 진료비의 일부 또는 전부를 감액해 주는 것이다.[3)]

〈진료비 청구 시〉

(차) 재원미수금	×××	(대) 의료수익	×××

〈진료비할인 시〉

(차) 진료비할인	×××	(대) 재원미수금	×××

2. 진료비에누리

병원의 진료비에누리는 사전에 병원내규에 의해 정해진 바에 따라 일정한 요건을 갖춘 환자에게 진료비의 일부를 감면해 줄 때 발생되는 계정과목이다.

사립대학이나 국공립대학은 노사 간의 단체협약에 의해 교직원의 가족에 한하여 진료비의 일부를 감면해 주는 제도를 운영하고 있다.

3) 의료기관이 실직자・노인・장애인 등에게 진료비를 할인하여 진료비부담금을 면제해 주었다면 환자유인을 금지한 의료법을 위반하였다고 할 수 있을까? 보건복지부는 "의료기관의 진료비할인행위 자체는 의료법 위반이 아니다"라고 해석을 하였다. 다만 진료비할인을 매개로 환자를 유인하여 또 다른 진료행위를 한 후 환자가 추가부담을 하였다면 이는 의료법에 위반된다고 하였다.

〈직계가족에 한해 본인부담금의 50%를 에누리해 주는 사립대학 부속병원에서 총진료비 2,500,000원, 본인부담분 1,500,000원일 때〉

(차)		(대)	
퇴원(건강보험)미수금	1,000,000	의료수익	2,500,000
현　　금	750,000		
진료비에누리	750,000		

제5절 〉 대손회계

대손회계란 병원이 보유한 의료미수금 중 회수불가능한 금액을 대손상각비(bad debt expense)라는 비용으로 인식하고 수취채권의 회수가능액만을 재무상태표에 보고하기 위한 회계처리과정이다. 기업의 경우 거래처의 파산·강제집행·형의 집행·사망·실종·행방불명 등의 이유로 외상매출금, 받을어음 등의 채권이 회수불능하게 된 것을 대손이라 한다. 병원의 경우는 제3자 단체의 진료비 삭감과 환자의 도주나 보증인의 지급능력 부족 시에 대손으로 처리한다.

의료미수금의 손상의 가능성이 있어 미래현금흐름에 영향을 미치는 경우에는 손상차손(loss on impairment), 즉 대손상각비를 인식하여야 한다.

대손을 기록하는 시점을 어느 시점으로 하고 이에 따라 어느 기간에 비용으로 인식해야 할 것인가에 따라 직접상각법과 충당금설정법이 있다.

1. 직접상각법

직접상각법(direct write-off method)은 특정한 수취채권에 대하여 대손이 실제발생할 때에 이를 대손상각비라는 당기의 비용으로 처리하고 관련 수취채권의 계정에서 직접 차감하는 방식이다. 직접상각법은 대손상각비를 예상치가 아닌 실제발생액을 기준으로 기록되기 때문에 객관성이 높고 실무상 적용하기 쉽고 편리하다는 장점이 있다. 현금주의적인 회계처리방법이다.

2. 충당금설정법

충당금설정법(allowance method)은 실제대손의 발생과는 관계없이 회계연도말에 대손예상액을 비용으로 처리하고 대손충당금을 설정하는 방법이다. 충당금설정법은 수익을 인식하는 회계기간에 대손금액을 대손비용으로 인식하므로 수익비용대응의 원칙에 부합되며 재무상태표상에 보고되는 수취채권이 회수가능금액으로 평가된다는 장점이 있다.

그러나 대손상각비가 실제발생비용이 아니며 대손예상액의 추정이 객관적이지 못한다는 단점이 있다. 발생주의적인 회계처리방법으로 한국채택국제회계기준에서는 채권의 기말잔액을 기준으로 대손충당금을 설정하는 재무상태접근법을 원칙으로 한다.[4]

1) 대손충당금의 설정

재무상태접근법에 의한 기말설정액
=기말매출채권잔액×대손추정율(%)－대손충당금잔액

예제 6-2

의료미수금잔액 50,000,000원에 대하여 2%의 대손충당금을 설정하다(단 대손충당금잔액은 500,000원이 있다.). 회계처리하라.

| 풀이 |

50,000,000×2%=1,000,000－500,000=500,000원

(차) 대손상각비	500,000	(대) 대손충당금	500,000

〈첫 회계연도 이후 부족분의 추가설정 시〉

(차) 대손상각비	×××	(대) 대손충당금	×××

〈대손예상액이 회계연도말 대손충당금잔액보다 적어 환입하는 경우〉

(차) 대손충당금	×××	(대) 대손충당금 환입	×××

4) 매출액을 기준으로 대손을 예상하는 손익계산서접근법도 있으나 K－IFRS에서는 재무상태접근법을 원칙으로 한다.

2) 대손의 발생(대손발생액이 대손충당금 잔액보다 큰 경우)

예제 6-3

진료비를 납입하지 않은 B씨의 의료미수금 500,000원을 대손처리하다. 대손충당금잔액은 300,000원이다. 회계처리하라.

| 풀이 |

(차)	대손충당금	300,000	(대) 의료미수금	500,000
	대손상각비	200,000		

> **대손발생액이 대손충당금잔액보다 적은 경우**
> (차) 대손충당금 ×××　　(대) 의료미수금 ×××

3) 대손처리된 의료미수금의 회수(대손발생액이 대손충당금잔액보다 적은 경우 대손처리했을 때)

(차)	의료미수금	×××	(대) 대손충당금	×××
(차)	현　　금	×××	(대) 의료미수금	×××

예제 6-4

[예제 6-3]에서 당기대손처리한 의료미수금 500,000원을 현금으로 회수하였다. 회계처리하라.

| 풀이 |

〈대손발생액이 대손충당금잔액보다 큰 경우 대손회계처리한 경우〉

(차)	현　　금	500,000	(대) 대손충당금	300,000
			(대) 대손상각비	200,000

위의 분개는 대손처리했던 의료미수금의 취소분개와 의료미수금의 회수분개가 합쳐진 것이다.

〈의료미수금 대손처리 취소분개〉

(차)	의료미수금	500,000	(대) 대손충당금	300,000
			(대) 대손상각비	200,000

〈의료미수금 대손처리 회수분개〉

(차)	현　　금	500,000	(대) 의료미수금	500,000

※ 전기대손처리한 의료미수금을 회수하였을 경우에는 전기에 어떻게 회계처리하였는가는 중요하지 않고 무조건 대손충당금으로 회계처리한다.
(차) 현 금 ××× (대) 대손충당금 ×××

제6절 〉 의료기관 의료미수금 회계처리 실무

1. 회계처리 실무

W대학병원의 당일 의료활동은 다음과 같다(미수금의 발생 및 회수 시 건강보험, 자동차보험, 산재보험의 비율은 7:2:1로 가정함).

1월 1일의 W대학병원의 의료활동은 다음과 같다. 회계처리하라.

① 1/1일 입원환자에게 제공한 의료서비스(진찰료, 주사료 등) 200만원
② 1/1일 입원환자에 대한 중간수납금액: 100만원
③ 1/1일 입원환자로부터 받은 보증금(선수금): 40만원
④ 1/1일 가퇴원에 따른 환자본인부담금수령액: 70만원
⑤ 1/1일 퇴원환자로부터 수령한 환자본인부담금: 180만원
⑥ 1/1일 퇴원환자미수금 100만원(예수입원보증금 20만원 포함)
⑦ 1/1일 이전에 심사청구 의뢰한 퇴원환자에 대한 보험자단체부담금 중 1월 1일에 회수된 금액 총 100만원 중 10만원 삭감 후 90만원 입금
⑧ 진료비 삭감액 중 이의신청으로 10만원을 환급받은 1월 1일의 입금액 10만원

[풀이]

1) 당일 입원환자 의료서비스에 대한 의료수익 및 의료미수금분개

(차)	재원보험미수금	1,400,000	(대)	입원보험수익	1,400,000
	재원자보미수금	400,000		입원자보수익	400,000
	재원산재미수금	200,000		입원산재수익	200,000

2) 당일 입원한 환자로부터 받은 중간 수납금분개

(차) 현　　금	1,000,000	(대)	재원보험미수금	700,000
			재원자보미수금	200,000
			재원산재미수금	100,000

3) 당일 입원하는 환자로부터 받은 입원 보증금(선수금)분개

(차) 현　　금	400,000	(대)	예수보증금(보험)	280,000
			예수보증금(자보)	80,000
			예수보증금(산재)	40,000

4) 가퇴원에 따른 환자본인부담금 수령액과 사후정산분개(사후정산 시 68만원)

〈가퇴원 시〉

(차) 현　　금	700,000	(대)	선수수익	700,000

〈사후정산〉

(차) 선수수익	680,000	(대)	재원보험미수금	476,000
			재원자보미수금	136,000
			재원산재미수금	68,000

5) 당일 퇴원환자로부터 수령한 환자본인부담금 분개

(차) 현　　금	1,800,000	(대)	재원보험미수금	1,260,000
			재원자보미수금	360,000
			재원산재미수금	180,000

6) 당일 퇴원환자미수금의 분개(예수입원보증금 20만원 포함)

(차) 예수보증금(보험)	140,000	(대)	재원보험미수금	700,000
예수보증금(자보)	40,000		재원자보미수금	200,000
퇴원보험미수금	560,000		재원산재미수금	100,000
예수보증금(산재)	200,000			
퇴원자보미수금	160,000			
퇴원산재미수금	80,000			

7) 이전에 심사청구 의뢰한 퇴원환자의 보험자단체부담금 중 회수된 금액분개

(차)	현　　금	900,000	(대) 퇴원보험미수금	700,000
	입원보험수익	70,000	퇴원자보미수금	200,000
	입원자보수익	20,000	퇴원산재미수금	100,000
	입원산재수익	10,000		

8) 진료비 삭감액 중 이의신청으로 환급된 금액의 분개

(차)	현　　금	100,000	(대) 입원보험수익	70,000
			입원자보수익	20,000
			입원산재수익	10,000

2. 의료기관 의료미수금 회계처리 실무상의 문제점

이상에서 살펴본 바와 같이 의료기관은 당일의 의료미수금 변동에 대하여 회계처리를 해야 한다. 하지만 대다수의 의료기관들은 회계처리가 복잡하고 번거롭다 하여 퇴원주의에 따라 회계처리를 하고 있다.

퇴원주의란 앞 절에서 살펴본 바와 같이 실현주의(realization basis)라고도 하며 퇴원시간을 기준으로 수익을 인식하기 때문에 입원 중의 수익과 의료미수금이 인식되지 않는 문제점이 발생한다.

퇴원주의에 의해서 회계처리할 경우 회계기간 중의 입원과 퇴원이 이루어지는 경우에는 문제점이 없지만 회계기간말에는 기말 현재 재원 중인 환자에 대한 의료수익과 의료미수금을 인식해 주는 결산분개를 반드시 수행해야 기간수익이 왜곡되는 것을 막을 수 있다.

객관식 연습문제

01. 발생주의하에서 의료수익의 인식기준시점은 언제인가?
① 환자로부터 진료비를 받았을 때이다.
② 환자가 퇴원하였을 때이다.
③ 병원에서 환자에게 의료서비스를 제공한 때이다.
④ 본인부담금을 받았을 때와 청구하였을 때이다.

02. 현금주의의 단점에 해당되지 않는 것은 무엇인가?
① 회계기간의 공준에 어긋난다.
② 총의료수익이 얼마나 발생했는지를 모른다.
③ 업무처리가 너무 단순하다.
④ 삭감액이 얼마인지 기록되지 않는다.

03. 의료수익에 적용되는 발생주의의 단점은 무엇인가?
① 현금을 잘 관리할 수 있다.
② 회계의 기본이 되는 회계공준에 따라 회계처리하게 된다.
③ 의료수익, 미수금, 현금을 상호 연결시켜 관리할 수 있어서 착오와 부정발생가능성이 낮아진다.
④ 매일 진료비를 정산해 놓으므로 퇴원환자 진료비를 빨리 정산할 수 있다.

04. 입원환자미수금을 적절히 관리하기 위한 방법은 무엇인가?
① 발생주의에 따라 재원미수금부터 관리해야 한다.
② 발생주의에 따라 청구할 미수금부터 관리해야 한다.
③ 퇴원 시에 계산된 청구미수금부터 관리해야 한다.
④ 퇴원 시에 받아야 할 본인부담금부터 관리해야 한다.

05. 다음 중 의료미수금 종류에 해당되지 않는 것은 무엇인가?
① 외래미수금　　② 퇴원미수금
③ 재원미수금　　④ 할인미수금

06. 매출채권 총액이 350,000원이 있다. 기말시점에 거래처가 파산되어 회수불능인 매출채권이 50,000원이 있다. 충당금설정법을 통해 설정한 대손충당금기말잔액은 30,000원이 있다. 이 경우 매출채권의 순실현가능가액은 얼마인가?

① 270,000원
② 300,000원
③ 330,000원
④ 350,000원

07. 유동성에 대한 설명 중 틀린 것은 무엇인가?

① 유동성이란 병원의 단기지급능력을 의미한다.
② 유동성이 좋다는 것은 유동부채에 비해 유동자산이 많다는 것을 의미한다.
③ 유동성을 측정하기 위한 주요지표로는 유동비율과 당좌비율이 있다.
④ 유동성을 좋게 하기 위하여는 재고자산을 많이 증가시켜야 한다.

08. 의료미수금의 특징에 해당되지 않는 것은 무엇인가?

① 환자의 신용상태나 지불능력 등을 고려하여 미수로 된 진료비이다.
② 진료거부를 할 수 없어서 발생된 미수금이다.
③ 금액을 세분하면 많은 환자, 적은 금액의 미수금으로 구성되어 있다.
④ 의료보장제도가 확대될수록 증가하게 된다.

09. 의료미수금회전율이 증가한다는 것은 무엇인가?

① 의료미수금의 자산규모에 비해 상대적으로 많다는 것
② 의료미수금의 자산규모에 비해 상대적으로 적다는 것
③ 의료미수금의 회수가 지연되고 있다는 것
④ 의료미수금의 회수와는 직접적으로 관련이 없다는 것
⑤ 의료미수금의 회수가 원활해지고 있다는 것

10. 다음 중 대손으로 확정할 수 없는 것은 무엇인가?

① 상법, 민법, 어음법, 수표법 등에 의하여 소멸시효가 완성된 채권
② 채무자의 파산, 강제집행, 형의 집행 등으로 채권회수가 현실적으로 불가능하게 된 때
③ 채무자가 사망한 경우
④ 대손 사실을 증명할 수 있는 명백한 증거는 없지만 장부에 3년간 미회수잔액을 기표하고 계속 독촉한 경우

11. 의료미수금보조부의 작성부서에 관한 설명 중 옳은 것은 무엇인가?

① 의료미수금보조부를 경리과에서만 작성하면 된다.
② 의료미수금보조부를 원무과에서만 작성하면 된다.
③ 의료미수금보조부를 경리과와 원무과의 두 부서에서 작성하면 된다.

④ 의료미수금 보조부의 작성부서는 총무과이다.

12. 다음 중 진료비에누리와 진료비할인에 관한 설명 중 옳은 것은 무엇인가?

① 두 가지가 같은 뜻이다.
② 진료비에누리는 사전에 정해진 규정에 따라 예외 없이 진료비를 감역해 주는 것이나, 진료비할인은 사후에 진료비를 감액해 주는 것이다.
③ ②번항의 설명의 반대이다.
④ 진료비에누리는 진료비할인을 우리말로 풀어 쓴 것이다.

13. 의료미수금보조부의 작성방법에 관한 설명 중 틀린 것은 무엇인가?

① 전기이월분을 총계로 나타내지 말고, 연도별, 월별, 환자명별 등으로 세분한 금액을 이월시켜 나간다.
② 진료비 중 일부가 삭감되고 입금되었을 때에는 진료비입금액만을 입금처리한다.
③ 미수금의 월계뿐만 아니라 누계를 집계하여야만 한다.
④ 자보환자의 경우 환자의 성명, 보험회사명, 보험의 종류, 사고일시 등 자세한 사항을 기재한 장부와 미수금장부를 분리하여 기재하는 것이 좋다.

14. 다음 중 원무과와 경리과 간에 의료미수금액상 차이가 발생하는 경우에 해당되지 않는 것은 무엇인가?

① 원무과에서 진료비청구서의 집계결과를 알려주지 않는 경우
② 청구된 진료비 중 일부가 삭감되고 입금된 것을 경리과에 알려주지 않을 경우
③ 본인부담금 중 일부를 에누리해 준 것을 알려 주지 않을 경우
④ 환자종류 구분상 차이가 발생하거나 날짜상의 차이가 있는 경우

15. 의료미수금의 특징에 해당되는 내용으로 옳은 것은 무엇인가?

(가) 의료법에 의한 진료거부를 할 수 없기 때문에 발생한 악성채권이다. (나) 진료거부를 할 수 있지만 발생된 미수금이다. (다) 환자의 지불능력을 고려할 수 없어서 발생된 미수금이다. (라) 의료보장제도가 확대될수록 증가하게 된다.

① (가), (나), (다)
② (가), (다)
③ (나), (라)
④ (라)
⑤ (가), (다), (라)

16. 보험자단체에 청구한 진료비 중 일부가 삭감 입금되었을 때의 삭감액에 대한 올바른 회계처리방법은 무엇인가? (이의신청 전)

① 진료비 입금액을 입금처리하고 의료수익을 줄여주는 회계처리를 한다.
② 불량미수금으로 보아 대손상각비로 처리한다.
③ 특별손실로 보아 특별손실계정을 나타낸다.
④ 삭감된 금액만큼 비용처리한다.

17. 전기에 대손처리하였던 의료미수금 200,000원이 당기에 회수되었다. 올바른 분개는 무엇인가? (단 전기 대손당시의 대손충당금잔액은 50,000원이 있었다.)

	차변	금액	대변	금액
①	(차) 현 금	200,000	(대) 대손상각비	200,000
②	(차) 현 금	200,000	(대) 대손충당금	200,000
③	(차) 현 금	200,000	(대) 대손충당금	50,000
			대손상각비	150,000
④	(차) 현 금	200,000	(대) 전기오류수정액	200,000

18. 당기에 대손처리하였던 의료미수금 100,000원을 당기에 현금으로 회수한 경우의 올바른 분개는 무엇인가? (단 당기에 대손처리 시 대손충당금은 없었다.)

	차변	금액	대변	금액
①	(차) 현 금	100,000	(대) 대손충당금	100,000
②	(차) 현 금	100,000	(대) 대손상각비	100,000
③	(차) 현 금	100,000	(대) 대손충당금	80,000
			대손상각비	20,000
④	(차) 현 금	100,000	(대) 상각채권추심이익	100,000

19. W대학병원은 병원직원이나 직계가족에 대해 본인부담금의 50%를 감면해 주는 내규가 있다. W대학병원에 근무하는 이성실 씨의 총진료비가 1,000,000원이고 이 중 본인부담금이 400,000원이다. 올바른 회계처리는 무엇인가?

	차변	금액	대변	금액
①	(차) 건강보험미수금	600,000	(대) 의료수익	1,000,000
	현 금	200,000		
	진료비에누리	200,000		
②	(차) 건강보험미수금	600,000	(대) 의료수익	1,000,000
	현 금	400,000		
③	(차) 의료수익	1,000,000	(대) 건강보험미수금	600,000
			현 금	200,000
			진료비에누리	200,000
④	(차) 건강보험미수금	600,000	(대) 의료수익	1,000,000
	현 금	200,000		
	진료비할인	200,000		

20. 기말결산 시 의료미수금잔액 5,000,000원에 대하여 2%의 대손충당금을 설정하다. 단 대손충당금잔액이 50,000원이 있다. 올바른 회계처리는 무엇인가?

① (차) 대손상각비 50,000 (대) 대손충당금 50,000
② (차) 대손상각비 100,000 (대) 대손충당금 100,000
③ (차) 대손상각비 150,000 (대) 대손충당금 150,000
④ (차) 대손충당금 50,000 (대) 대손상각비 50,000

객관식 연습문제 정답

01. ③ 02. ③ 03. ① 04. ① 05. ④ 06. ① 07. ④ 08. ① 09. ⑤
10. ④ (3년이면 소멸시효가 완성되지만 강제집행 등 적극적 채권회수조치를 취하고 명백한 증거가 있어야 세법상 대손을 인정함) 11. ③ 12. ② 13. ② 14. ④ 15. ⑤
16. ① (삭감액은 불량미수금이 아니다. 특별손실은 비경상적으로 발생하는 의료외비용과 재해손실이다. 삭감액은 특별손실이 아니다. 삭감액은 회계기말에는 비용처리한다.)
17. ② 18. ② 19. ① 20. ① (500,000×2%−50,000=₩50,000)

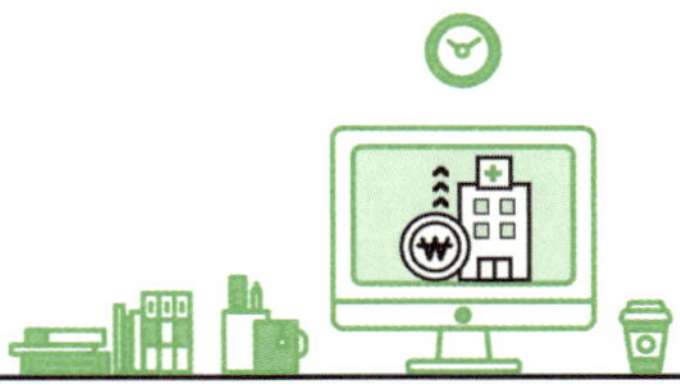

CHAPTER 07

어음의 회계처리

＊꼬마상식 ㄴ 코스닥이란?

주식회사를 설립하는 방법은 상법상 발기설립과 모집설립의 방법이 있고, 증자 및 감자 등을 통하여 자금을 모집한다. 그러나 국가에서 규정한 자금모집요건이 충족되지 못한 회사는 코스닥을 통하여 자금을 모집한다.

상장회사란 한국거래소에 유가증권(주식 및 채권)을 상장시켜 자금을 조달하는 회사를 말한다.

우리나라의 증권시장은 한국거래소 이외에도 코스닥 증권시장이 있다. 이 증권시장을 통하여 유가증권을 공개 모집하여 자금을 조달하는 회사들도 있다. 그 Full name은 아래와 같다.

- 한국거래소(KRX: Korea Exchange)
- 코스닥시장(KOSDAQ: Korea Securities Dealers Automated Quotations)

코스피는 국내에서 가장 오래된 증시로, 비교적 규모가 큰 기업들의 증권이 유통되는 증권시장이다. 주당 5만원 이하 종목은 10주 단위, 주당 5만원 이상 종목은 1주 단위로도 거래가 가능하다.

KOSPI 산출은 1980년 1월 4일을 기준시점으로 그 날의 시가 총액을 100, 비교시점을 100으로 하여 비교시점의 시가 총액을 지수화한다(KOSPI＝(비교시점의 시가총액/기준시점의 시가총액)×100).

코스닥(Korea Securities Dealers Automated Quotation)은 상장기업들의 주식이나 채권을 불특정 다수의 사람들이 사고팔 수 있는 증권거래소와는 달리, 매매를 건물이나 플로어 등이 없이 컴퓨터와 통신망을 이용해 장외거래 주식을 매매하는 전자거래시스템이다.

코스닥은 주로 중소기업의 증권이 거래되는 것이 특징이며, 주가에 상관없이 모두 1주 단위로 거래가 가능하다.

코스닥은 1996년 7월 1일 개설이 되었으며 단순히 증권거래서 상장을 위한 예비적 단계였던 장외시장이 미국의 나스닥(NASDAQ)과 같이 자금조달시장 및 투자마당으로 독립적인 역할을 수행하게 된다.

산출방법은 코스피와 동일하다. 규모 면과 상장조건만 놓고 보아도 코스피에 속한 기업은 우량한 기업이고, 코스닥에 속한 기업은 비교적 작은 기업이라 판단할 수 있다, 따라서 코스닥의 경우에는 위험성이 코스피보다는 크지만 그만큼 수익 또한 클 가능성이 많다고 할 수 있고 코스피의 경우에는 우량한 기업이기 때문에 안정성이 비교적 크지만 수익은 적다고 생각할 수 있다.

또 다른 차이점으로는 코스닥은 주식의 금액에 상관없이 1주 단위로 거래가 가능하지만 코스피의 경우 한 주당 10만원 하는 주식부터 1주 단위로 거래가 가능하고 그 이하로는 10주 단위로 거래가 된다는 것이다.

제1절 어음의 종류

재화와 용역의 거래에서 신용으로 거래가 이루어질 경우 사용되는 계정과목이 수취채권(receivables)과 지급채무(payables)이다. 두 개념은 채권과 채무에 대한 포괄적 개념이다. 기업의 주된 경영활동과 관련해서 재화와 용역의 제공과정에서 발생하는 채권은 매출채권(trade receivable)이라 하고 이는 다시 외상매출금과 받을어음으로 나누어진다.

지급채무는 재화와 용역을 매입하는 과정에서 발생하며 매입채무라 한다. 매입채무는 외상매입금과 지급어음으로 나누어진다. 지급어음이란 어음의 발행자가 특정의 수취인 또는 어음의 소지인에게 미래의 특정지정일에 일정금액을 지급하겠다는 것을 서면으로 약속한 증서이므로 약속어음이다. 일반적으로 외상판매나 구매기간이 30일에서 90일 사이라면 외상매출금이나 외상매입금으로 신용판매하지만 90일 이후로 신용기간이 길어질 때 어음을 주고받는다.

또한 어음의 그 권면에 이자가 표시되어 있느냐의 여부에 따라 이자부어음과 무이자부어음으로 나누어지는데 이자부어음은 발행인이 만기일에 액면금액 이외에 일정금액의 이자를 별도로 지급할 것을 약정하는 어음이고 무이자부어음은 발행인이 만기일에 단지 액면금액만 지급할 것을 약정하는 어음이다. 따라서 무이자부어음의 액면가액은 어음기간 동안의 이자가 가산된 금액이 된다. 실무에서는 무이자부어음이 주로 사용된다. 본 장에서는 신용거래에서 발생하는 받을어음과 지급어음에 관한 회계처리를 다룬다.

표 7-1 어음의 종류별 분류

법률상	약속어음, 환어음
거래형태별	상업어음, 금융어음
이자표시 여부	이자부어음, 무이자부어음

① **약속어음**: 발행인이 일정기일에 일정의 금액을 수취인 또는 어음소지인에게 지급하겠다는 것을 서면으로 약속한 증서이다. 어음발행인은 채무자, 어음의 수취인 또는 소지인은 채권자이다.

그림 7-1 약속어음과 환어음

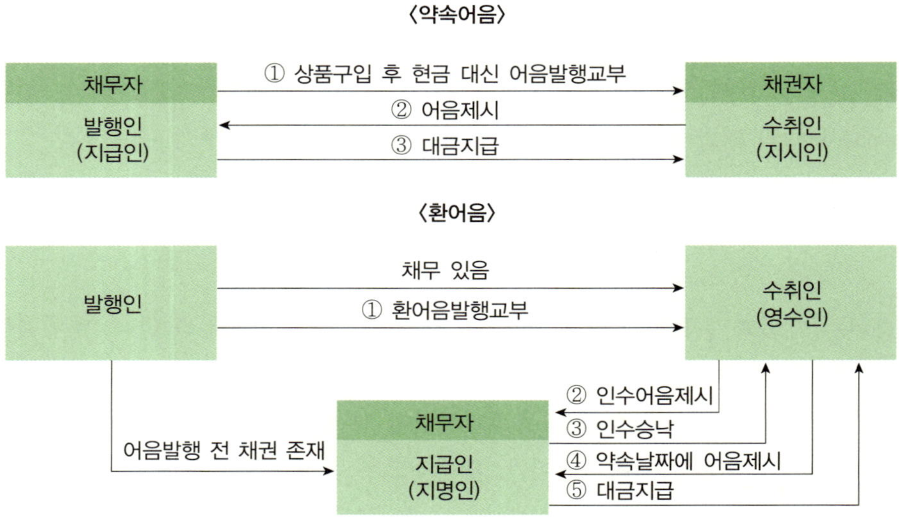

② **환어음**: 발행인이 지명인(지급인)에게 일정금액을 일정한 일자에 어음수취인에게 지급하도록 위탁한 증서이다. 지명인이 채무자이며 수취인이 채권자이다.

③ **상업어음**: 일반적 상거래와 관련한 어음으로 진성어음이라고도 한다. 받게 되면 받을어음으로 회계처리하고 내가 발행하면 지급어음이 된다.

④ **금융어음**: 상거래 시 발생한 어음이 아니라 자금융통을 목적으로 받을어음이나 지급어음으로 회계처리할 수 없고 채무는 차입금채권은 대여금으로 회계처리한다.

⑤ **이자부어음**: 어음의 액면금액 이외에 일정액의 이자를 지급하는 어음이다.

⑥ **무이자부어음**: 액면가액만큼만 지급하는 어음(어음기간 동안의 이자가 액면가액에 포함됨)이다.

제2절 어음의 배서양도

어음의 배서양도란 어음보유자가 어음을 양도하거나 할인할 때 양도의 의사표시와 함께 어음의 뒷면에 서명하는 것을 말한다. 또한 어음소지인이 만기일 이전에 그 권리를 타인에게 양도하는 것이다.

예제 7-1

서울제약에 외상매입금 2,000,000원을 결제하기 위하여 W대학병원에서 가지고 있던 ㈜ 원광의 약속어음 2,000,000원을 배서하여 지급하였다. 회계처리하라.

| 풀이 |

(차) 외상매입금 2,000,000 (대) 받을어음 2,000,000

제3절 어음의 발행과 수취

병원이 진료의 대가로 어음을 받았다면 이를 유동자산인 매출채권의 한 항목인 받을어음으로 기록하고 어음의 발행처는 유동부채인 지급어음으로 기록한다.

예제 7-2

W대학병원은 A회사 직원들을 진료하고 1,000,000원짜리 어음을 받았다. 어음은 90일만기 이자부어음이고 이자율은 12%이며 만기 시 이자는 별도로 받는다. 위 거래와 관련하여 W대학병원과 A회사의 회계처리를 하라.

| 풀이 |

W대학병원	A회사
(차) 받을어음 1,000,000 (대) 의료수익 1,000,000	(차) 복리후생비 1,000,000 (대) 지급어음 1,000,000

제4절 > 어음의 결제와 부도

1. 어음의 결제

어음의 만기일이 도래하면 어음소지인은 자기의 거래은행에 어음의 추심을 의뢰하여 대금을 결제받게 된다.

예제 7-3

W대학병원은 A회사로부터 받은 어음을 90일 후 만기일에 거래은행에 추심의뢰하였다. 어음이 정상적으로 결제되어 액면금액과 이자를 현금으로 받았다면 W대학병원과 A회사의 회계처리를 하라.

| 풀이 |

W대학병원	A회사
(차) 현　금 1,030,000 (대) 받을어음 1,000,000 이자수익 30,000	(차) 지급어음 1,000,000 이자비용 30,000* (대) 현　금 1,030,000

* ₩1,000,000×0.12×90÷360=₩30,000

2. 어음의 부도

어음의 소지인은 어음법에 따라 만기일에 어음추심을 의뢰하였으나 어음발행인의 지급불능으로 인하여 부도가 발생할 수도 있다. 부도 발생 시 거래 상대방이 발행한 어음을 자신이 소유한 경우에 대손으로 확정되기 전까지는 별도의 분개를 하지 않는다.[1] 그러나 대손으로 확정되었을 경우에는 대손확정으로 회계처리해야 한다.

〈대손확정 시〉

(차) 대손충당금	×××	(대) 받을어음	×××
		이자수익	×××

1) 다만 어음을 효율적으로 관리하기 위하여 부도어음계정을 설정할 수도 있다. 재무상태표에는 외상매출금과 받을어음뿐만이 아니라 부도어음도 모두 함께 매출채권이라는 계정과목으로 보고한다.

예제 7-4

만약 W대학병원이 A회사부터 받은 이자부어음이 부도되었다면 별도의 분개는 필요 없다. 다만 추후 부도어음을 회수하였다. 회계처리하라.

| 풀이 |

(차) 현 금	1,030,000	(대) 받을어음	1,000,000
		이자수익	30,000

제5절 > 어음의 할인(목적: 자금의 융통)

어음도 외상매출금과 같이 채권 자체를 금융회사에 매각할 수도 있다. 이를 받을어음의 할인이라 하며 매각으로 회계처리할 수도 있고 차입으로 회계처리할 수도 있다. 어음의 할인은 유동성이 부족할 경우 만기일까지 기다리지 않고 어음 액면금액의 일부(액면가−할인액)를 미리 쓸 수 있어서 유동성에 좋을 수 있으나 발행처에 따라 할인율 차이가 커서 과다한 할인액을 주고 할인을 하는 경우도 있다.

예제 7-5

W대학병원은 A회사부터 진료비 명목으로 받은 90일만기 액면금액 1,000,000원인 무이자부어음을 발행일로부터 30일이 지난 후에 연 이자율 15% 조건으로 할인하고 할인료를 제외한 실수금을 현금으로 받았다. 회계처리하라.

| 풀이 |

〈매각거래〉

(차) 현 금	975,000	(대) 받을어음	1,000,000
매출채권처분손실	25,000*		

* 이자비용＝₩1,000,000×0.15×60÷360＝₩25,000

〈차입거래〉

(차) 현 금	975,000	(대) 단기차입금	1,000,000
이자비용	25,000		

〈어음만기일〉

(차) 단기차입금	1,000,000	(대) 받을어음	1,000,000

어음의 할인은 매각거래와 차입거래로 구분하여 기록한다.

1. 매각거래(상환청구권 없음)

매각거래는 어음에 대한 권리를 양도하고 어음의 소유에 따른 위험과 보상을 대부분 이전하게 되어 받을어음을 자산에서 제거할 수 있는 요건을 충족시킨 경우, 현금을 받고 받을어음을 처분한 것이므로 어음만기 시에 어음발행인이 어음대금을 지급하지 않아도 어음의 양수인은 양도인에게 상환청구할 수 없다.

〈어음할인일〉

(차) 현 금	×××	(대) 받을어음	×××
금융자산처분손실 (매출채권처분손실)	×××		

※ 만기일은 회계처리 없음

2. 차입거래(상환청구권 있음)

차입거래는 어음에 대한 권리를 양도하였으나 어음의 소유에 따른 위험과 보상을 대부분 보유한 경우이다. 차입거래는 어음을 담보로 제공하고 현금을 차입한 것으로 보고 회계처리하므로 어음의 만기일에 어음발행인이 원리금을 지급하지 않은 경우 어음의 양수인은 어음의 양도인에게 어음 대금지급 상환청구권을 가지며 어음의 양도인은 어음의 발행인을 대신하여 지불해야 할 의무가 있다.

결과적으로 양수인에 대해 우발부채(contingent liabilities)가 있다.

〈어음의 할인일〉

(차) 현 금	×××	(대) 단기차입금	×××
이자비용	×××		

〈어음의 만기일〉

(차) 단기차입금	×××	(대) 받을어음	×××

객관식 연습문제

01. 다음은 어음에 대한 설명이다. 옳은 것은 무엇인가?

① 어음이란 채권자가 자기의 채무를 상환하기 위하여 일정한 날짜에 일정한 금액을 일정한 장소에서 무조건 지급할 것을 약속한 증서이다.

② 상품을 외상으로 판매할 때 단지 구두약속보다 어음을 주고받지만 채권을 법적으로 보장 받을 수는 없다.

③ 외상판매나 어음을 받고 판매하거나 경제적 관점에서 보면 모두 상품을 신용으로 판매하는 것과 동일하다.

④ 어음은 구두약속보다 법정에서의 증거능력이 더 작다.

02. 어음의 종류에 대한 설명 중 옳은 것은 무엇인가?

① 법률상 분류에 의하여 약속어음과 환어음으로 분류한다.

② 거래형태별 분류에 따라 상업어음과 환어음으로 분류한다.

③ 소유자에 따라 소유어음과 무소유어음으로 분류한다.

④ 이율의 크기에 따라 이자부어음과 무이자부어음으로 분류한다.

03. 약속어음에 대한 설명 중 틀린 것은 무엇인가?

① 지급이 일정기일에 일정의 금액을 수취인 또는 어음소지인에게 지급하겠다는 것을 서명으로 약속한 증서이다.

② 어음의 발행인이 어음상의 채무자이다.

③ 약속어음의 지급기일은 3개월 이내가 대부분이다.

④ 어음의 수취인 또는 어음의 소지인은 어음상의 채권자가 된다.

04. 환어음에 대한 설명으로 틀린 것은 무엇인가?

① 환어음은 발행인이 어음을 작성하여 수취인에게 주어 수취인으로 하여금 지명인으로부터 어음금액을 받게 하는 것이다.

② 발행인이 지명인(지급인)으로 하여금 일정금액을 일정한 일자에 수취인에게 지급하도록 위탁한 증서이다.

③ 환어음에서 발행인은 어음상의 채권, 채무가 발생하지 않는다.

④ 지명인(지급인)이 어음상의 채무자가 되며 수취인은 어음상의 채권자가 된다.

⑤ 수취인이 지명인에게 제시하여 어음금액을 지급할 의사가 있는지를 확인하면 지명인이 서명・날인하지 않아도 지급의사가 있는 것으로 본다.

05. 다음은 어음에 대한 설명이다. 틀린 것은 무엇인가?

① 어음은 일반적으로 상품을 매매할 때에 대금의 결제수단으로 발행한다.
② 상거래와 관련하여 발행되는 어음을 상업어음 또는 진성어음이라 한다.
③ 상업어음을 수취하여 어음상의 채권을 가지면 지급어음계정으로 처리하고, 상업어음의 발행이나 인수를 통하여 어음상의 채무를 지게 되면 받을어음계정으로 처리한다.
④ 자금을 융통하기 위하여 발행한 어음으로 이를 금융어음 또는 융통어음이라고도 한다.
⑤ 이자부어음은 지급인이 만기일에 어음의 액면금액 이외에 일정의 이자를 별도로 지급할 것을 약정한 어음이고, 무이자어음은 만기일에 단지 액면가액만을 지급할 것을 액정한 어음이다.

06. 다음은 어음에 관한 회계처리이다. 틀린 것은 무엇인가?

① 1월 1일 원광상사에 상품을 100,000원에 판매하고, 대금을 약속어음(발행일 1월 1일 만기일 2월 28일, 지급장소: 원광은행, 어음번호 #25)을 받다.
회계처리: (차) 받을어음 100,000 (대) 매 출 100,000
② 1월 5일 상품 80,000원을 매입하고 대금은 약속어음(발행일 1월 5일 지급일 2월 5일, 지급장소: 원광은행, 어음번호 #35)을 발행하여 교부하였다.
회계처리: (차) 매 입 80,000 (대) 지급어음 80,000
③ 2월 28일 원광상사에서 받은 약속어음(100,000원)이 만기가 되어 현금으로 받다.
회계처리: (차) 현 금 100,000 (대) 받을어음 100,000
④ 2월 5일 상품매입대금으로 발행한 약속어음 80,000원이 지급기일이 되어 현금으로 지급하였다.
회계처리: (차) 받을어음 80,000 (대) 현 금 80,000

07. 어음할인회계처리에 관한 것이다. 틀린 것은 무엇인가?

① 매각거래와 차입거래로 구분하여 기록한다.
② 매각거래는 양수인의 상환청구권이 없고 차액은 매출채권 처분손실로 기록한다.
③ 차입거래는 현금을 차입한 것으로 보기 때문에 상환청구권이 있다.
④ 차입거래 시 차액은 차변에 이자비용으로 기록한다.
⑤ 매각거래와 차입거래는 차이가 없다.

08. 다음 중 어음상의 채권, 채무의 증감변화를 가져오지 않는 거래는 무엇인가?

① 약속어음을 발행하여 외상매입대금을 지급하였다.
② 매입처에서 발행한 환어음을 인수하다.
③ 상품을 판매하고 그 대금으로 타인발행약속어음을 받다.
④ 매출한 거래처를 지급인으로 하고 환어음을 발행하여 매출처 인수를 받은 후 매입처에 상품대금으로 지급하다.

09. 어음에 대한 설명이다. 틀린 것은 무엇인가?

① 받을어음은 매출채권으로 기록한다.
② 지급어음은 유동부채인 지급어음으로 기록한다.
③ 매각거래는 상환청구권이 없다.
④ 매각거래에서 만기일에 회계처리를 해야 한다.

10. 어음을 차입거래로 처리하였다 대변계정과목은 무엇인가?

① 현금 ② 단기차입금
③ 이자비용 ④ 받을어음

객관식 연습문제 정답

01. ③ 02. ① 03. ③ 04. ⑤ 서명날인 필수
05. ③ 지급어음→받을어음, 받을어음→지급어음 06. ④ ((차) 지급어음) 07. ⑤ 08. ④
09. ④ 10. ② ((차) 현금, 이자비용 (대) 단기차입금)

CHAPTER 08

단기채권과 단기채무

＊꼬마상식 ∟ OECD 가입국(35개국)

가입연도	국가명
1961년 (창립)	오스트리아, 벨기에, 덴마크, 프랑스, 그리스, 아이슬란드, 아일랜드, 이탈리아, 룩셈부르크, 네덜란드, 노르웨이, 포르투갈, 스웨덴, 스위스, 터키, 영국, 독일, 스페인, 캐나다, 미국(20개국)
1964년	일본
1969년	핀란드
1971년	호주
1973년	뉴질랜드
1994년	멕시코
1995년	체코
1996년	한국
1997년	헝가리, 폴란드
2000년	슬로바키아
2010년	이스라엘, 에스토니아, 칠레, 슬로베니아
2013년	콜롬비아(진행 중)
2015년	코스타리카, 리투아니아(진행 중)
2016년	라트비아

제1절 > 대여금과 차입금

대여금은 차용증서나 어음 등을 받고 현금을 대여했을 경우에는 대여금계정에 기록하는 채권이고 차입금은 현금을 빌렸을 때 발생하는 채무이다. 정상적인 상거래과정에서 어음을 수취하거나 발행하는 경우에는 매출채권(받을어음) 혹은 매입채무(지급어음)계정을 사용하지만 자금을 융통할 목적으로 어음을 발행하거나 수취하는 경우에는 차입금 혹은 대여금계정을 사용한다.

매출채권	일반적인 상거래에서 발생한 채권으로 외상매출금과 받을어음
기타채권	일반적인 상거래 이외에서 발생한 채권으로 대여금, 미수금

매입채무	일반적인 상거래에서 발생한 채무로 외상매입금과 지급어음
기타채무	일반적인 상거래 이외에서 발생한 채무로 미지급금과 차입금

예제 8-1

다음 거래를 회계처리하라.

| 풀이 |

① W대학병원은 A은행으로부터 3개월만기로 현금 500,000원을 차입하였다. 연 이자율은 12%이다. 이때 W대학병원의 회계처리는?

(차) 현 금 500,000 (대) 단기차입금 500,000

② 상기 차입금을 수표로 상환했을 때의 회계처리는?

(차) 단기차입금 500,000 (대) 당좌예금 515,000
지급이자 15,000*
(이자비용)

* ₩500,000×0.12×90÷360=₩15,000

현금으로 상환하면 (대) 현 금 515,000

③ W대학병원은 A약품업체에 500,000원을 빌려주었다.

(차) 단기대여금 500,000 (대) 현 금 500,000

대여금과 이자회수 시 (차) 현 금 ××× (대) 단기대여금 ×××
이자수익 ×××

제2절 > 미수금과 미지급금

미수금은 일반적인 상거래 이외의 거래에서 발생한 채권이며 미지급금은 일반적 상거래 이외의 거래에서 발생한 채무이다. 이는 일반적 상거래에서 발생하는 채권인 외상매출금, 받을어음과 구별해야 하며 일반적 상거래에서 발생하는 채무인 외상매입금, 지급어음과도 구별되어야 한다.

예제 8-2

다음 거래를 회계처리하라.

| 풀이 |

① 비품 500,000원을 구입하고 대금 중 200,000원은 현금으로 지급하고 잔액은 월말에 지급하기로 하다.

(차) 비 품	500,000	(대) 현 금	200,000
		미지급금	300,000

② 비품 500,000원을 400,000원에 처분하고 대금을 한 달 후에 받기로 하다.

(차) 미 수 금	400,000	(대) 비 품	500,000
유형자산처분손실	100,0000		

제3절 > 미수수익과 미지급비용

실현주의개념에 의거 당기의 수익으로 인식되어야 하나 아직 받지 못한 경우에는 미수수익으로 처리한다(미수이자, 미수임대료, 미수수수료).

반대로 당기에 귀속시킨 수익대가를 현금으로 미리 받았으나 발생주의에 따라 수익을 다음 회계연도로 이연시켜 수익을 차기로 인식시키는 선수수익(unearned revenue)이라는 기타부채가 있다.

당기의 비용으로 보고되었으나 아직 지급기일이 도래하지 않아 그 대가가 미지급 상태인 비용으로 미지급비용이 있다(미지급급여, 미지급이자, 미지급임차료).

예제 8-3 미지급비용

12월말 결산법인인 W대학병원은 7월 1일 원광새마을금고로부터 의료장비 도입을 위하여 현금 10,000,000원을 연 6%로 차입하고 원금과 이자를 1년 후에 지급하기로 하였다. 이에 대해 분개하라.

| 풀이 |

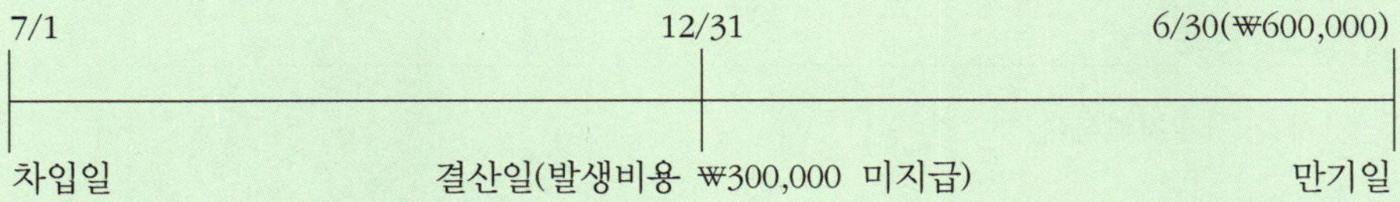

7월 1일 분개:	(차) 현 금	10,000,000	(대) 은행차입금	10,000,000
12월 31일 결산분개:	(차) 이자비용	300,000	(대) 미지급이자비용	300,000

예제 8-4 미수수익

12월말 결산법인인 W대학병원은 7월 1일 3년만기 국채를 만기보유목적으로 1,000,000에 취득하였다. 국채이자는 매년 6월 30일에 연 이자율 6%로 지급한다. 이를 분개하라.

| 풀이 |

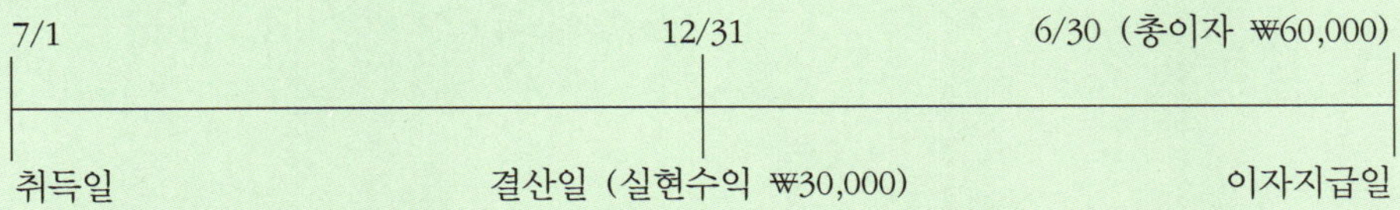

결산분개

12월 31일 분개:	(차) 미수이자	30,000	(대) 이자수익	30,000

제4절 선급금과 선수금

선급금은 약품, 진료재료, 급식재료 등의 재고자산이나 고정자산의 매매거래에서 매매거래의 대상이 되는 대상물의 인도가 이루어지기 전에 그 거래의 이행을 확실히 하기 위해 대금의 일부를 계약금이나 착수금으로 받게 되는데 이 계정은 재화의 인도가 이루어지는 시점에서 적절한 계정으로 대체함으로써 소멸되기 때문에 엄밀히 보면 수취채권이나 지급채무로 보기는 어렵다. 선급금은 재화를 공급받을 수 있는 권리로서 유동자산으로, 선수금은 의무로서 유동부채로 분류한다.

병원의 경우 선수금은 퇴원보관금, 수술선수금, 입원선수금, 기타선수금이 있다.

예제 8-5

다음 거래를 회계처리하라.

| 풀이 |

① W대학병원은 의료장비구입계약을 맺고 계약금으로 현금 500,000원을 지급하였다.

(차) 선 급 금	500,000	(대) 현　　금	500,000

※ 장비도착 후 잔액지급 시

(차) 의료장비	×××	(대) 선 급 금	×××
부가세대급금	×××	현　　금	×××

② W대학병원은 공단 내 A업체와 건강진단계약을 하고 계약금 500,000원을 받아 당좌예금하였다.

(차) 당좌예금	500,000	(대) 선 수 금	500,000

※ 건강진단실시 후

(차) 선 수 금	×××	(대) 의료수익	×××
		부가세예수금	×××

제5절 선급비용과 선수수익

수익비용대응의 원칙에 의거 차기의 비용이어야 하나 그 대가를 미리 지급한 경우에는 선급비용이다(선급보험료, 선급집세).

반면에 병원이 일정기간 계속적으로 용역을 제공하기로 약정하고 수취한 수익 중 실현주의개념에 비추어 볼 때 차기 이후에 속해야 하는 금액이지만 그 대가를 미리 받은 경우에는 선수수익으로 보고한다(선수이자, 선수수수료, 선수집세).

예제 8-6

다음 거래를 회계처리하라.

| 풀이 |

① W대학병원이 2017년 7월 1일에 화재보험계약을 맺고 1년간의 보험료 1,200,000원을 지급하였다.

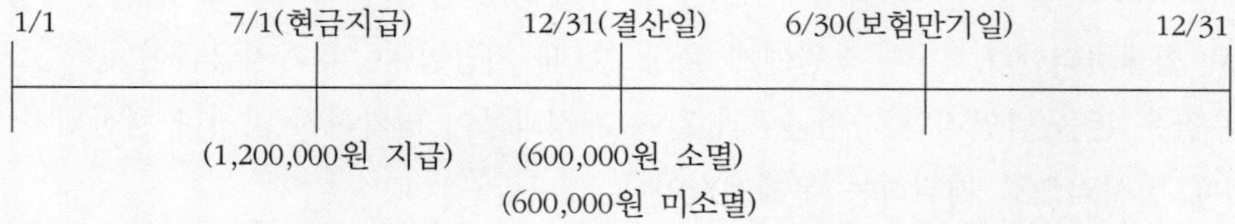

〈비용계상법〉

(차) 보 험 료	1,200,000	(대) 현 금	1,200,000

〈자산계상법〉

(차) 선급보험료	1,200,000	(대) 현 금	1,200,000

② W대학병원은 2017년 12월 회계연도 결산을 위해 수정분개를 해야 한다.

〈비용계상법〉

(차) 선급보험료	600,000	(대) 보 험 료	600,000

〈자산계상법〉

(차) 보 험 료	600,000	(대) 선급보험료	600,000

예제 8-7 선수수익

W대학병원은 12월말 결산법인이다. 10월 1일 건물을 임대하고 1년분 임대료 120,000원을 현금으로 받았다. 이를 분개하라.

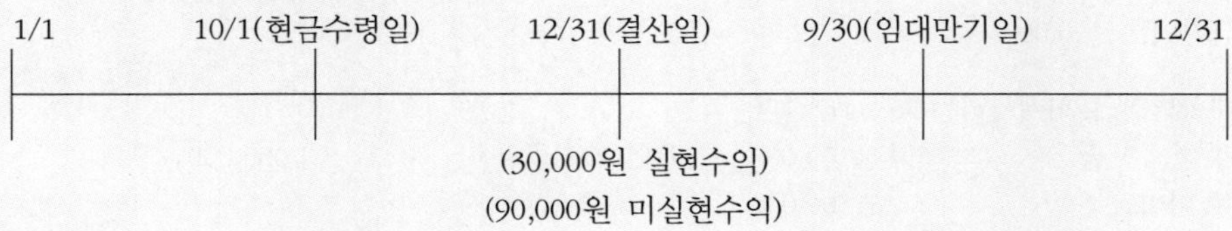

| 풀이 |

〈분개〉	10/1	(차) 현 금	120,000	(대) 임대수익	120,000
〈수정분개〉	12/31	(차) 임대수익	90,000	(대) 선수임대수익	90,000

(기간 미경과분 90,000원을 부채로 수정분개함)

제6절 가지급금과 가수금

가지급금은 현금을 지출했지만 이를 회계처리할 계정이 명확하지 않거나 계정은 확정되었지만 처리할 금액이 정산되지 아니한 경우에 임시적으로 처리하는 계정이다. 예를 들면 직원이 출장 갈 때 임시적으로 돈을 수불하고 출장에 다녀와서 명확한 계정과목으로 회계처리한다. 이때 직원에게 출장 갈 때 지급한 돈이 가지급금이다.

가수금은 돈을 받았지만 가지급금과 같이 계정과목이 명확하지 않거나 정산되지 않았을 때 일시적으로 처리하는 부채계정이다.

예를 들어 출장 간 직원이 내용을 명시하지 않고 돈을 보내왔거나 회사의 사장이 일시적 운용자금으로 현금을 경리부에 전도했을 때 사용되는 계정이다. 가수금이나 가지급금 모두 미결산계정으로 최종 재무제표에 이 계정과목이 나타나지 않는 것이 원칙이다.

예제 8-8

다음을 회계처리하라.

| 풀이 |

① W대학병원 직원인 김갑돌에게 5일간의 선진병원 출장을 명하고 여비와 업무추진비로 1,000,000원을 지급하였다. 이때 W대학부속병원은 다음과 같이 회계처리한다.

(차) 가지급금	1,000,000	(대) 현 금	1,000,000

직원이 해외출장에서 돌아와 출장복명서를 제출하고 영수증과 증빙서류 그리고 남은 현금을 회계부서에 제출하였다.

여비교통비 500,000
업무추진비 400,000
현금잔액 100,000

W대학병원의 회계처리는 다음과 같다.

(차) 현 금	100,000	(대) 가지급금	1,000,000
여비교통비	500,000		
업무추진비	400,000		

② W대학병원에 내용불명의 현금 100,000원이 수취되었다.

(차) 현 금	100,000	(대) 가 수 금	100,000

③ 위의 가수금이 건강검진에 대한 선수금으로 확인되었다.

(차) 가 수 금	100,000	(대) (건강검진)선수금	100,000

제7절 > 예수금과 선대금

예수금은 병원이나 기업이 제3자에게 지급할 금액을 일시적으로 맡아 두었다가 제3자에게 지급하기 전까지의 계정과목이다. 상품을 판매하고 고객에게 부가가치세를 받은 후 보관했다가 세무서에 납부해야 할 부가세예수금이나 병원이 직원에게 급여를 줄 때 급여에서 원천징수한 소득세예수금 등이 있다. 선대금(종업원단기대여금)은 병원이나 기업이 직원에게 지급할 급여 중 일부 혹은 전부를 미리 지급하는 것으로 직원 입장에서는 가불금에 해당된다. 이를 일시적으로 대여한 것으로 보아 회사 입장에서는 채권으로 자산에 해당한다.

예제 8-9

W대학병원은 10월의 총급여액 52,000,000원 중 다음내역으로 원천징수한 후 종업원에게 50,000,000원을 현금지급하였다. 회계처리하라.

갑근세예수금: 1,000,000원
주민세예수금: 100,000원
건강보험료: 900,000원

| 풀이 |

W대학병원은 급여지급 시 다음과 같이 분개한다.

(차)		(대)	
급 여	52,000,000	현 금	50,000,000
		갑근세예수금	1,000,000
		주민세예수금	100,000
		보험료예수금	900,000

W대학병원이 예수해 둔 금액을 세금으로 납부하였다면 다음과 같이 분개한다.

(차)		(대)	
갑근세예수금	1,000,000	현 금	2,000,000
주민세예수금	100,000		
보험료예수금	900,000		

예제 8-10

A의료기사 요청으로 현금 2000,000원을 급여에서 차감하기로 하고(가불) 지급하다. 회계처리하라.

| 풀이 |

(차)		(대)	
직원단기대여금	2,000,000	현 금	2,000,000

예제 8-11

금월분 급여 5,000,000원을 지불하면서 위의 가불금과 근로소득세 20,000원, 건강보험료 30,000원, 국민연금 50,000원을 차감한 잔액을 가계수표로 지급하다. 회계처리하라.

| 풀이 |

(차) 급 여	5,000,000	(대) 제예수금	100,000
		직원단기대여금	2,000,000
		현 금	2,900,000

제8절 > 선납세금

기중에 원천징수한 법인세나 중간예납법인세가 있는 경우 처리하는 계정이다. 선납세금이란 미리 납부한 세금으로 대표적으로 법인이 개설한 예금이나 적금에서 발생하는 중간예납도 선납(법인세)세금이다.

선납세금은 법인세 납부 시 차감하게 되므로 결과적으로 법인세를 분할납부하는 것과 같아 부담을 줄여 준다. 선납한 세금이 납부해야 할 법인세보다 많을 경우 환급을 받을 수 있어 자산계정에 속한다.

예제 8-12

W대학병원에서 정기적금을 만기해지하고 원금 3,000,000원과 이자수익 200,000원이 발생하였다. 이자수익에 대한 이자소득세는 16,000원이다. 회계처리하라.

| 풀이 |

(차) 보통예금(현금)*	3184,000	(대) 정기예적금	3,000,000
선납법인세금	16,000	이자수익	200,000

※ 이자소득세라 해서 예수금이나 이자비용으로 처리하면 안 됨

* 보통예금통장에 입금

① W대학병원이 법인세 2,000,000원을 중간예납했다면

(차) 선납법인세금	2,000,000	(대) 보통예금(현금)	2,000,000

② 결산 시 법인세가 3,000,000원이 나왔고 주민세가 300,000원일 경우

(차) 법인세비용	3,300,000	(대) 선납(법인세)세금	2,016,000
		미지급법인세	984,000
		미지급법인세(주민세)	300,000

③ 차년도 3월말에 납부할 때

(차) 미지급법인세	984,000	(대) 보통예금(현금)	1,284,000
미지급법인세(주민세)	300,000		

제9절 미결산계정

기업의 재무상태에 영향을 미치는 회계적 사건이 발생하였으나 채권이나 채무의 금액이 확정되지 않아 임시로 기록하는 계정과목으로 건물의 화재발생 시 보험금의 청구나 소송제기 시 또는 공금횡령 등이 있을 때 나타나는 계정이다.

구분	차변	대변
보험금 청구 시	(차) 감가상각누계액 ××× 미 결 산 ×××	(대) 건 물 ×××
보험금 확정 시	미결산>확정금액 (차) 미 수 금 ××× 재해손실 ×××	(대) 미 결 산 ×××
	미결산<확정금액 (차) 미 수 금 ×××	(대) 미 결 산 ××× 보험차익 ×××

객관식 연습문제

01. 다음의 계정과목 중 성격이 다른 하나는 어느 것인가?

① 매입채무　② 미지급비용
③ 단기차입금　④ 선급금

02. 차용증서나 어음을 받고 현금을 빌려주었을 경우의 계정과목은 무엇인가?

① 차입금　② 대여금
③ 예수금　④ 현금

03. 당기의 수익으로 인식되어야 하나 아직 받지 못한 경우는 미수수익으로 처리한다. 맞는 계정과목은 무엇인가?

① 미수이자　② 대여금
③ 선수금　④ 미지급금

04. 당기의 비용으로 보고되었으나 아직 지급기일이 도래하지 않아서 그 대가가 미지급인 비용이 아닌 것은 무엇인가?

① 미지급급여　② 미지급이자
③ 미지급임차료　④ 미수이자

05. 계약금을 지급했을 때의 계정과목은 무엇인가?

① 선수금　② 선급금
③ 선수수익　④ 선이자

06. 수익비용대응의 원칙에 의해 차기의 비용이어야 하나 그 대가를 미리 지급한 경우에는 (　　　)이다. (　　　) 안에 알맞은 것은 무엇인가?

① 선급비용　② 선수수익
③ 선급금　④ 선수금

07. 가지급금과 가수금에 대한 설명이다. 틀린 것은 무엇인가?

① 가지급금은 현금을 지출했지만 이를 회계처리할 계정이 명확하지 않을 때 임시적으로 처리하는 계정이다.
② 금액이 정확하지 않을 때에도 이 계정으로 처리한다.
③ 가수금은 부채계정이다.
④ 직원이 출장 갈 때 임시적으로 가져가는 돈이 가수금이다.

08. 예수금에 대한 설명 중 틀린 것은 무엇인가?

① 예수금은 병원이나 기업이 제3자에게 지급할 금액을 일시적으로 맡아 두는 계정이다.
② 갑근세예수금이 있다.
③ 주민세예수금이 있다.
④ 직장의료보험료는 예수금이 없다.

09. 선납세금에 대한 것 중 틀린 것은 무엇인가?

① 대표적으로 법인이 개설한 예·적금에서 발생한다.
② 선납세금이 납부할 세금보다 많을 경우 환급받을 수 있다.
③ 중간예납한 금액도 선납세금이다.
④ 납부해야 할 법인세가 감소된다.

10. 미지급비용에 대한 설명이다. 옳은 것은 무엇인가?

① 비용이 발생했으나 회수되지 않았다.
② 비용이 발생했으나 지급되지 않았다.
③ 비용이 발생되지 않았으나 지급되었다.
④ 비용이 발생되어 지급되었다.

객관식 연습문제 정답

01. ④ (자산) 02. ② 03. ① 04. ④ 05. ② 06. ① 07. ④ (가수금 → 가지급금)
08. ④ 있다. 09. ④ 10. ②

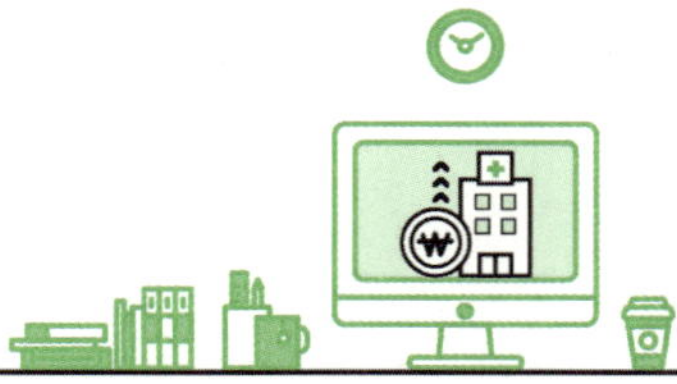

CHAPTER 09 재고자산

＊시사경제 ㄴ 주요국 국가신용등급 변화추이

주요국 국가신용등급 현황 (2017년 2월 20일 기준)

구분	등급	Moody's	S&P	Fitch
투자등급	AAA(Aaa)	미국, 독일, 캐나다, 호주, 싱가포르	독일, 캐나다, 호주(−), 싱가포르, 홍콩(−)	미국, 독일, 캐나다, 호주, 싱가포르
	AA+(Aa1)	영국(−), 홍콩(−)	미국	홍콩
	AA(Aa2)	**한국**, 프랑스	**한국**, 영국(−), 벨기에, 프랑스	영국(−), 프랑스
	AA−(Aa3)	중국(−), 대만, 칠레, 벨기에	중국(−), 대만, 칠레(−)	**한국**, 대만, 벨기에, 사우디(−)
	A+(A1)	일본, 사우디	일본, 아일랜드	중국, 칠레
	A(A2)			일본(−), 아일랜드
	A−(A3)	말레이시아, 멕시코(−), 아일랜드(+)	말레이시아, 사우디	말레이시아
	BBB+(Baa1)	태국	멕시코(−), 태국, 스페인	이탈리아(−), 태국, 스페인, 멕시코(−)
	BBB(Baa2)	필리핀, 이탈리아(−), 스페인(+), 남아공(−)	필리핀	
	BBB−(Baa3)	인도(+), 인도네시아(+)	인도, 이탈리아, 남아공(−)	인도, 인도네시아(+), 필리핀(+), 러시아, 남아공(−)
투기등급	BB+(Ba1)	터키, 러시아, 포르투갈	인도네시아(+), 러시아, 포르투갈	포르투갈, 터키
	BB−(Ba3)		베트남	베트남
	BB(Ba2)	브라질(−)	브라질(−), 터키(−)	브라질(−)
	B+(B1)	베트남		
	B(B2)			이집트, 아르헨티나
	B−(B3)	이집트, 아르헨티나	이집트, 우크라이나, 그리스, 아르헨티나	우크라이나
	CCC+(Caa1)			
	CCC(Caa2)			그리스
	CCC−(Caa3)	그리스, 우크라이나		
	CC(Ca)			
	SD, RD(C)			
	D			

1. 주요국은 G20, ASEAN, PIIGS 국가 중심
2. 괄호 안 등급은 무디스 기준
3. 국가 뒤 (−)는 부정적 등급전망, (+)는 긍정적 등급전망
4. SD는 선택적 디폴트(Selective Default), RD는 제한적 디폴트(Restricted Default)
5. Fitch는 CCC 이하로는 전망을 부여하지 않음

제1절 > 재고자산의 의의

재고자산은 기업의 정상적인 영업활동과정에서 판매를 목적으로 소유한 상품이나 판매할 상품의 생산에 사용하기 위하여 보유하고 있는 자산 및 생산과정에 투입되어 있는 자산인 원재료와 소모품 등을 포함한다. 일반적으로 재무상태표상의 재고자산으로[1] 상품, 제품, 반제품, 재공품, 원재료 등이 있다. 재고자산은 1년 또는 정상영업주기 이내의 기간에 제품생산에 사용되거나 최종소비자에게 판매되는 것으로 보고 유동자산으로 분류한다.[2] 회계기간 중에 판매된 재고자산은 그 기간의 매출수익에 대응되어 손익계정의 기초가 될 매출원가(cost of goods sold)가 되고 판매되지 않은 잔여분은 재무상태표에 유동자산으로 보고된다.

재고자산이 외상매출금, 유가증권 등 과 같은 당좌자산(quick assets)과 구별되는 점은 전자가 영업의 본래 활동인 생산과 판매과정을 거쳐서 현금화되는 데 반하여 후자는 이를 거치지 않고 현금화가 가능하다는 점이다.

제2절 > 병원의 재고자산

병원의 재고자산은 재료비와 관리비의 일부로 되어 있으며 국내병원의 재고자산 비중은 총자산 중에서 큰 비중을 차지하고 있지 않지만 의료비용 중에서는 재고자산 사용이 높은 비중을 차지한다. 또한 의학기술의 발달과 첨단 의료진이 필요로 하는 진료재료, 의료소모품, 약품, 일반소모품 등이 점차 고급화되고 다양해지면서 재고자산의 비중은 점차 커져가고 있다.

병원의 재고자산[3]을 크게 보면 약품, 진료재료, 급식재료, 저장품, 의료부대물품이 있다.

---

1) 백화점이나 편의점, 슈퍼마켓의 재고자산은 상품이고 제조기업의 재고자산은 원재료 제품, 반제품이다. 병원의 재고자산은 약품, 진료재료, 의료소모품, 급식재료, 일반저장품 등이다.

2) 토지와 건물이 본사의 사무실이나 제품제조공장으로 사용된다면 유형자산, 토지와 건물을 판매목적으로 보유하면 재고자산, 토지와 건물을 투자목적으로 보유하면 투자자산이다.

3) 제3장의 의료기관의 재무상태표를 참조하기 바란다.

제3절 > 병원재고수량의 결정방법

병원재고수량(기말재고수량)의 결정은 회계기말의 재고액을 정확히 결정하기 위함이다. 왜냐하면 재고수량이 정확히 결정되어야 매출원가가 결정되어 당기순손익이 정확히 산정된다. 이 기말재고수량은 곧 재무상태표에 등재되어야 하며 재무상태표 등재를 위한 재고수량과 입고 시의 재고단가가 정확히 결정되어야 한다. 재고자산회계는 매출원가(판매액)를 결정하기 위해 기말재고를 계산하는데 기말재고는 재고자산의 수량과 단가의 곱으로 계산한다. 기말재고의 취득원가보다 판매가격이 낮을 때에는 저가법으로 평가한다. 따라서 재고자산 평가손실이라는 비용이 저가법에 의해 평가손실을 초래했던 상황이 해소되어 새로운 시가가 장부가액보다 가액을 초과하지 않는 범위 내에서 평가손실을 환입한다.

먼저 재고수량을 결정하는 실지재고조사법과 계속기록법에 대해 알아본다.

기말재고수량 × 단가 = 기말재고액

1. 실지재고조사법

실지재고조사법(periodic inventory system)은 회계기간 중에 상세한 재고기록을 하지 않고 기말에 보유재고와 물량을 재고창고에서 직접 확인하여 조사하는 방법이다. 따라서 품목의 종류별로 실제조사된 기말재고수량에 단위당 매입원가를 곱하여 기말재고액을 계산한다. 이 방법에 의할 경우 재고조사가 완료되기 전까지는 보유재고수량을 알 수 없으므로 매출원가도 실지재고조사가 완료되기 전에는 결정될 수 없다.

기초재고수량 + 당기매입수량 − 기말재고수량(실질재고수량) = 당기판매수량

판매가능수량 − 기말재고수량 = 판매수량

위의 식에서 판매가능수량은 병원에 입고된 실제의 기록에 의한 정확한 수량이고 기말재고수량은 결산 시 실지재고조사에 의한 정확한 수량이다. 그러나 판매수량은 정확하지 않을 수도 있다. 왜냐하면 도난이나 훼손, 손상이 발생해도 손상된 부분이 실지재고조사법에서는 판매수량에 포함된다.

2. 계속기록법

계속기록법(perpetual inventory system)은 재고의 종류별로 재고에 영향을 미치는 거래가 발생할 때마다 연속적으로 상세하게 기록하여 기말재고수량과 판매수량을 파악하는 방법이다.

계속기록법에 의하면 ① 기초재고의 수량과 원가, ② 매입수량과 원가, ③ 판매수량의 원가, ④ 재고변동이 있은 후의 보유재고수량과 원가 등이 상세하게 기록된다. 따라서 이 방법에 의하면 기말재고액과 당기의 매출원가가 재고기록장에 의해 즉시 파악될 수 있다.

기초재고수량 + 당기매입수량 − 당기판매수량 = 기말재고수량

당기판매가능수량 − 당기판매수량 = 기말재고수량

위의 식의 판매가능수량과 판매수량은 장부상의 기록에 의한 정확한 수량이다. 그러나 기말재고수량은 단순히 장부상의 계산에 의한 수량이기 때문에 정확한 수량이 아니다. 즉 재고자산은 가끔 도난, 훼손, 손상이 되기도 한다. 계속기록법에서는 감손(shrinkages)이 포함된다.

계속기록법의 장점은 고가품이면서 거래가 빈번하지 않은 물품의 거래에 적절한 방법이다. 단점은 재고를 출고해서 매출할 때 또는 사용할 때마다 일일이 장부상에 기입하는 것이 실무적으로 복잡하고 시간이 많이 소비된다. 회계기간말에 장부에 기록된 수량과 실제수량 간의 차이(재고자산감모손실)가 있는지를 조사한다.

제4절 병원재고의 원가(단가결정)배분방법

앞 절에서는 병원재고의 수량결정방법을 살펴보았다. 병원재고수량을 결정했다 하더라도 파악된 재고수량이 각각 단가가 달라질 수 있다. 왜냐하면 재고매입 시마다, 즉 약품이나 재료비의 가격을 항상 똑같은 가격으로 구입할 수 없기 때문이다. 따라서 매입 시의 단가에 의해 기말재고액이나 매출원가가 달라지기 때문에 어떤 단가를 적용해야 하느냐는 매우 중요한 문제이다. 결국 재고자산의 단가결정이 재고자산의 원가 배분이 되는 것이다. 재고자산의 원가배분방법에는 개별법, 평균법, 선입선출법, 후입선출법이 있는데 병원은 일단 위의 방법 중 한 가지를 선택해서 재고자산원가배분을 했다면 특별한 사유가 없는 한 이 방법으로 원가배분을 해야 한다. 일관된 회계정책만이 회계정보의 비교가능성과 목적적합성을 높일 수 있을 것이다. 병원이 어느 기간에는 후입선출법을, 어느 기간에는 선입선출법을 사용하여 재고자산이나 매출원가를 산출한다면 회계정보로서의 가치는 떨어지고 수많은 혼란을 야기할 것이다.

그림 9-1 재고자산의 원가배분방법

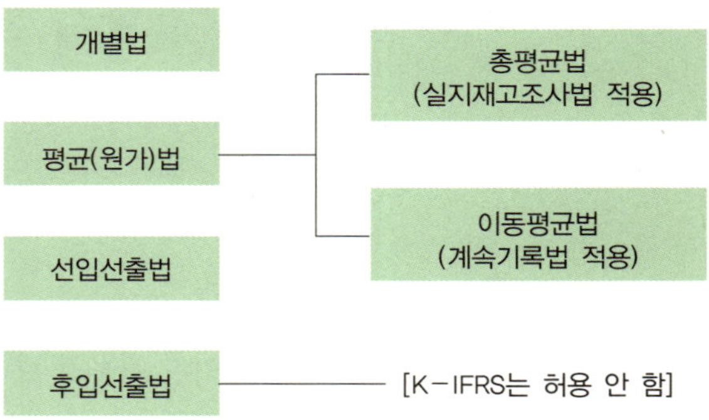

재고자산의 단가결정 원가배분방법을 살펴보기로 한다.

W대학부속병원의 6월 중 약품의 매입 및 판매(사용)약품자료는 다음과 같다.

	입·출고일	수량	단가	금액
기초재고	6/1	8	₩100	₩800
당기매입:				
	6/12	10	110	1,100
	6/18	20	120	2,400
	6/29	4	150	600
판매가능액(사용)		42		4,900
당기매출(사용)				
	6/14	12	?	?
	6/25	14	?	?
기말재고	(6/30)	16	?	₩?

1. 개별법

개별법(specific identification method)은 실물흐름에 따라 기말재고자산의 원가배분 방법을 채택하는 방법이다. 즉 개별적으로 매입할 때마다 모든 상품에 그 원가에 해당하는 가격표를 붙여두고 각각 식별하여 매입가격별로 사용된 것과 재고로 남은 것을 구별하여 재고자산가격을 결정한다. 이 방법은 상품의 단위당 원가뿐만 아니라 취득, 보유, 매출상황을 정확하게 알 수 있을 때 적용할 수 있다. 고가의 모피제품, 귀금속, 주문생산 선박, 항공기에 적용할 수 있다. 위의 표에서 6월 중 진료에 사용된 26개의 약품이 실제로 단가가 100원인 기초재고에서 7개와, 단가 110원인 6월 12일 매입분 9개, 단가가 120원인 6월 18일분 중 10개가 판매(사용)되었다면 기말재고 및 매출원가는 다음과 같다.

개별법에 의한 기말재고자산

		판매가능약품			판매	기말재고자산		
		수량	단가	금액	수량	수량	단가	금액
기초재고		8	100	800	7	1	100	100
매입	6/12	10	110	1,100	9	1	110	110
	6/18	20	120	2,400	10	10	120	1,200
	6/29	4	150	600	−	4	150	600
		42		₩4,900	26	16		₩2,010

판매가능약품액	₩4,900
−기말재고액	2,010
(진료, 사용) 매출원가	₩2,890

개별법은 실물흐름과 일치되어 수익, 비용이 정확히 대응되어 정확한 손익계산이 이루어지는 장점이 있으나 슈퍼마켓같이 품목이 많아 거래가 빈번한 경우에는 실무적으로 번거롭다.

또 당기순이익을 높이 올릴 목적으로 재고자산 중에서 의도적으로 구입가격이 낮은 약품을 먼저 매출하면 매출원가(진료원가)가 낮아져 이익조작에 사용될 수도 있다.

2. 평균법

평균법(average cost method)은 일정기간 동안의 재고자산의 매입원가를 평균한 평균원가로 판매가능상품원가를 매출원가와 기말재고로 배분하는 방법이다. 따라서 선입선출법이나 후입선출법같이 재고자산의 매입순서를 구분하지 않는다.

1) 총평균법(가중평균법)

총평균법은 사용가능한 약품의 총액을 총수량으로 나누어 계산된 평균단가를 기말재고자산의 단가로 가정하는 방법이다.

가중평균단가를 계산하고 기말재고액을 계산하면 다음과 같다.

$$\frac{\text{기초재고원가}+\text{당기매입원가}}{\text{기초재고수량}+\text{당기매입수량}}=\frac{\text{판매(사용)가능 총원가의 합}}{\text{판매(사용)가능 총수량}}=\text{평균단가}$$

$$\frac{₩4,900}{42}=₩116.6\times\text{기말재고자산 16개}=₩1,865$$

판매가능액	₩4,900
− 기말재고액	1,865
매출원가	₩3,035

대량생산이나 유류와 같은 동일물질이 혼합 보관되는 재고계산에 편리하며 실무에

서 적용하기 편하다. 그러나 회계기말에만 계산하기 때문에 회계기간 중의 재고자산 원가를 알 수 없는 단점이 있으며 실지재고조사법에서 가능하다.

2) 이동평균법

이동평균법(moving average cost method)은 재고자산을 구입할 때마다 해당 수량과 금액을 각각 직전까지 기록된 재고수량과 잔액(누계기준금액)에 더하여 새로운 평균단가를 구하여 기말재고단가로 가정하는 방법이다. 이동평균법을 적용하기 위해서는 다음과 같이 평균단가를 구한다.

평균단가=(신규매입액+직전의 재고액)÷(신규매입수량+직전의 재고수량)
매출원가=매출수량×평균단가
매출 후 재고자산=직전거래 후의 재고자산−매출원가

실지재고조사법에서는 적용할 수 없고 계속기록법 적용 시에만 사용가능하다.

3. 선입선출법

선입선출법(First−In First Out method: FIFO)은 먼저 입고(매입)된 것이 먼저 출고(사용)된 것으로 가정하는 방법이다. 이 방법에서 기말재고액은 최근의 매입원가를 나타내지만 매출원가는 과거에 매입된 가격으로 손익계산서에 반영되기 때문에 인플레이션 시 낮은 매출원가가 되므로 상대적으로 높은 당기순이익이 보고된다.

선입선출법으로 계산하면 다음과 같다.

선입선출법에 의한 기말재고자산

		판매가능약품			판매	기말재고자산		
		수량	단가	금액	수량	수량	단가	금액
기초재고		8	100	800	8			
매입	6/12	10	110	1,100	10			
	6/18	20	120	2,400	8	12	120	1,440
	6/29	4	150	600	−	4	150	600
		42		₩4,900	26	16		₩2,040

	판매가능약품액	₩4,900
-	기말재고액	2,040
	매출원가	₩2,860

선입선출법은 기말재고자산이 최근의 시가에 근접한 가액으로 표시되어 타당성은 인정되지만 매출원가가 과거의 매입가격으로 표시되어 낮기 때문에 수익비용대응에는 적절치 못하다.

4. 후입선출법

후입선출법(Last-In First-Out: LIFO) 가장 최근에 매입된 약품이 먼저 사용된 것으로 가정하여 기말재고를 계산하는 방법이다. 따라서 매출원가는 최근에 매입된 가격이 손익계산서에 반영된다. 후입선출법은 인플레이션 시 기말재고자산이 낮게 평가된다. 또한 수익비용대응에도 적절히 대응하게 된다. 그러나 인플레이션 시 매출원가가 커져서 당기순이익이 낮아진다. 따라서 세금을 줄이는 효과가 있다. 기업의 역사가 오래되면 재고자산가액과 시가와의 차액이 커지게 된다.

후입법에 의한 기말재고자산

		판매가능약품			판매	기말재고자산		
		수량	단가	금액	수량	수량	단가	금액
기초재고		8	100	800		8	100	800
매입	6/12	10	110	1,100	2	8	110	880
	6/18	20	120	2,400	20			
	6/29	4	150	600	4			
		42		₩4,900	26	16		₩1,680

	판매가능약품액	₩4,900
-	기말재고액	1,680
	매출원가	₩3,220

제5절 > 재고자산 단가결정방법의 비교

재고자산 단가결정방법의 비교

	선입선출법	개별법	총평균법	후입선출법
매출	₩5,200	₩5,200	₩5,200	₩5,200
매출원가	2,860	2,890	3,035	3,220
매출총이익	2,340	2,310	2,165	1,980

매출총이익의 크기는 선입선출법, 개별법, 총평균법, 후입선출법의 순으로 나타나며 매출원가는 역순이다.

기말재고자산가액의 비교

선입선출법	개별법	총평균법	후입선출법
₩2,040	₩2,010	₩1,865	₩1,680

매출원가의 비교

선입선출법	개별법	총평균법	후입선출법
₩2,860	₩2,890	₩3,035	₩3,220

제6절 재고자산의 회계처리

예제 9-1

다음은 W대학병원의 5월 중 재고자산의 구입과 사용에 관한 자료이다. 알맞은 회계처리를 하라.

| 풀이 |

① 5/5 약품 600,000원과 진료재료 300,000원을 구입하였다. 이 중 400,000원은 현금을 지불하고 나머지를 외상으로 하였다.

(차)		(대)	
약 품	600,000	현 금	400,000
진료재료	300,000	외상매입금	500,000

② 5/10 외상으로 매입한 약품비 500,000원을 현금으로 지급하였다.

(차)		(대)	
외상매입금	500,000	현 금	500,000

③ 5/20 5월 5일 구입한 약품 200,000원과 진료재료 200,000원을 수술과 기타 진료행위에 사용하였다.

(차)		(대)	
진료재료비	200,000	진료재료	200,000
약 품 비	200,000	약 품	200,000

④ 5월말의 진료재료와 약품의 재고액은 얼마인가?

진료재료 재고: 100,000원

약품 재고: 400,000원

객관식 연습문제

01. 아래의 재고자산에 대해 연도말 결산 시 재고약품 평가액은 얼마인가?

> W대학병원에서 진통제 2,000알을 당해연도 5월 31일 단가 15원을 지급하고 구매하였으며, 추가로 10월 30일 단가 20원에 3,000알을 구입하였다. 당해연도, 연말 결산 시 사용하고 남은 수량(재고수량)은 2,000알이었다. 단 W대학병원은 재고자산평가방법을 선입선출법(FIFO)을 이용하고 있다.

① 40,000원 ② 90,000원
③ 30,000원 ④ 60,000원

02. 당해기간 재고약품에 대한 약품비 소모액은 얼마인가?

① 40,000원 ② 50,000원
③ 60,000원 ④ 90,000원

03. 재고자산의 계산방법 중 틀린 것은 무엇인가?

① 기말재고=재고수량×재고단가
② 당기소모=(기초재고+기말재고)−당기매입
③ 기말재고=(기초재고+당기매입)−당기소모
④ 당기소모=(기초재고+당기매입)−기말재고

04. 부동산매매업자가 분양하는 아파트와 토지의 올바른 계정과목은 무엇인가?

① 유형자산 ② 투자자산
③ 재고자산 ④ 당좌자산

05. 재고자산 단가결정방법 중 기말재고자산가액에 대한 설명이다. 틀린 것은 무엇인가?

① 선입선출법에 의한 단가결정방법이 기말재고자산가액은 가장 크다.
② 후입선출법에 의한 단가결정방법이 기말재고자산가액은 가장 작다.
③ 기말재고자산가액은 매출원가의 영향을 받는다.
④ 후입선출법에 의한 기말재고자산가액은 K−IFRS에서 인정하고 있다.

06. 병원회계준칙상 재고자산으로 분류된 것으로 짝지어진 것은 무엇인가?

① 약품−사무용기기 ② 진료재료−공기구비품

③ 기계설비 – 의료기기 ④ 의료소모품 – 급식재료

07. 다음 중 재고자산이 아닌 것은 무엇인가?

① 약품 ② 진료재료
③ 의료장비 ④ 미착재료

08. 병원회계준칙상의 유형고정자산에 해당되지 않는 것은 무엇인가?

① 기계설비 ② 의료기기
③ 의료소모품 ④ 차량운반구

09. 아래와 같이 재고자산의 입출고가 있는 경우를 가정하고 선입선출법에 의하여 6월말 기말 재고액을 계산하면 얼마인가?

〈6월 중 입출고자료〉

일자	입고	출고	재고
6월 2일	200개×@₩40		200개
6월 10일	600개×@₩50		800개
6월 15일	–	400개	400개
6월 30일	200개×@₩45		600개

① 18,000원 ② 20,000원
③ 29,000원 ④ 47,000원

10. 위의 자료에서 6월 중 재료비는 얼마인가?

① 8,000원 ② 10,000원
③ 15,000원 ④ 18,000원

11. 9월 10일 선입선출법에 의해 200개가 출고되었다면 단가는 얼마인가?

① 9월 10일 출고량 200개의 단가는 40원
② 9월 10일 출고량 200개의 단가는 50원
③ 9월 10일 출고량 200개의 단가는 45원
④ 9월 10일 출고량 200개의 단가는 35원

12. 재고자산가액 결정방법 중 틀린 것은 무엇인가?

① FIFO ② LIFO
③ 총평균법 ④ 이동평균법
⑤ 실제조사평균법

13. W대학부속병원에서 진통제 5,000알을 3월 30일에 단가 15원을 지급하고 구매하였고, 추가로 11월 5일 단가 20원에 4,000알을 구입하였다. 해당 연도 연말결산 시 재고수량은 3,000알이었다. W대학부속병원은 선입선출법을 재고자산평가방법으로 사용하고 있는데 연말결산 시 진통제 재고의 평가액은 얼마인가?

① 30,000원　　② 45,000원
③ 60,000원　　④ 75,000원

14. 재고수량의 결정공식 중 옳은 것은 무엇인가?

① 실제재고조사법: (전기이월량+당기매입량)−기말재고량=당기소모량
② 실제재고조사법: (전기이월량+기말재고량)−당기매입량=당기소모량
③ 계속기록법: (전기이월량+당기매입량)−기말재고량=당기소모량
④ 위의 ①, ②, ③ 모두 맞다.
⑤ 위의 ①, ②, ③ 모두 틀리다.

15. 재고수량의 결정방법에 대한 설명 중 해당되는 내용으로 옳은 것은 무엇인가?

(가) 실제재고조사법	(나) 평균법
(다) 계속기록법	(라) 선입선출법

① (가), (나), (다)　　② (가), (다)
③ (나), (라)　　④ (라)
⑤ (가), (나), (다), (라)

16. 재고단가의 결정방법에 해당되지 않는 것은 무엇인가?

① 개별법　　② 선입선출법
③ 후입선출법　　④ 평균법
⑤ 실제재고조사법

17. 다음은 재고자산의 수량결정방법에 관한 내용이다. 올바르지 않는 것은 무엇인가?

① 실제재고조사법은 기중의 출고량에 대하여 일일이 기록하지 않는다.
② 실제재고조사법은 장부기록이 간편하고 외부보고목적에 충실한 방법이다.
③ 계속기록법을 사용할 시 기중 언제라도 재고금액을 파악할 수 있으며 도난, 파손, 마모 등을 통제하는 데 적절하다.
④ 계속기록법에 의해 파악한 기말재고수량은 파손, 마모, 도난 등을 고려하므로 실제재고수량과 동일하다.

18. 다음은 재고자산과 관련된 K-IFRS의 내용이다. 올바르지 않은 것은 무엇인가?

① 위탁판매는 수탁자가 판매한 날에 위탁자의 재고자산을 감소시킨다.
② 주문생산된 특별주문품은 인도시점에 수익을 전액 인식한다.
③ 선적지 인도조건인 미착상품은 판매자의 재고자산에서 제외시킨다.
④ 시송품은 구매자가 매입의사를 표시하는 때에 판매자의 재고자산에서 제외시킨다.

19. 다음의 재고자산의 기말단가결정방법 중 K-IFRS에서 인정하고 있지 않는 방법은 무엇인가?

① 선입선출법 ② 후입선출법
③ 총평균법 ④ 이동평균법

20. 다음 재고자산의 기말단가산정방법 중 인플레이션하에서 당기순이익이 가장 큰 방법은 무엇인가?

① 선입선출법 ② 후입선출법
③ 총평균법 ④ 이동평균법

21. 다음 자료를 이용하여 계속기록법하에서 선입선출법에 의한 기말재고액을 구하면 얼마인가?

내역	수량	단가	금 액
기초재고	1,000개	@₩400	₩400,000
9월 5일 매입	500개	@₩500	₩250,000
11월 5일 매출	800개	@₩700	₩560,000
12월 23일 매출	600개	@₩800	₩480,000
12월 26일 매입	400개	@₩600	₩240,000

① 200,000원 ② 280,000원
③ 290,000원 ④ 300,000원

22. 다음 중 재고자산의 성격에 적합하지 않은 항목은 어느 것인가?

① 생산에 투입되기 위해 대기 중인 자산
② 생산과정 중에 있는 자산
③ 생산이 완료되어 창고에 보관 중인 자산
④ 생산이 완료되어 할부로 판매되는 제품

23. 재고자산의 평가 시 K-IFRS에서는 저가법을 적용한다. 이때 공정가액은 다음 중 어느 것인가?

① 순실현가능가액 ② 현행대체원가
③ 회수가능가액 ④ 현금흐름할인가치

24. 재고자산에 대한 설명이다. 옳지 않은 것은 무엇인가?

① 의학기술의 발달과 첨단 의료진이 필요로 하는 재고자산의 비중은 높아지고 있다.
② 일반적으로 재무상태표상의 재고자산은 약품, 진료재료, 급식재료, 화장품, 의료부대물품이 있다.
③ 회계기간 중 사용된 재고자산은 의료비용이 된다.
④ 토지와 건물을 판매목적으로 보유하면 유형자산이다.

25. 재고자산의 단가결정방법에 관한 비교이다. 옳지 않은 것은 무엇인가?

① 매출총이익의 크기는 선입선출법, 개별법, 총평균법, 후입선출법의 순으로 나타난다.
② 결과적으로는 모두 같은 방법이다.
③ 매출원가의 크기는 후입선출법, 총평균법, 개별법, 선입선출법의 순으로 나타난다.
④ 기말재고자산가액의 크기는 선입선출법, 개별법, 총평균법, 후입선출법의 순으로 나타난다.

객관식 연습문제 정답

01. ① 5/31 2,000알×15원=30,000원
10/30 300알×20원=60,000원
12/31 2,000알(재고수량): 선입선출법이므로 5월 31일 2,000알과 10월 30일 3,000알 중 1,000알이 사용되고 남은 2,000알×20원=40,000원임

02. ② 약품소모액은 5월 31일 30,000=10월 30일 1,000×20원=20,000. 따라서 50,000원임

03. ②

04. ③ 토지와 건물이 본사의 사무실이나 제품제조공장으로 사용된다면 유형자산, 토지와 건물을 판매목적으로 보유하면 재고자산, 투자목적으로 보유하면 투자자산임

05. ④ 06. ④ (병원에서 급식재료는 재고자산임) 07. ③ (의료장비는 유형자산임)

08. ③ (의료소모품은 진료재료로서 재고자산임)

09. ③ 6월 15일 출고는 6월 2일분 @₩40×200개=8,000원과 6월 10일분 @₩50×200개=1,000원이 출고되었으므로(재료비) 6월 30일의 재고액은 단가 50원짜리 400개와 단가 45원짜리 200개를 더한 것임 (20,000+9,000=29,000원)

10. ④ 9번 참고 11. ② 12. ⑤

13. ③ 3월 30일 5,000알×15원=75,000원, 11월 5일 4,000알×20원=80,000원. 선입선출법에 의하므로 재고는 20원짜리×3,000알이므로 60,000원임

14. ① 계속기록법은 장부상에 당기소모량이 나타낸다. 따라서 ③은 (전기이월량+당기매입량)−당기소모량=기말재고량

15. ② 16. ⑤ 17. ④ 18. ② 19. ② 20. ① 본문 참고

21. ③ 기초재고 1,000개 @₩400
9/5 매입 500개 @₩500
11/5 매출 800개 @₩200
기초재고에서 800개를 매출하면 @₩400원짜리 200개 남게 될 @₩400×200개=80,000원+9월 5일 매입 250,000원=330,000원에서 12월 23일 600개 매출은 400원짜리 200개와 500원짜리 100개와 12월 26일 매입된 600원짜리 400개임

22. ④ 23. ① 24. ④ (판매목적이면 재고자산이다) 25. ① (같은 방법이 아니다)

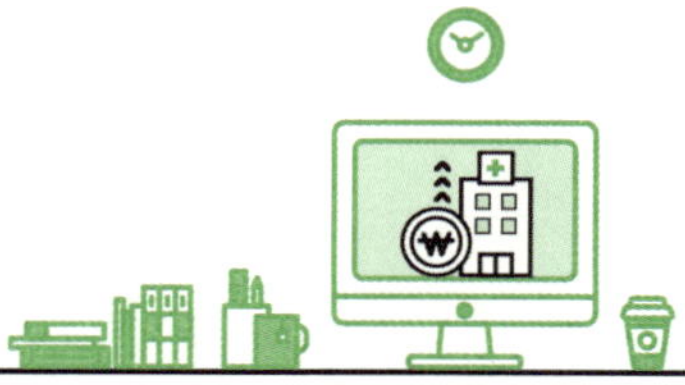

CHAPTER 10

유형자산 및 무형자산

＊시사경제 ㄴ 콜금리를 인상한다는데…

한국은행은 금융통화위원회를 열어 콜금리수준을 0.25% 인상한다고 발표하였다. 콜금리 인상에 따라 시중금융기관의 예금대출금리도 올라갈 것으로 예상된다.

콜금리 인상의 배경으로 한국은행은 다음의 사항을 지적했다.

- 저금리를 배경으로 가계대출이 크게 늘어나는 등 통화량 증가세가 확대되었다.
- 과잉유동성을 방지하고, 물가안정 기조를 다지기 위함이다.
- 소비와 설비투자 등 실물경제가 계속 좋은데다 수출이 증가세로 돌아섰고, 설비투자도 개선될 기미를 보이는 등 회복세가 더욱 뚜렷해지는 모습이다.

콜금리란 금융기관 상호 간의 단기적 자금이동에 대한 이자율이다. 빌려 준 은행의 입장에서는 콜론(call loan)이라 하며, 빌린 은행의 입장에서는 콜머니(call money)가 된다.

콜금리가 인상되면 은행이자율의 인상이 바로 뒤따르게 되므로 이자율정책에서 중요하다. 콜금리 인상에 따른 기대 및 가능성은 다음과 같은 영향력을 가진다.

- 화폐가치 안정 기대
- 실물경제의 약화가능성
- 국공채 상승폭의 확대
- 증권시장의 주가와는 역행
- 원화가치 상승으로 외환율의 변동

정부는 콜금리 인상을 통하여 다음과 같은 효과를 기대하는 것으로 나타난다.

- 금리인상은 통화팽창으로 인한 과잉유동성을 막기 위한 긴축정책의 일환
- 대출금리 인상으로 연결돼 이자부담의 증가로 가계대출의 감소
- 원화가치의 상승으로 환율하향 조정가능
- 환차손 발생으로 수출감소
- 증권시장 유입자금의 부족으로 주가지수의 하향
- 투자감소－생산활동 완만－경제성장률의 조정

제1절 유형자산의 의의와 종류

유형자산(property plant and equipment)은 병원이 영업활동과정에서 사용할 목적으로 비교적 장기간(1년 이상) 보유하고 있는 물리적 형체가 있는 자산을 말한다. 예를 들어 양계장에서 육계용 닭을 보유하고 있으면 재고자산이지만 달걀 생산용 닭을 보유하고 있으면 유형자산이다. 또한 토지나 건물을 투자목적으로 보유하고 있으면 투자자산이다. 유형자산의 종류에는 병원토지, 병원건물, 구축물, 의료기기, 차량운반구 등이 있다.

계정과목	내용
토지	토지, 임야, 전답, 잡종지 등으로 이는 감가상각대상자산이 아니며, 투자목적일 경우 투자자산이다.
건물	건물, 냉난방, 전기, 통신 및 기타의 건물부속설비 등
차량운반구	영업활동에 사용되는 승용차, 트럭 등 육상운반구
비품	컴퓨터, 온풍기, 에어컨 등 집기비품
기계장치	진료용 제반 의료장비, 운송설비(컨베이어, 호이스트, 기중기 등)와 기타의 부속설비
건설중인 자산	유형자산을 건설하기 위해 지출한 금액으로 아직 건설완료가 되지 않아 임시적으로 처리하는 계정으로 건설완료 시 해당 계정으로 대체하며, 감가상각대상자산이 아니다.

유형자산과 관련된 회계처리는 크게 5가지로 나누어진다.

① 취득원가의 결정
② 유지·개선을 위한 지출
③ 원가의 기간배분
④ 평가
⑤ 처분손익의 인식

제2절 유형자산의 취득원가

구입에 따른 취득원가는 구입대금에 부대비용을 가산한 금액으로 결정한다. 여기서 부대비용이란 유형자산을 구입하여 본래의 기능을 발휘할 수 있도록 하기까지 소요된 구입수수료, 운송비, 하역비, 설치비, 시운전비 등을 말한다. 자가건설에 의할 경우의 취득원가는 건설에 소요된 모든 재료비와 노무비 그리고 건설된 자산과 관련하여 직접적으로 발생한 모든 간접비로 구성한다. 그리고 차입에 의한 자가건설의 경우 가동 전까지의 기간에 속하는 차입금의 이자를 취득원가에 포함시킨다.

예제 10-1

다음 자료로 거래를 분개하라.
- W대학병원은 의료기기 30,000,000원을 수표를 발행하여 구입하였다.
- 구입 시 구입수수료와 시운전비 5,000,000원을 현금지급했다.

| 풀이 |

(차) 의료기기	35,000,000	(대) 당좌예금	30,000,000
		현 금	5,000,000

예제 10-2

W대학병원은 병원을 신축하기 위하여 토지구입비 20,000,000원을 수표를 발행하여 지급하였다. 중개수수료, 등기비, 취득세를 합하여 3,000,000원은 현금지급하였다. 회계처리하라.

| 풀이 |

(차) 토 지	23,000,000	(대) 당좌예금	20,000,000
		현 금	3,000,000

예제 10-3

병원에 사용할 토지를 취득하고 현물투자하였다. 토지가액은 1억원이다. 회계처리하라.

| 풀이 |

(차) 토 지	100,000,00	(대) 기 본 금	100,000,000

제3절 > 유형자산의 유지 · 개선을 위한 지출

1. 자본적 지출과 수익적 지출

유형자산의 원가에 산입되는 지출을 자본적 지출(capital expenditure)이라 하며, 동일한 유형자산에 대한 지출이라도 원가에 산입할 수 없는 것을 수익적 지출(revenue expenditure)이라 한다. 즉 유형자산의 구입과 건설을 위한 지출은 물론 증설이나 증원에 소요된 지출로서 금액이 클 경우에는 회계상 처리에 문제가 생긴다.

유형자산의 수선과 유지를 위한 원상회복은 수익적 지출로 처리하여 당해 연도의 비용으로 처리하고, 개량을 위한 지출은 개념상 자본적 지출로 보아 당해 자산의 원가에 가산하여야 한다.

그러나 개량 그 자체는 실제상 수선과 유지의 행위와 동시에 행하는 경우가 많으며 개량에 관련된 지출 중에는 때때로 단순한 수선과 유지를 위한 지출분이 혼합되어 있는 경우를 볼 수 있다. 또한 설비자산은 감가상각 계획 설정에 있어서 내용연수의 산정과 관련하여 어느 정도의 수선과 유지가 있을 것으로 예측되어 있는 것이다.

따라서 이와 같은 지출에 관하여 그것이 유형자산의 가치증가를 가져오는 지출, 즉 감가상각 계획 설정 당시에 예정되었던 본래의 능력에 비하여 당해 유형자산의 내용연수를 연장시키거나 또는 작업능력을 질적이나 양적으로 높이는 효과를 가지는 경우에는 그 효과에 상당한 지출부분을 자본적 지출로서 당해 유형자산의 원가에 가산하여 그 지출의 효과를 이연시키고 있다.

기업회계기준에서는 유형자산의 내용연수를 연장시키거나 가치를 실질적으로 증가시키는 지출은 자본적 지출로 하고, 당해 유형자산의 원상을 회복시키거나 능률 유지를 위한 지출은 수익적 지출로 처리하도록 규정하고 있다. 법인세법 시행규칙에서는 다음과 같이 구체적인 예를 들어 자본적 지출과 수익적 지출을 구별하고 있다.

1) 자본적 지출

① 본래의 용도를 변경하기 위한 개조
② 엘리베이터 또는 냉난방장치의 설치
③ 빌딩 등에 있어서 피난시설 등의 설치

④ 재해 등으로 인하여 건설기계설비 등이 멸실 또는 훼손되어 당해 자산의 본래의 용도에 이용가치가 없는 것의 복구

⑤ 기타 개량・확장・증설 등 전 각호와 유사한 성질의 것

2) 수익적 지출

① 건물 또는 벽의 도장

② 파손된 유리나 기와의 대체

③ 기계의 소모된 부속품의 대체와 벨트의 대체

④ 자동차 타이어 튜브의 대체

⑤ 피해를 입은 자산에 대한 의장의 복구・도장・유리의 삽입

⑥ 기타 조업가능한 상태의 유지 등 전 각호와 유사한 성질의 것

예제 10-4

W대학병원은 병원건물의 리모델링 공사를 하였다. 총공사비는 100,000,000원며 이 중 50,000,000원은 냉난방시설비이고 나머지 50,000,000원은 시설의 개보수로 현금이 사용되었다. 필요한 회계처리를 하라.

| 풀이 |

(차)	건　　물	50,000,000	(대) 현　　금	100,000,000
	수선유지비	50,000,000		

예제 10-5

의료장비를 수리하였다. 핵심부품 교체비 10,000,000원과 수리비용 200,000원, 부속나사와 볼트 등 50,000원이 소모되어 이를 현금지급하였다. 회계처리하라.

| 풀이 |

(차)	의료기기	10,000,000	(대) 현　　금	10,250,000
	수선유지비	250,000		

예제 10-6

병실의 커튼과 바닥타일 일부를 교체하였다. 대금은 200,000원을 수표발행하였다. 회계처리하라.

| 풀이 |

자본적 지출:	(차) 건　　물	200,000	(대) 당좌예금	200,000
수익적 지출:	(차) 수선유지비	200,000	(대) 당좌예금	200,000

제4절 유형자산의 감가상각

1. 감가상각의 의의와 필요성

유형자산은 현재 건설중인 자산을 제외하고는 사용, 진부화 등 여러 가지 원인으로 인하여 그 경제적 가치가 점차 감소되어 간다. 따라서 정확한 기간손익을 계산하고, 또한 유형자산의 가액을 정확하게 산출하기 위해서는 유형자산의 취득원가 중에서 당기에 가치가 소멸되어 비용화된 부분과 아직 가치가 남아 있어 미래의 효익을 제공할 수 있는 부분을 구분하는 절차가 필요하다.

이러한 가치감소분의 비용화절차를 감가상각(depreciation)이라 한다. 즉 감가상각이란 유형자산의 공정한 비용배분을 통하여 각 회계기간의 손익을 올바르게 계산하고 이에 따라 진실한 재무상태 및 경영성과를 나타내기 위해서 유형자산의 취득원가를 각 기간에 배분하는 절차라고 할 수 있다. 한편 유형자산의 감가상각을 depreciation, 자연자원의 감모를 depletion, 영업권의 상각을 amortization으로 구별하고 있지만, 우리나라에서는 depreciation을 감가상각, amortization을 상각이라 표현하고 있다.

감가상각비가 병원의 비용에서 차지하는 비중은 아주 크기 때문에 뒤에서 설명하는 감가상각방법 중 어느 방법을 사용하느냐에 따라 감가상각비가 달라져 기업의 이익규모도 달라진다. 가혹하게 말하면 감가상각비를 조절하여 적자에서 흑자로 둔갑할 수도 있다.

병원회계기준에서도 합리적인 방법에 의한 감가상각방법을 인정하고 있어 감가상각방법의 선택은 병원의 자율에 맡겨져 있다고 볼 수 있다.

감가상각대상금액(감가상각기준액)=취득원가−잔존가치

2. 감가상각의 계산요소

감가상각의 계산요소에는 다음의 세 가지가 있다.

1) 취득원가(original cost)

이것은 기초원가라고도 하며 유형자산의 최초의 구입가격 또는 자가제작이나 건설의 경우 제조원가 또는 건설원가에다 목적에 맞게 사용가능하도록 하는 데 소용되는 일체의 부대비용을 합계한 금액이다. 또한 유형자산 취득 후에 발생되는 수선비 등의 자본적 지출도 취득원가에 가산한다.

2) 잔존가치(scrap value)

잔존가치란 자산이 사용불능이 되어 폐기처분될 때 받을 수 있으리라고 기대되는 금액으로 폐기처분 시 소요되는 비용이 있을 때는 이를 차감한 순수입액을 잔존가치로 한다.

3) 내용연수(useful life)

유형자산이 영업활동에 사용할 수 있는 예상기간, 즉 사용불능되어 폐기할 때까지의 추정연수를 말한다. 내용연수는 반드시 기간적인 의미만 있는 것이 아니라 생산량 또는 활동능력(예, 기계운전시간)으로 평가될 수 있다. 또한 내용연수는 물리적 감가와 기능적 감가를 모두 고려하여 결정되어야 하지만, 이를 정확하게 추정하기란 어려우므로 회계실무에서는 물리적 요인만을 고려하거나 또는 법인세법상의 내용연수를 고려하여 결정한다.

3. 감가상각의 회계처리방법

감가상각에 대한 회계처리는 감가상각비를 해당 유형자산의 장부금액에서 직접 차감하는 방법이 있다.

〈직접상각법〉

(차) 감가상각비 ××× (대) 유형자산 ×××

또한 유형자산의 장부금액을 직접 차감하지 않고 감가상각누계액을 사용하는 방법이 있다.

〈간접상각법〉

(차) 감가상각비 ××× (대) 감가상각누계액 ×××

감가상각비는 포괄손익계산서에 표시되는데 상품매매기업은 판매비와 관리비로 보고되며 제조기업은 매출원가의 일부(제조원가)로 보고된다.

간접법을 사용할 경우 감가상각누계액계정은 재무상태표에 해당 유형자산의 차감계정으로 표시한다. 표시방법은 해당 유형자산 아래 표시된다.

재무상태표(약식)

의료기기	7,000,000	
감가상각(4,000,000) 누 계 액	3,000,000	

1) 감가상각방법

구분	방법
정액법	일정액감소
체감잔액법 (가속상각법)	• 정률법 • 이중체감법(정액법의 배법) • 연수합계법
비례법	• 생산량비례법 • 작업시간비례법

※ 참고로 위의 방법 중 병원행정사시험에 자주 출제되는 방법은 정액법과 정률법이다.

다음 예시자료를 이용하여 각 방법을 설명하고자 한다.

〈예시자료〉

W대학병원은 20×0년 1월 1일 의료기기를 10,000,000원에 취득하였다. 이 의료기기의 내용연수는 3년 잔존가치는 1,000,000원으로 추정되며 이 기기를 이용한 환자진료는 250,000건으로 추정되며 총진료시간은 100,000시간으로 추정된다.

W대학병원은 20×0년에 이 의료기기를 20,000시간 가동하여 80,000명의 환자를 진료하였으며 20×1년에 45,000시간 가동하여 100,000명의 환자를 진료하였고 20×2년에는 35,000시간 가동하여 70,000명의 환자를 진료하였다.

(1) 정액법

가장 간편한 방법으로 직접법 또는 균등액상각법이라고도 하며 감가상각기간에 비례하여 발생한다.

$$감가상각비 = \frac{취득원가 - 잔존가치}{내용년수}$$

예제 10-7 정액법의 감가상각방법

다음 자료를 보고 회계처리하라.

연도	계산식	감가상각비	누계액	기말장부가액
20×0년 1월 1일				₩10,000,000
20×0년 12월 31일	$(10,000,000-1,000,000)\times\frac{1}{3}$	₩3,000,000	₩3,000,000	7,000,000
20×1년 12월 31일	$(10,000,000-1,000,000)\times\frac{1}{3}$	3,000,000	6,000,000	4,000,000
20×2년 12월 31일	$(10,000,000-1,000,000)\times\frac{1}{3}$	3,000,000	9,000,000	1,000,000

| 풀이 |

〈20×0년 12월 31일의 회계처리(간접법)〉

(차) 의료기기감가상각비 3,000,000 (대) 의료기기감가상각누계액 3,000,000

※ 병원행정사시험에는 가끔 잔존가치는 없는 것으로 가정하고 시험문제가 출제된다. 이때 20×0년 12월 31일의 감가상각비는 $10,000,000\times\frac{1}{3}$로 3.333.333이 되며 장부가액은 6.666.667원이 된다.

(2) 체감잔액법

감가상각 초기에 감가상각되는 금액이 크다고 하여 가속상각법이라고도 한다. 정률법, 이중체감법, 연수합계법이 있다.

가. 정률법

해당 유형자산의 기초장부금액에 매기 일정률의 감가상각률을 곱하여 감가상각비를 산정한다. 내용연수가 경과함에 따라 절차적으로 감가상각비가 감소하게 되므로 체감잔액법이다. 감가상각기간초에 감가상각액이 많아지므로 순이익은 적게 계상되어 초기 세금혜택이 크다.

감가상각비＝장부금액×정률

장부금액＝취득원가－감가상각누계액

$$정률 = 1 - \sqrt[n]{\frac{잔존가액}{취득원가}}$$

연도	계산식	감가상각비	누계액	기말장부가액
20×0년 1월 1일				₩10,000,000
20×0년 12월 31일	10,000,000×0.5358	₩5,358,000	₩5,358,000	4,642,000
20×1년 12월 31일	4642,000×0.5358	2,487,183	7,845,183	2,154,817
20×2년 12월 31일	2,154,817－1,000,000	1,154,817	9,000,000	1,000,000
계		₩9,000,000		

① 단수차이조정(장부금액과 잔존가치가 일치하도록 감가상각비로 정함)

② $상각률 = 1 - \sqrt[3]{\frac{1,000,000}{10,000,000}} = 53.58\%$

③ 기출제된 문제에서 상각률은 수험자가 계산하지 않고 문제에 상각률이 표시되며 정률법의 특징 등을 묻는다.

예를 들면 정률법은 초기에 감가상각금액이 크다는 것을 아는지를 묻는다.

〈20×0년 12월 31일의 회계처리(간접법)〉

(차) 감가상각비	5,358,000	(대) 감가상각누계액	5,358,000

나. 이중체감법

정액법의 배법이라고도 하며 상각률을 간편하게 계산하기 위해 정액법에 따른 상각률의 2배로 적용하고 정률법과 동일한 방법으로 장부금액에 이중체감률을 곱하여 감가상각액을 계산하는 방법으로 가속상각법에 속한다.

$$감가상각비=(취득원가-전기말감가상각누계액)\times 상각률$$

$$상각률=\frac{1}{내용년수}\times 2=2\times 정액법의\ 상각률$$

이중체감법은 정률법과 달리 상각률에 잔존가치를 고려하지 않았기 때문에 내용연수 마지막 연도의 감가상각비는 미상각잔액－잔존가치이다.

연도	계산식	감가상각비	누계액	기말장부가액
20×0년 1월 1일				₩10,000,000
20×0년 12월 31일	$10,000,000\times\frac{2}{3}$①	₩6,666,667	₩6,666,667	3,333,333
20×1년 12월 31일	$3,333,333\times\frac{2}{3}$	2,222,222	8,888,889	1,111,111
20×2년 12월 31일	1,111,111－1,000,000	111,111	9,000,000	1,000,000
계		₩9,000,000		

① $상각률=\frac{1}{내용년수}\times 2=\frac{1}{3}\times 2=\frac{2}{3}$

② 단수차이조정(장부금액과 잔존가치가 일치하도록 감가상각비로 조정)

③ 지금까지 병원행정사시험에 출제된 적은 없음(2012~2017년까지)

〈20×0년 12월 31일 회계처리(간접법)〉

(차) 감가상각비 6,666,667 (대) 감가상각누계액 6,666,667

다. 연수합계법

연수합계법은 내용연수의 합계를 분모로 하고 잔여내용연수를 분자로 하여 감가상각률을 감가상각대상액에 곱하여 감가상각액을 산출한다.

$$감가상각비 = (취득원가 - 잔존가치) \times 상각률$$

$$상각률 = \frac{잔여내용년수}{내용년수의\ 합계}$$

연도	계산식	감가상각비	누계액	기말장부가액
20×0년 1월 1일				₩10,000,000
20×0년 12월 31일	$10,000,000 - 1,000,000 \times \frac{3}{6}$	₩4,500,000	₩4,500,000	5,500,000
20×1년 12월 31일	$10,000,000 - 1,000,000 \times \frac{2}{6}$	3,000,000	7,500,000	2,500,000
20×2년 12월 31일	$10,000,000 - 1,000,000 \times \frac{1}{6}$	1,500,000	9,000,000	1,000,000

① 연수합계=1+2+3=6

② 출제된 적 없음(2012~2017년까지)

〈20×0년 12월 31일 회계처리(간접법)〉

(차) 감가상각비 4,500,000 (대) 감가상각누계액 4,500,000

(3) 비례법

비례법에는 생산량비례법과 작업시간비례법이 있다. 병원유형자산의 감가상각방법으로 고려해 볼 가치가 있다.

가. 생산량비례법

내용연수를 기준으로 감가상각비를 계산하지 않고 생산량 또는 사용량에 비례하여 감가상각비를 계산하는 방법이다. 산림, 유전, 천연자원, 광산과 광물자원에 적용되며 총추정생산량에 대한 당기실제생산량의 비율에 따라 감가상각비가 계산되므로 수익과 비용이 합리적으로 대응된다.

$$감가상각비 = (취득원가 - 잔존가치) \times \frac{당기실제생산량}{총추정생산량}$$

연도	계산식	감가상각비	누계액	기말장부가액
20×0년 1월 1일				₩10,000,000
20×0년 12월 31일	$(10,000,000-1,000,000)\times\frac{80,000}{250,000}$	₩2,880,000	₩2,880,000	7,120,000
20×1년 12월 31일	$(10,000,000-1,000,000)\times\frac{100,000}{250,000}$	3,600,000	6,480,000	3,520,000
20×2년 12월 31일	$(10,000,000-1,000,000)\times\frac{70,000}{250,000}$	2,520,000	9,000,000	1,000,000
계		₩9,000,000		

① 출제된 적 없음

② $\frac{\text{당기실제생산량}}{\text{총추정생산량}}$

〈20×0년 12월 31일 회계처리(간접법)〉

(차) 감가상각비 2,880,000 (대) 감가상각누계액 2,880,000

나. 작업시간비례법

생산량비례법과 비슷한 방법으로 생산량 대신 작업시간을 대입하여 계산한다.

$$\text{감가상각비}=(\text{취득원가}-\text{잔존가치})\times\frac{\text{당기실제작업시간}}{\text{총추정작업시간}}$$

연도	계산식	감가상각비	누계액	기말장부가액
20×0년 1월 1일				₩10,000,000
20×0년 12월 31일	$(10,000,000-1,000,000)\times\frac{20,000}{100,000}$	₩1,800,000	₩1,800,000	8,200,000
20×1년 12월 31일	$(10,000,000-1,000,000)\times\frac{45,000}{100,000}$	4,050,000	5,850,000	4,150,000
20×2년 12월 31일	$(10,000,000-1,000,000)\times\frac{35,000}{100,000}$	3,150,000	9,000,000	1,000,000
계		₩9,000,000		

① 출제된 적 없음

② $\dfrac{\text{실제작업시간}}{\text{총추정작업시간}}$

〈20×0년 12월 31일 회계처리(간접법)〉

(차) 감가상각비 1,800,000 (대) 감가상각누계액 1,800,000

제5절 > 유형자산의 평가와 처분

1. 유형자산의 평가[1)]

유형자산을 취득하였을 때에는 취득원가로 인식하는 것을 앞 절에서 살펴보았다. 구입한 유형자산의 취득 후 회계기말에 해당 유형자산의 정확한 가액을 평가하여 재무제표에 표시해야 해당 기업의 재무상태를 정확히 알 수 있을 것이다.

평가방법은 원가모형과 재평가모형이 있는데 원가모형은 구입가격에 부대비용과 보유 중에 발생한 자본적 지출을 더하여 유형자산을 평가하고 토지의 가격이 1억원에서 10억원으로 상승하였다 하여도 거래상대방과 거래하지 않고서는 재무상태표에 10억원으로 표시할 방법이 없다. 재평가모형은 합리적인 판단과 거래의사가 있는 사람들 간에 자산이 거래되어 결정된 가격으로 일반적으로 활성화된 시장에서 형성된 시장가격과 유사한 공정가치가격으로 평가하는 방법이다. 병원이 원가모형과 재평가모형 중 재평가모형을 선택하면 해당 분류자산은 똑같이 재평가모형으로 평가해야 한다.

즉 개별자산별(토지, 건물, 기계장치, 선박, 항공기, 차량운반구, 집기, 사무용 비품)로 평가방법을 달리 할 수 없다. 유형자산은 원칙적으로 취득원가로 기록하며 원가모형에서는 평가하지 않기 때문에 평가손익은 발생하지 않고 처분 시에만 장부금액과 처분가액 간의 차이가 있으면 처분손익이 발생한다.

1) 의료기관회계기준에서 증여받은 자산의 평가는 현저하게 저렴한 가액으로 취득 또는 증여받은 자산은 시가평가로 하며 시가는 감정가액기준이다. 단 토지는 공시지가를 사용한다.

하지만 미래의 경제적 효익이 장부금액에 현저히 미달하는 경우에는 실현된 손실로 간주하여 손상차손(loss on impairment)을 인식하도록 하고 있다.

기업은 손상차손을 계산할 때 손상의 징후가 있으며 회수가능액(순공정가치와 사용가치 중 더 큰 금액)을 추정하여 회수가능액을 결정한다. 순공정가치란 거래당사자 간에 결정된 가치에서 처분 부대원가를 차감한 금액을 뜻한다. 사용가치란 해당 자산이 벌어들인 경제적 효익을 현재가치로 환산한 금액이다.

유형자산의 가치가 현저히 하락하여 회수가능액이 장부금액에 미달할 경우에는 그 차액을 유형자산 손상차손이라는 비용으로 당기의 손익계산서에 인식시켜야 한다.

예제 10-8

W대학병원이 보유하고 있는 의료기기(장부금액 50,000,000원)가 2017년말 현저히 하락하여 회수가능액이 35,000,000원으로 평가되었다. 그런데 2018년 말의 회수가능액은 55,000,000원으로 회복되었다면, 각 시점별 회계처리를 하라.

| 풀이 |

〈원가모형〉

(2017년말)

(차) 의료기기손상차손	15,000,000	(대) 의료기기손상차손누계액	15,000,000

(2018년말)

(차) 의료기기손상차손누계액	15,000,000	(대) 의료기기손상차손환입[2]	15,000,000

원가모형을 선택할 경우 해당 유형자산은 보고기간말에 취득원가에서 감가상각누계액과 손상차손누계액을 차감한 금액을 장부금액으로 하여 재무상태표에 보고해야 한다.

재평가모형은 유형자산을 취득일 이후에 공정가치로 평가하게 되면 장부상 원가와의 차액이 발생한다. 이를 재평가차액이라 한다. 차액은 재평가이익과 재평가손실, 재평가잉여금이 발생한다. 공정가치가 장부금액보다 크면 자산재평가이익이 발생하고 장부가액 이상은 재평가잉여금으로 처리한다. 공정가치가 하락하여 장부금액보다 작아지면 재평가손실이 발생하며 재평가잉여금이 있으면 먼저 상계하고 손실처리한다. 토지와 건물은 공정가치의 변동이 크기 때문에 매년 재평가할 수도 있다.

2) 원가모형에서는 비록 회수가능액이 20,000,000(55,000,000−35,000,000)원이지만 환입액은 손상차손 인식 전의 장부금액인 50,000,000원을 초과하여 환입시킬 수 없다.

예제 10-9 재평가모형

W대학병원이 보유하고 있는 토지가 취득원가는 1억원이지만 현재시점의 공정가치는 1억 5천만원으로 상승하였다. 재평가 회계처리를 하라.

| 풀이 |

(차)	토 지	50,000,000	(대) 재평가잉여금	50,000,000

예제 10-10 감가상각대상자산의 재평가

W대학병원이 3년 전 취득하여 보유하고 있는 건물의 취득원가는 200,000원, 감가상각누계액은 40,000원이다. 현재시점의 공정가치는 250,000원으로 평가되었다. 적절히 재평가 회계처리하라.

| 풀이 |

현재의 장부금액=160,000원(취득원가 200,000－감가상각누계액 40,000)을 250,000원으로 증가시키기 위해서 90,000원을 증가시켜야 한다. 그러기 위해서 감가상각누계액 40,000원을 차감시켜 취득원가를 회복시키고 나머지 50,000원을 건물재평가 후 증가된 가치로 인식시켜야 한다.

(차)	건 물	50,000	(대) 재평가잉여금	90,000
	감가상각누계액	40,000		

2. 유형자산의 처분

유형자산이 영업목적을 위하여 적합하지 않거나 내용연수가 모두 경과한 후에는 이를 폐기하거나 매각 또는 새로운 자산과 교환하여야 한다. 이때는 처분자산과 관련된 감가상각누계액을 소멸시켜야 하며 처분에 따른 손익을 계산해야 한다. 유형자산처분손익은 영업활동과 관련성이 큰 경우에는 손익계산서의 영업외손익으로 분류하고, 기타의 손익은 특별손익에 포함시키고 있다.

이와 같이 유형자산을 처분할 경우에는 처분할 자산의 취득원가, 처분으로 받을 금액, 감가상각누계액 등을 고려하여 유형자산처분손익을 계산하여 당기손익으로 처리한다.

예제 10-11 유형자산의 처분

〈원가모형〉
다음 자료로 유형자산의 처분분개를 하라.

- 건물취득원가 7,000,000원
- 감가상각누계액 3,000,000원
- 처분액 5,000,000원

| 풀이 |

(차)			(대)		
(차)	현 금	5,000,000	(대)	건 물	7,000,000
	감가상각누계액	3,000,000		유형자산처분이익	1,000,000

예제 10-12 유형자산의 처분

취득원가 2,000,000원, 내용연수 3년, 잔존가액 200,000원의 의료기기를 20×7년도 1월초 취득하여 정액법으로 감가상각하였다. 20×8년도 7월 1일에 1,000,000원에 처분하고 대금은 현금으로 받는다.
위의 거래를 분개하라.

| 풀이 |

처분시점의 감가상각비 $= \frac{2,000,000 - 200,000}{3} \times \frac{6}{12} = 300,000 + 600,000$

1년(600,000) + 6개월(300,000) = 900,000

〈처분시점의 감가상각비 회계처리〉

(차)			(대)		
(차)	감가상각비	900,000	(대)	감가상각누계액	900,000

〈처분 시 회계처리〉

(차)			(대)		
(차)	현 금	1,000,000	(대)	의료기기	2,000,000
	의료기기감가상각누계액	900,000			
	유형자산처분손실	100,000			

제6절 무형자산의 회계처리

1. 무형자산의 의의

무형자산(intangible assets)은 비유동자산 중의 하나로 병원에 1년 이상에 걸쳐(long term) 장기간 경제적 효익을 가져올 것으로 예상되는 자산으로서 물리적 실체가 없으며, 미래효익에 대한 고도의 불확실성을 갖고 있는 자산을 말한다. 이러한 무형자산은 비물질성, 장래 향유할 효익에 대한 높은 불확실성, 다른 자산으로의 비대체성, 기업 또는 기업의 물적 자원과의 불가분성이라는 특징을 갖고 있다.

2. 무형자산의 분류

1) 산업재산권

(1) 특허권

특허권(patent)이란 발명, 발견에 의한 신제품 또는 신제품을 일정기간 독점적으로 제작하거나, 사용・판매할 수 있는 권리를 말하며, 이를 취득하였을 때 특허권계정 차변에 계상한다. 타인 소유의 특허권을 구입했을 때는 매입가격, 등록에 소요된 비용을 취득원가로 본다.

예 LG유플러스와 서오텔레콤의 휴대폰 비상호출기술, 삼성전자와 코웨이의 4G통신 표준특허

(2) 실용신안권

실용신안권(utility model rights)이란 실용적 고안을 하고, 이 고안을 실용신안법에 의해 등록하여 일정기간 독점적・배타적으로 이용할 수 있는 권리이다.

예 탁상용 전화기의 외관, 롯데와 해태의 껌포장지 소송

(3) 의장권

의장권(design rights)이란 디자인을 고안・설계하고 의장법에 의해 등록하여 이 디

자인을 일정기간 독점적·배타적으로 이용할 수 있는 권리이다. 의장이란 "물품의 형상·모양·색채 또는 이들을 결합한 것으로서 시각을 통하여 미감을 일으키는 것"을 말한다.

(4) 상표권

상표권(trade-marks)이란 상표를 상표법에 의하여 등록하여 이를 일정기간 독점적·배타적으로 이용할 수 있는 권리이다. 상표법에 의하면 상표란 "상품을 업으로서 생산·제조·가공 또는 판매하는 자기의 상품을 타업자의 상품과 식별시키기 위하여 사용하는 기호·문자·도형 또는 이들의 결합으로서 특별하고 현저한 것"을 말한다.

예 교촌치킨 → 교춘치킨, 땡큐맘치킨, 둘둘치킨 → 투투치킨

2) 광업권

광업권(mining rights)이란 광물을 채굴하여 취득할 수 있는 권리로, 광업법에 의하여 등록하여 광물을 일정기간 독점적으로 채굴·취득할 수 있는 권리이다. 광업권은 유형자산 또는 무형자산으로 표시될 수 있는데 기업회계기준에서는 무형자산으로만 표시하고 있다. 무형자산으로 표시하는 경우에는 법률상의 권리만 표시할 경우이다. 그러나 광산시설인 광산자산과 광업을 분리하기 곤란한 경우에는 이들을 한데 묶어 유형자산의 자연자원계정에 표시할 수 있다. 광업권의 상각은 정액법 또는 생산량비례법을 적용할 수 있다.

예 금 은 등의 광물

3) 어업권

어업권(fishing rights)은 수산업법에 의하여 등록된 일정한 수면에서 어업을 경영할 권리이다. 어업권은 자기만이 특정어장에서 수산동식물을 체포 또는 양식사업을 할 수 있는 권리를 말하며 입어권은 어업의 일부 또는 전부를 영위할 수 있는 권리이다.

4) 차지권

차지권(land use rights)이란 임차료 또는 지대를 지급하고 타인이 소유하는 토지를 사용·수익할 수 있는 권리이다. 여기에서 지상권이 포함되는데 지상권이란 토지에서

공작물 또는 수목을 소유하고자 그 토지를 사용하는 권리를 말한다. 차지권 또는 지상권에 대한 상각연수는 법으로 규정되어 있지 않으므로 계약에 의한 사용기간에 걸쳐 정액법으로 균등상각하여야 한다.

5) 개발비

개발비(development costs)는 신제품, 신기술 등의 개발과 관련하여 발생한 비용(소프트웨어 개발과 관련된 비용을 포함)으로서 연구단계에서 발생한 비용은 연구비로 처리하지만 개발단계에서 발생한 비용은 무형자산으로 처리한다. 인식기준은 개별적으로 식별가능하고 미래의 경제적 효익을 확실하게 기대할 수 있으며 취득원가를 쉽게 측정할 수 있는 것을 말한다. 여기에서 개발이란 새로운 제품이나 기술 또는 가치를 창출해내는 것을 말한다. 개별적으로 식별불가능하기 때문에 제3자에게 분리해서 판매할 수 없다.

6) 영업권

영업권(good－will)이란 공업소유권과는 달리 법률상 설정된 권리가 아니고 같은 종류의 기업이 올리는 평균수익률보다 더 많은 수익이 있는 경우(목이 좋은 장소, 많은 단골고객 확보) 그 초과수익력이 장래에도 계속된다는 가능성을 평가하여 생긴 자산가치를 말하며 속칭 권리금이라고도 한다. 영업권은 기업이 같은 종류의 다른 기업보다 높은 수익력을 갖는 경우에 발생하는 무형의 가치이므로 자기창설의 가능성이 있다고 생각할 수 있으나 자기창설에 의하여 나타난 영업권은 자산으로 인정할 수 없다는 것이 오늘날 회계관행으로 되어 있다. 개발비와 마찬가지로 개별적으로 식별불가능하기 때문에 제3자에게 분리해서 판매할 수 없다.

7) 저작권

문화, 학술, 예술 등의 생산과 관련된 자기출판, 재생 또는 판매할 수 있는 배타적·독점적 권리를 말한다.

예 가수, 작곡가, 작가

8) 프랜차이즈

특정상표나 상호에 따라 일정한 지역 내에서 제조·판매할 수 있는 권리를 말한다.
예 롯데리아, 맥도날드

9) 라이선스

특정기술이나 지식을 일정한 기간 동안 독점적으로 사용할수 있는 권리를 말한다. 여기서 유의해야 할 점은 연구비는 연구활동과 관련된 비용으로 판매비와 관리비에 포함되며 경상개발비는 개발활동 관련 비용으로 개발비 인식기준을 충족시키지 못했을 때 진료원가 및 진료의 비용으로 비용화하지만 개발비는 개발활동과 관련된 비용으로 개발비 인식기준을 충족시키는 경우 무형자산으로 계상하고 상각해야 한다.

예제 10-13

W대학병원은 새로운 의료기기를 개발하기 위해 연구개발활동을 하고 있다. 연구개발을 위한 탐구비 50,000원, 경상적 개발비 100,000원, 시제품 제작비 500,000원, 시험공장설계제작비 600,000원이 연구개발활동에 지출되었다. 회계처리하라.

| 풀이 |

〈분개〉

(차) 연 구 비	50,000	(대) 현 금	1,250,000
경상개발비	100,000		
개 발 비	1,100,000		
(무형자산)			

예제 10-14

W대학병원은 불경기로 인하여 폐업을 고려하고 있는 A병원을 인수하기로 하였다. 양 회사의 자산과 부채는 다음과 같이 평가되었다
자산의 공정가액 8,000,000원, 부채 6,000,000원이다. 따라서 순자산가액은 2,000,000원이다. W대학병원은 A병원의 영업권은 1,500,000원으로 평가하고 인수금액 3,500,000원을 수표로 주었다. W대학병원의 회계처리를 하라.

| 풀이 |

(차) 자 산	8,000,000	(대) 부 채	6,000,000
영 업 권	1,500,000	당좌예금	3,500,000

※ 기업합병 시 일반적으로 피합병회사의 장부가액은 절대로 인정하지 않는다. 현실적으로 갑과 을이 확연히 존재하며 공정가액을 인수가격으로 한다. 하지만 이마저도 피합병회사 입장에서는 공정가액이 아니다.

3. 무형자산의 상각

무형자산은 법률상의 권리나 경제상으로 발생한 것을 불문하고 그 취득에는 금액상 큰 지출이 수반된다. 그 권리는 다년간에 걸쳐서 지속되기 때문에 그 지출을 당해 사업연도의 비용으로 부담시킨다면 기간손익계산상 불리하다. 그러므로 그 권리가 지속되는 유효기간에 일정액을 균등하게 매년 비용화시킬 필요가 있기 때문이다. 기업회계기준은 무형자산에 대하여 잔존가액을 인정하지 않으며 직접법에 의하여 장부가액을 직접 차감시켜 표시하고 있다. 감가상각방법으로는 정액법 또는 생산량비례법 중 합리적인 방법에 의하여 당해 자산의 사용가능한 시점부터 합리적인 기간 동안 상각한다. 다만 독점적·배타적인 권리를 부여하고 있는 관계법령이나 계약에 의하여 정해진 경우를 제외하고 상각기간은 20년을 초과하지 못한다. 상각액은 그 자산의 내용에 따라 제조활동에 관련되는 것은 제조원가로 처리하고, 판매활동 및 일반관리부문에 관련된 것은 판매비와 관리비로 처리하여야 한다.

〈간접법〉

(차) 산업재산권 상각비 ××× (대) 산업재산권 상각누계액 ×××

※ 무형자산의 상각은 해당 자산 뒤에 상각비라는 용어만 덧붙여 사용하기 때문에 유형자산의 감가상각비와 구별된다.

〈직접법〉

(차) 감가상각비 ××× (대) 무형자산 ×××

법률에 규정된 무형자산의 내용연수는 다음과 같다.

표 10-1 무형자산의 내용연수

종류	내용연수	비 고
영업권	최대 20년	상법
특허권	10년	법인세법, 특허법
실용신안권	5년	법인세법, 특허법
의장권	5년	법인세법, 특허법
상표권	5년	법인세법, 상표법
광업권	20년	법인세법, 광업법
어업권	10년	법인세법, 수산업법
개발비	최대 20년	상법

객관식 연습문제

01. 다음 중 유형자산의 재평가에 관한 설명 중 옳지 않은 것은 무엇인가?

① 재평가모형은 재평가일의 공정가치에서 감가상각누계액을 차감한 공정가치를 장부금액으로 기록한다.
② 재평가 시 공정가치가 장부가액보다 작은 경우 그 차액은 당기손실로 처리한다.
③ 재평가 시 공정가치가 장부가액보다 큰 경우 그 차액은 당기이익으로 반영한다.
④ 재평가손익에 대한 회계처리는 회계관습인 보수주의 관점에 의한 것이다.

02. 다음 중 무형자산의 특징이 아닌 것은 무엇인가?

① 일반적으로 물리적 형태가 없다.
② 경제적 효익의 제공기간이 일시적이다.
③ 영업권을 제외한 대부분의 무형자산은 법률상의 권리이다.
④ 대부분의 무형자산은 다른 대체적인 용도에 사용할 수 없다.

03. 다음 중 무형자산의 종류에 속하지 않는 것은 무엇인가?

① 프랜차이즈　② 저작권
③ 개발비　④ 연구비

04. 자산 2,400,000원, 부채 1,600,000원, 자본잉여금 200,000원인 회사를 1,000,000원에 매입한 경우 영업권은 얼마인가?(수표지급)

① 200,000원　② 400,000원
③ 600,000원　④ 800,000원

05. W대학부속병원은 20×8년 1월 1일 프랜차이즈 가맹점에 가입하고 가입비 200,000원을 지급하였다. 매출액의 2%를 매년 말 로열티로 프랜차이즈 본사에 지급하며, 프랜차이즈계약기간 5년, 정액법으로 상각한다. W대학부속병원의 20×8년 매출액이 1,000,000원일 때 W대학부속병원의 20×8년 결산일에 계상할 무형자산상각비는 얼마인가?

① 20,000원　② 40,000원
③ 60,000원　④ 300,000원

06. 무형자산의 상각에 대한 설명 중 옳지 않은 것은 무엇인가?

① 무형자산의 상각은 취득 시부터 시작해야 옳다.
② 무형자산의 상각기간이 종료되는 시점에 활성화시장이 존재하여 잔존가액이 거래시장에서 결정될 가능성이 있다면 잔존가액을 인식할 수 있다.
③ 무형자산의 상각은 상각대상금액을 수익의 발생기간에 체계적으로 대응시키는 원가배분 과정이다.
④ 무형자산의 상각은 해당 무형자산 뒤에 상각비라는 용어를 덧붙여 쓴다.

07. 다음 중 연구비와 개발비에 관한 내용 중 옳지 않은 것은 무엇인가?

① 개별적으로 식별이 불가능한 개발비는 무형자산으로 계상할 수 없다.
② 상품화된 특정소프트웨어의 개발비는 무형자산으로 계상된다.
③ 연구비와 개발비 모두 비용으로 처리해야 한다.
④ 연구비는 발생연도의 비용으로 처리해야 한다.

08. 다음 중 무형자산에 대한 설명으로 잘못된 것은 무엇인가?

① 무형자산을 기업내부에서 창출한 경우에는 일정조건을 만족하면 무형자산으로 계상할 수 있다.
② 무형자산의 인식기준을 충족하지 못하여도 미래경제적 효익을 얻기 위한 지출은 무형자산으로 계상할 수 있다.
③ 무형자산의 잔존가치는 특별한 경우를 제외하고 없는 것으로 본다.
④ 연구단계에서 발생한 지출은 발생시점에 비용으로 인식한다.

09. W대학부속병원은 병원에 필요한 의료장비를 취득하였다. 다음 자료를 이용하여 기계장치의 취득원가를 계산하면 얼마인가?

의료장비 구입대금: 100,000원	병원까지 운반비: 3,000원
병원 도착 후 설치비: 2,000원	설치 후 시운전비: 1,000원

① 100,000원　　② 103,000원
③ 105,000원　　④ 106,000원

10. 사용 중이던 건물을 처분하고 대금 240,000원을 현금으로 받았다. 건물의 취득원가는 400,000원이었으며 감가상각누계액은 200,000원이었다면 다음 중 처분 시의 올바른 회계처리는 무엇인가?

① (차)	당좌예금	240,000	(대)	건　　물	240,000
	감가상각누계액	200,000		유형자산처분이익	200,000

② (차) 현 금	240,000	(대) 건 물	240,000
③ (차) 현 금	240,000	(대) 건 물	400,000
유형자산처분손실	160,000		
④ (차) 현 금	240,000	(대) 건 물	400,000
감가상각누계액	200,000	유형자산처분이익	40,000

11. 현금의 지출 없이 비용처리되지 않는 것은 무엇인가?

① 감가상각비 ② 진료비에누리
③ 퇴직급여 ④ 대손상각비

12. W대학부속병원은 공정가액이 1,000,000원인 건물을 증여받았다. 이 건물의 장부가액은 700,000원이었다면 증여받을 당시의 적절한 분개는 무엇인가?

① (차) 건 물	1,000,000	(대) 기 부 금	1,000,000
② (차) 건 물	1,000,000	(대) 자산수증이익	1,000,000
③ (차) 건 물	700,000	(대) 자산수증이익	700,000

④ (차) 지급한 대가가 없으므로 분개하지 않는다.

13. 다음 보기는 유형자산의 취득원가와 관련된 기업회계기준서의 내용이다. 옳지 않은 것은 무엇인가?

① 현물출자, 증여, 기타 무상으로 취득한 자산의 공정가액은 공정가치에 의한 평가액을 취득원가로 한다.
② 외부구입의 경우 취득원가는 구입가액에 부대비용을 가산한 가액으로 한다.
③ 여러 자산을 일괄구입할 경우 취득원가는 장부가액비율에 따라 안분하여야 한다.
④ 자가제조하는 경우 당해 제작에 소요되는 모든 재료비, 노무비, 경비 및 부대비용을 취득원가에 산입한다.

14. 유형자산과 관련된 지출 중 수익적 지출로 처리하여야 할 것은 다음 중 어느 것인가?

① 용도변경을 위한 수선비 ② 가치증가를 위한 수선비
③ 수명연장을 위한 수선비 ④ 성능유지를 위한 수선비

15. 감가상각에 대한 설명 중 옳지 않은 것은 무엇인가?

① 토지나 생물자원, 건설중인 자산 등은 감가상각대상자산이 아니다.
② 기계장치의 감가상각비는 제조원가에 포함된다.
③ 감가상각은 유형자산의 취득원가를 사용기간 동안에 체계적이고 합리적인 방법으로 배분하는 것이다.

④ 유형자산에 내재된 경제적 효익이 다른 자산을 생산하는 데 사용되는 경우에는 유형자산의 감가상각액은 당기손익으로 인식한다.

16. 다음의 비용 중 현금의 지출 없이 비용처리되는 것에 해당되지 않는 것은 무엇인가?

① 대손상각비 ② 감가상각비
③ 퇴직급여 ④ 재료비

17. 다음 중 감가상각을 할 수 없는 자산은 무엇인가?

① 의료장비 ② 건물
③ 건설중인 자산 ④ 자동차

18. 자본적 지출과 수익적 지출에 대한 설명으로 옳지 않은 것은 무엇인가?

① 자본적 지출은 유형자산의 내용연수를 연장시키거나 자산가액을 실질적으로 증가시키는 지출을 말한다.
② 수익적 지출은 유형자산의 원상을 회복시키거나 능률유지를 위한 수선비를 말한다.
③ 자본적 지출로 처리된 경우 감가상각의 대상이 되며, 자산가치증대를 가져온다.
④ 수익적 지출로 처리된 경우 비용증대로 인하여 당기순이익 증가를 초래한다.

19. "W대학병원은 당해연도 1월 1일 10,000,000원의 의료기기를 구입하였다. 그 기계의 내용연수는 5년이고 5년 후 잔존가액은 없다. 단 W대학병원은 유형자산에 대한 감가상각평가 방법은 정액법을 적용하고 있다." 위의 사항에서 당해 연도 결산시점(12월 31일)에 의료기기의 순장부가액은 얼마인가?

① 10,000,000원 ② 8,000,000원
③ 5,000,000원 ④ 6,000,000원

20. 취득가격이 1,000,000원, 내용연수가 5년인 의료장비의 연도별 감가상각비(정액법의 경우)는 얼마인가?

① 200,000원 ② 180,000원
③ 250,000원 ④ 150,000원

21. 취득가격이 1,000,000원, 내용연수가 5년인 의료장비의 연도별 감가상각비를 정률법으로 계산한다면 첫째 연도의 감가상각비는 얼마인가?(상각률은 36.9%)

① 369,000원 ② 325,000원
③ 180,000원 ④ 200,000원

> W대학병원은 당해연도 1월 1일 10,000,000원 의료기기를 구입하였다. 그 기기의 내용연수는 5년이고 5년 후 잔존가액은 없다. 단 W대학병원은 유형자산에 대한 감가상각평가법은 정률법을 적용하고 있다. (상각률 20%)

22. 당해연도 결산시점(12월 31일) 의료기기의 순장부가액은 얼마인가?

① 10,000,000원　② 8,000,000원
③ 5,000,000원　④ 6,000,000원

23. 당해 연도 감가상각비는 얼마인가?

① 2,000,000원　② 3,000,000원
③ 4,000,000원　④ 5,000,000원

24. 다음은 무형자산으로 분류할 수 없는 것은?

① 산업재산권　② 연구비
③ 영업권　④ 창업비

25. 신규로 취득한 의료기기의 감가상각비를 계산함에 있어서 제1차연도에 가장 적은 감가상각비가 계상되는 방법은 무엇인가?

① 정액법　② 이중체감법
③ 정률법　④ 연수합계법
⑤ 생산량비례법

26. 다음 중 수익적 지출로 회계처리되어야 할 것은 무엇인가?

① 성능향상수선비　② 성능유지수선비
③ 용도변경수선비　④ 개량을 위한 수선비
⑤ 증축공사비

27. 취득원가 80,000,000원(내용연수 10년, 장부가액 없음)의 유형자산을 정액법으로 상각하면 4년말의 장부가액은 얼마인가?

① 24,000,000원　② 36,000,000원
③ 48,000,000원　④ 50,000,000원
⑤ 40,000,000원

28. 유형자산의 감가상각목적은 무엇인가?

① 취득원가의 기간비용배분 ② 자산교체비용 확보
③ 자산의 재평가 ④ 자산수선비용 확보

29. 다음 자료를 이용하여 유형자산의 취득원가를 계산하면 얼마인가?

취득세: 50,000원	재산세: 60,000원
토지정비비용: 20,000원	배수로설치비용: 10,000원
순수구입대금: 500,000원	시운전비: 10,000원

① 650,000원 ② 590,000원
③ 570,000원 ④ 600,000원

30. 유형자산의 재평가에 관한 설명이다. 틀린 것은 무엇인가?

① 원가모형은 유형자산가액을 공정가치로 평가하는 방법이다.
② 재평가모형은 공정가치로 평가하는 방법이다.
③ 병원이 재평가모형을 선택하면 개별자산을 선택적으로 평가할 수는 없다
④ 재평가모형에서 공정가치란 합리적인 판단력과 거래의사가 있는 사람들 사이에 거래된 가격이다.

객관식 연습문제 정답

01. ②, ③ ((정답 두 개) (당기손실이 아니라 재평가손실(비용)로 회계처리하고 당기이익은 재평가잉여금(기타포괄손익)으로 회계처리한다.) 재평가 회계처리는 보수주의 관점에 의하여 손익을 인식한다.)
02. ② 03. ④ (연구비는 비용임)
04. ① (자산－부채＝순자산은 800,0000원)

(차) 자 산	2,400,000	(대) 부 채	1,600,000
영 업 권	200,000	당좌예금	1,000,000

05. ②
06. ① (① 취득 시에는 상각하지 아니하고 연도말에 상각분개함. ② 상각액은 특허권 상각비 등 당기의 비용으로 인식함)
07. ③ (①은 연구비임, 개발비는 무형자산임)
08. ② (① 일정조건이란 경제적 효익이 보장되고 독점적·배타적으로 사용이 가능하며 자산의 취득원가를 구분·증명할 수 있어야 함)
09. ④ 10. ④
11. ② (수익의 차감항목이며 비용처리하지 않는다. 진료비에누리는 수익의 차감항목임)
12. ② 13. ③ 14. ④ 15. ④ 16. ④ 17. ③ 18. ④ 19. ② 20. ① 21. ①
22. ② 23. ① 24. ②
25. ① (초기감가상각비의 크기: 이중체감법>정률법>연수합계법>정액법)
26. ② (수익적 지출: 수선유지, 부품대체, 도장비 등) 27. ③ (8,000만원×6/10＝3,600) 28. ①
29. ② (재산세 제외) 30. ① (원가모형은 취득원가로 평가)

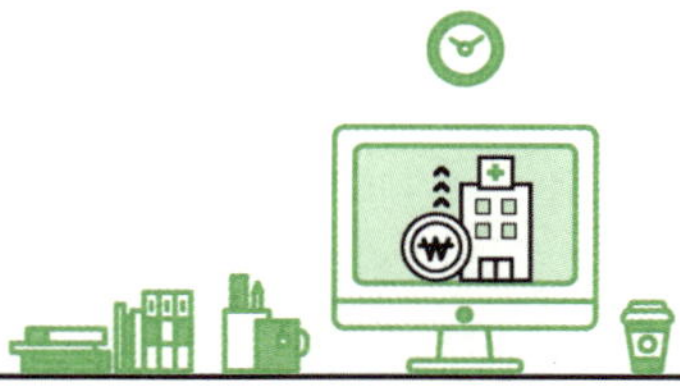

CHAPTER 11

병원유형자산의 관리와 투자

제1절 병원유형자산의 관리

제2절 병원유형자산 투자의 유형

제3절 병원유형자산 투자안의 평가

*** 꼬마상식 ㄴ 서킷 브레이커와 사이드카**

주식시장이 불안정할 때 자주 듣는 말 중 서킷 브레이커와 사이드카가 있다. 서킷 브레이커(circuit breaker)는 주식시장에서 주가가 갑자기 급등락하는 경우 시장에 미치는 충격을 완화하기 위하여 주식매매를 일시 정지하는 제도로 '주식거래 중단제도'라고도 한다.

1987년 10월 미국에서 사상 최악의 주가 대폭락사태인 블랙먼데이(Black Monday) 이후 주식시장의 붕괴를 막기 위해 처음으로 도입된 제도이다. 뉴욕증권거래소(NYSE: New York Stock Exchange)의 거래중단규정은 다우존스 주가평균지수가 전일에 비해 50포인트 이상 등락할 경우 S&P 500 주가지수에 포함된 주식의 전자주문거래를 제한한다. 100포인트 이상이면 모든 주식거래를 30분간 중단하고, 550포인트 이상이면 모든 주식거래를 1시간 동안 중단한다.

한국에서는 증권거래소가 하루에 움직일 수 있는 주식의 가격제한폭이 지난 1998년 12월 종전 상하 12%에서 상하 15%로 확대되면서 손실을 입을 위험이 더 커진 투자자를 보호하기 위해 도입하였다.

종합주가지수가 전일에 비해 10%를 넘는 상태가 1분 이상 지속되는 경우 모든 주식거래를 20분간 중단시킨다. 서킷브레이커가 발동되면 30분 경과 후에 매매가 재개되는데 처음 20분 동안은 모든 종목의 호가접수 및 매매거래가 중단되고, 나머지 10분 동안은 새로 호가를 접수하여 단일가격으로 처리한다. 선물 · 옵션시장에서는 선물가격이 상하 5%, 괴리율이 상하 3%인 상태가 1분간 지속되면 5분간 매매를 중단하고, 10분간 호가를 접수하여 단일가격으로 처리한다.

주식시장 개장 5분 후부터 장이 끝나기 40분 전인 오후 2시 20분까지 발동할 수 있고, 하루에 한 번만 발동할 수 있다. 한 번 발동한 후에는 요건이 충족되어도 다시 발동할 수 없다.

사이드카(sidcar)는 프로그램 매매호가관리제도의 일종으로, 주식시장에서 주가의 등락폭이 갑자기 커질 경우 시장에 미치는 영향을 완화하기 위해 주식매매를 일시 정지시키는 제도인 서킷 브레이커(circuit breaker)와 유사한 개념이다.

한국에서는 주가지수 선물시장을 개설하면서 도입하였는데, 선물가격이 전일종가 대비 5% 이상 상승 또는 하락해 1분간 지속될 때 발동하며, 일단 발동되면 발동 시부터 주식시장 프로그램 매매호가의 효력이 5분간 정지된다. 그러나 5분이 지나면 자동적으로 해제되어 매매체결이 재개되고, 주식시장 후장 매매 종료 40분 전(14시 20분) 이후에는 발동할 수 없으며, 또 1일 1회에 한해서만 발동할 수 있도록 되어 있다.

제1절 병원유형자산의 관리

1. 유형자산관리의 중요성

병원재무담당자의 역할 중 자금조달, 유형자산관리, 운전자금관리가 가장 큰 역할이다. 병원의 특성상 유형자산은 현재 투자액도 크지만 영업을 지속해 나가면서도 중요한 의사결정대상이 될 것이다. 병원의 이익을 결정하는 것은 의료진의 수준 등 무형의 자산도 중요하지만 최첨단 의료기기를 사용한 의료수준의 향상이라고 볼 수 있어 병원경영에서 유형자산은 매우 중요하다.

병원의 가치를 극대화하기 위해 어떤 자산을 구입하여 순이익의 증가를 가져오게 할 것인가를 결정하는 행위를 자본예산결정이라 한다. 자본예산결정은 병원이 보유한 자금을 어느 곳에 할당하느냐에 따라 병원의 수익구조가 달라지는 만큼 전략적인 의사결정이 요구되는 분야이며 이 의사결정의 결과는 수년 동안 병원의 현금흐름에 영향을 미치게 될 뿐만 아니라 쉽게 번복할 수도 없다. 이러한 이유로 자본예산은 병원재무담당자의 중요한 역할 중의 하나이며 필요한 자금을 장기자금으로 할 것인지 단기자금으로 할 것인지 병원의 재무구조에 미치는 영향을 고려하여야 한다.

제2절 병원유형자산 투자의 유형

병원의료기기의 구입에는 병원의 자산구조상 큰 금액이 투입되기 때문에 구입에 사용한 자금이 장기간 묶이게 된다. 시간이 지남에 따라 물리적인 마모와 기술의 낙후화 등으로 의료기기의 가치가 감소하게 되고 적당한 시점에 새로운 기기를 구입해야 한다. 새로운 기기의 구입에는 또 큰 자금이 소요될 것이다.

자본예산이란 어떠한 투자안이 병원의 가치를 증가시키는 투자안인가를 평가하여 선택하는 과정이다. 성장하는 병원에는 고정자산에 대한 투자가 활발하다. 일반적인 투자안은 병원의료기기를 현대화하기 위한 투자안, 기존의 병실과 병원규모를 확장하는 투자안 그리고 신규사업에 대한 투자안으로 볼 수 있다.

1. 확장투자

확장투자(expansion investment)는 기존병원의 환자수용을 늘리거나 진료환자수를 늘리려고 할 때 행하는 투자이다. 예를 들면 기존병원에 암센터를 신축한다든지 최첨단 MRI기기를 추가적으로 도입하는 투자이다. 확장투자의 기대현금유입액은 병원기기나 시설의 확장으로부터 얻어지는 의료수익에서 추가비용을 공제한 금액이며 시설확장을 위한 소요자금이 투자지출액이다.

그러나 병원의 시설확장을 통한 추가적인 의료수익과 순이익을 증가시키는 것은 병원고객의 취향과 경쟁병원과의 관계 및 경기변동에 민감하게 영향을 받게 되므로 현금유입액을 예측하기가 쉽지 않다.

2. 대체투자

대체투자(replacement investment)란 병원의료기기나 시설이 시간이 경과함에 따라 진부화되거나 가치가 감소되어 수익창출이 어려워진 경우 새로운 것으로 대체하기 위하여 행해지는 투자를 말한다. 대체투자의 결과 병원이 비용을 얼마나 절감할 수 있겠는가 하는 점이 핵심이다.

여기에서 기대현금유입액은 비용절감부분이며 현금유출액은 새로운 고정자산의 구입가액에서 기존고정자산의 처분가액을 차감한 금액이다.

3. 제품투자

제품투자(product investment)는 제품의 개선을 위한 투자와 신제품투자로 구분되며 신제품투자는 경쟁적인 측면에서 다시 방어적 투자와 공격적 투자로 나눌 수 있다.

병원의 경우 기존의 의료서비스의 질을 향상시켜 환자만족도를 과거보다 높이는 투자이거나 새로운 진료방법을 개발하기 위한 투자가 있다면 여기에 해당한다고 볼 수 있다.

4. 전략적 투자

전략적 투자(strategic investment)는 병원이 장기간 또는 경영자의 철학과 직관에 의해 간절히 원하는 전략적 목표가 있을 때 행하는 투자로 정확한 투자수익성 예측이 불가능할 수도 있고 투자결정의 동기도 단순한 수익성의 창출이 아닐 수도 있다. 위험경감투자(risk reducing investment)와 복지투자(welfare investment)로 나누어진다. 위험경감투자는 병원에 다가오는 미래의 위험을 줄이기 위한 투자로 안정적인 의사수급을 위한 의과대학의 설립이나 인수 등 경영자의 철학과도 관련이 있다. 복지투자는 지역사회에 봉사활동을 하거나 종업원의 복지를 위한 기숙사의 신축, 체육시설 건립 등을 말한다.

5. 상호배타적 투자

상호배타적 투자란 두 개의 투자안이 있을 경우 하나를 선택하면 나머지 하나의 투자안은 자동적으로 거부되는 투자를 말한다. 예를 들면 어떤 도시에 공장을 지을 것인가 임대주택을 지을 것인가를 고민하다가 임대주택을 짓기로 결정했다면 공장을 짓는 투자안은 자동적으로 거부되는 것이다. 병원의 경우 유휴부지에 건강검진센터를 지을 것인가 장례식장을 지을 것인가 중 어느 하나를 선택하고 하나를 포기해야 하는 것이다.

제3절 병원유형자산 투자안의 평가

병원의 투자결정에서 투자에 의하여 유입되는 경제적 이익의 현재가치와 투자에 의하여 지출된 경제적 희생의 현재가치의 차이를 계산하여 투자가치를 계산하는 것이 중요하다. 즉 현금유입액과 현금유출액을 계산하여 순현금흐름을 비교한다. 투자안의 현금흐름 추정 시 유의해야 할 점은 다음과 같다.

① 매몰원가(sunk costs)는 이미 발생하여 회수불가능한 비용이므로 투자안의 현금흐름에서는 고려할 필요가 없다.[1)]

② 병원의 자원은 한정되어 있다. 따라서 어떤 투자안을 결정하기 위해서는 기회비용(opportunity costs)을 고려해야 한다. 기회비용이란 A, B 두 투자안 중 A투자안을 선택함으로써 투자안 B를 선택하지 않으므로 포기해야 하는 경제적 가치를 말한다.

③ 병원에서의 투자는 자금소요가 크기 때문에 병원이 보유한 현금만으로 이루어지기가 어렵다. 따라서 은행이나 금융권을 통한 차입금으로 조달한다. 이때 이자비용이 발생하지만 이를 현금유출 투자안의 현재가치를 계산할 때 할인율에는 이자비용이 포함되어 있으므로 이자비용을 현금유출로 계산하는 것은 이중계산이 된다.

투자안의 평가방법에는 순현재가치법, 내부적 수익률법, 수익성지수법, 회수기간법, 평균수익률법이 있다. 이 중 순현재가치법, 내부적 수익률법, 수익성지수법은 화폐의 시간가치개념을 알아야 이해할 수 있으므로 투자안의 평가방법을 살펴보기 전에 시간가치개념을 알아야 한다.

1. 시간가치

일반적으로 사람들은 현재의 1억원과 미래의 1억원 중 한 가지를 택하라고 하면 거의 대부분이 현재의 1억원을 선택한다. 이처럼 현재 또는 조금 더 가까운 미래의 금액을 먼 미래의 금액보다 높게 평가하는 것을 화폐의 시간가치라 한다. 이는 미래에 대한 불확실성과 현재의 소비를 포기하고 기다려야 하는 희생을 감수해야 하기 때문일 것이다. 그러나 현재의 1억원과 미래의 1억 5천만원 중 하나를 선택하라고 하면 그때는 머릿속이 좀 복잡해질 것이다. 현재의 은행이율도 고려할 것이고 미래란 지금부터 몇 년 후인가 또는 선택할 수 있는 금액을 받을 가능성, 즉 불확실성도 하나하나 따져볼 것이다. 즉 미래의 1억 5천만원을 현재가치로 환산하려 할 것이다. 불확실성(받지

1) W대학부속병원은 새로운 의료상품개발을 위해 10억원의 투자를 단행했다. 투자 후 타병원의 모방과 시장변화로 수요가 급감하여 이 상품을 판매할수록 손해는 계속된다. 직원들은 신속히 의료상품의 판매를 중단해야 한다고 하였으나 병원장은 계속 고집하고 있다. 이 경우 10억원은 매몰원가이다. 해당 의료상품의 판매를 철수할 것인지 유지할 것인지를 결정하는 데 10억원의 기투자액은 고려대상이 될 수 없다. 이때 고려해야 할 요소는 두 가지이다. 의료상품판매를 중단하는 경우와 계속 판매하는 경우의 현금유입과 유출을 분석하는 것이다.

못할 가능성)이 0인 상태에서 1억원을 은행에 예금하거나 투자했을 때 현재의 은행이율이나 기타투자상품의 이익이 1억 5천만원보다 적으면 미래의 현금 1억 5천만원을 선택할 것이다.

우리가 화폐의 시간가치개념을 알아야 하는 이유는 병원투자안의 경우 금액이 크고 투자안의 가치평가가 잘못될 경우 병원의 도산으로 이어질 수 있기 때문에 경제적 의사결정을 하기 위함이다. 즉 현재의 병원에 대한 투자가 최소한의 기대수익률을 충족시키는 미래현금유입이 예상된다면 투자안의 가치를 평가해 볼 수 있지만 그렇지 않으면 고려해 볼 필요도 없을 것이다. 투자에 대한 미래에 일정액의 현금유입이 기대된다 하더라도 투자금액을 은행에 예금시켰을 때 예금이자 정도의 현금유입이 기대된다면 불확실성을 감내하면서 투자할 사람은 없을 것이다. 그러나 투자안의 미래현금유입액을 현재의 가치로 환산해도 기대수익률이 충족된다면, 즉 투자안의 미래현금유입액의 현재가치가 현재투자금액보다 커서 기대수익률이 충족된다면 투자가치를 고려해 볼 것이다. 따라서 병원경영에서 투자안의 미래가치, 현재가치는 매우 중요한 기초 영역을 차지하고 있으므로 이에 대해 살펴보고자 한다.

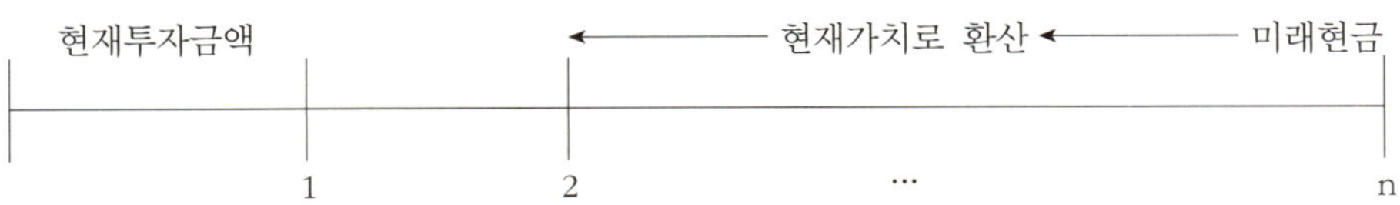

※ 비교: 현재투자금액<미래현금유입액의 현재가치환산금액=투자안 고려함

1) 미래가치

만약 여러분이 아르바이트로 모은 돈 1,000,000원이 있다고 가정하자 이 돈을 서랍 속에 넣어둔다면 이 금액은 변치 않고(가치증분 없이) 1,000,000원이 될 것이다. 그러나 현재의 은행이율이 연 10%라면 1년 후에 100,000원의 이자를 얻게 되어 1,100,000원을 갖게 될 것이다. 그런데 은행에 돈을 맡길 때 3년 또는 5년으로 맡기는 기간이 길어지게 되면 1년 후 1,100,000원이 그 해 초의 원금이 되어 그 다음 해의 원리합계는 1,100,000×0.1=110,000(이자)+1,100,000(원금)=1,210,000원이 될 것이다. 따라서 단리계산과 복리계산은 다르다. 즉 복리는 금년의 이자수입이 다음연도의 원금으로 가산되기 때문에 이자에 이자가 얻어지는 것이다. 그러나 단리계산은 1년 후 100,000원의 이자와 2년 후 100,000원의 이자를 합하여 총 200,000원의 이자수입이 있고 복리는

210,000원의 이자수입이 있다.

〈복리계산〉

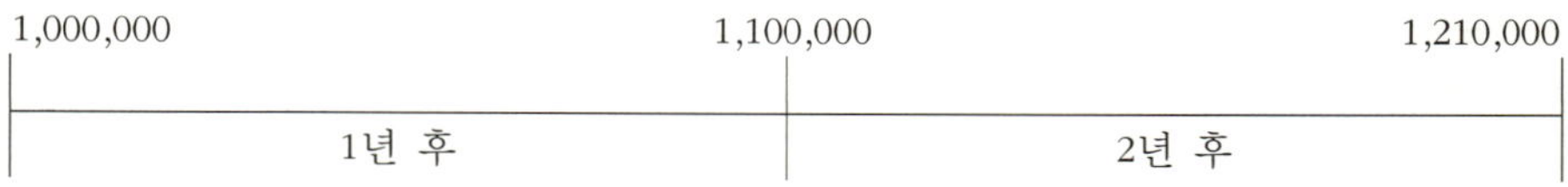

〈단리법에 의한 이자 및 원리합계표〉 (단원: 원)

기수	기초원금	이자	기말의 원리합계
1	1,000,000	100,000	1,100,000
2	1,000,000	100,000	1,200,000
3	1,000,000	100,000	1,300,000

〈복리법에 의한 이자 및 원리합계표〉 (단원: 원)

기수	기초원금	이자	기말의 원리합계
1	1,000,000	100,000	1,100,000
2	1,100,000	110,000	1,210,000
3	1,210,000	121,000	1,331,000

기말의 원리합계를 계산하기 위한 식을 도출하면 아래와 같다.

기수	기초원금	기말이자	기말의 원리합계
1	P	Pi	$P+Pi=P(1+i)$
2	$P(1+i)$	$P(1+i)i$	$P(1+i)+P(1+i)i=P(1+i)(1+i)=P(1+i)^2$
3	$P(1+i)^2$	$(P(1+i)^2 i$	$P(1+i)^2+P(1+i)^2 i=P(1+i)^2(1+i)=P(1+i)^3$

※ 원리합계$=S$, 원금$=P$, 이율$=i$, 기간$=n$, 이자$=I$

기말 원리합계 $S=$원금$\times$(1+이율)^{기수}

$S=P(1+i)^n$ 이다.

위의 공식에서 i와 n을 크게 하면 할수록 미래가치는 커지게 된다. 즉 투자자산의 미래가치는 성장률과 투자기간에 달려 있는 것이다. 투자기간이 동일한 경우 성장률이 크면 클수록, 동일한 성장률일 경우에는 투자기간이 길면 길수록 투자자산의 미래가치는 커진다. 위의 합계표상의 i=10%, n=3이다. i와 n이 각자 커지게 되면, 예를 들어 i가 10%이고 n이 50년인 경우 미래가치계수는 1.1을 50번 곱한 값이 된다. 이러한 방법으로 미래가치계수를 계산하여 투자안의 경제성을 평가하게 되면 지루하고 시간소모도 많을 뿐 아니라 오류의 가능성도 크다. 따라서 실무에서는 i와 n의 값을 주고 그 교차지점에 미래가치계수를 미리 계산해 놓은 표를 사용하게 되는데 이를 미래가치표[2]라 한다.

미래가치의 계산은 투자금액×미래가치계수로 하면 된다(부록 참조).

2) 할인율과 현재가치

미래가치는 현재 얼마를 투자하면 미래에 얼마를 얻을 수 있을 것인가를 공부하였다. 예를 들어 현금 1,000,000원을 연이자율 12%로 6년간 예금하면 6년 후 원금과 이자를 합하여 얼마를 받을 수 있는가 하는 문제이다. 답은 1,000,000×FVIF(미래가치계수: 1.9738)=1,973,800원이다. 이 문제를 이렇게 생각해 볼 수 있다.

미래에 1,973,800원을 받으려면(연이자율 12%, 6년간 예금한다고 가정하고) 현재 얼마를 은행에 예치해야 하는가? 이에 대한 답은 다음과 같다.

$$1{,}973{,}800 \times \frac{1}{\text{미래가치계수 } 1.9738} = 1{,}000{,}000$$

즉 1,973,800원의 현재가치는 1,000,000원이다.

더 쉬운 예를 가지고 쉽게 풀어보자.

만약 2년 후 1,000,000원이 필요한데 이자율이 20%라면 오늘 얼마를 투자해야 하는가? 이 문제는 2년 후 1,000,000원의 미래가치를 얻고자 할 때 할인율 20%를 할인한 현재가치는 얼마인가 하는 문제와 같다.

2) 은행에서는 컴퓨터 프로그램에 미래가치표가 입력되어 있어 i와 n값을 입력하면 미래가치가 자동계산된다.

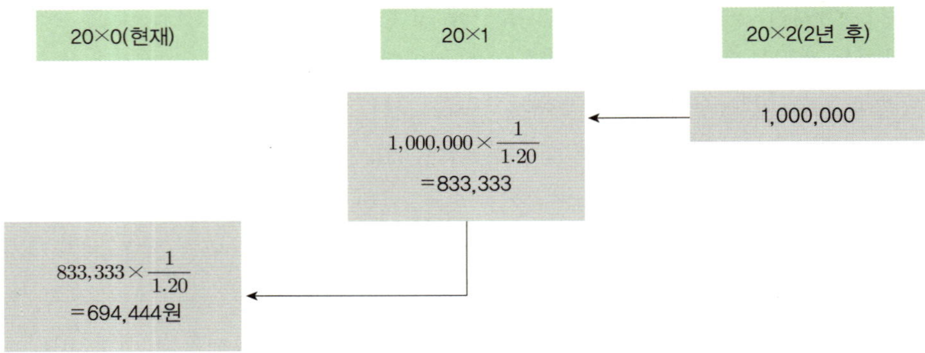

즉 2년 후에 발생할 1,000,000원의 현재가치는 다음과 같다.

$$\left(1,000,000\times\frac{1}{1.20}\right)\times\frac{1}{1.20}=1,000,000\times\frac{1}{1.44}$$
$$=1,000,000\times PVIF(20.2)=694,444\text{원}$$

따라서 2년 후 1,000,000원이 필요하면 현재 694,444원을 저축하면 된다.

3) 미래가치와 현재가치의 관계

미래가치계수와 현재가치계수는 역수이다.

$$\text{미래가치계수 } FVIF=1\times(1+i)^n$$
$$\text{현재가치계수 } PVIF=1\times\frac{1}{(1+i)^n}$$

2. 투자안의 평가방법

1) NPV법(순현재가치법)

투자안을 분석하는 방법에는 여러 가지가 있으나 그 중 가장 중요한 기법은 순현가 개념이다. 순현가란 투자안이 창출하는 시장가치와 그 비용과의 차이를 순현가(Net Present Value: NPV)라고 한다. 다시 말하면 현가란 투자안으로부터 기대되는 미래현금유입액의 현재가치(현가)에서 투자지출액(현금유출액)의 가치를 차감한 금액이다.

NPV는 투자안에 투자함으로써 얻게 되는 가치의 순증분액으로 NPV가 큰 투자안을 찾아야 한다.

다음 예제를 통하여 NPV법에 의한 투자안을 평가해 보기로 한다.

예제 11-1

여러분이 새로운 병원을 개업하고자 한다면 먼저 의료시장조사를 하고 병원의 최초투자금액을 산출할 것이다. 일반적으로 최초투자금액은 정확히 산출될 수 있다. 하지만 병원개업 이후의 미래현금유입액이 최초투자금액을 초과해야만 병원을 개업하려 할 것이다.
병원개업 투자안의 가치를 산출하려면 병원경영으로 유입될 현금의 금액과 기간에 대한 기대치를 산출하여 적당한 기대수익률로 할인해야 한다.
병원의 연간 매출액은 6억원이고 간호사, 의무기록사, 일용직의 인건비와 세금을 포함한 총비용은 4억원이며 본인의 인건비 8,000만원도 총비용에 포함되었다고 한다. 이 병원은 매년 2억원의 현금유입이 발생하고 이 유입이 8년간 계속될 것으로 가정하며 병원의료기기와 설비는 8년 후 8,000만원의 잔존가치를 가지고 있다고 가정한다. 이 병원을 개업하는 데 8억원의 비용이 들며 20%의 수익을 올려야 한다다면 이 병원은 개업(투자)할만한 가치가 있는가?

0	1년	2년	3년	4년	5년	6년	7년	8년
−8억원	2억원	2억원	2억원	2억원	2억원	2억원	2억원	2억 8,000만원

| 풀이 |

8년 동안 현금흐름의 현재가치는 다음과 같다.

현가=2억원×PVIFA(20%, 8년)+PVIF(20%, 8년)

{2억원×(1−1/1.20^{8})/.20}+(8,000만원/1.20^{8})[3]

=(2억원×3.8372)+(8,000만원/4.2998)

=767,440,000+18,605,516=786,045,516원

투자비용 8억원과 비교하면 NPV는 다음과 같다.

786,045,516−800,000,000=−13,954,484원

따라서 이 병원의 설립은 좋은 투자안이 아니다. 이 병원을 설립하게 되면 13,954,484원만큼 손해를 보게 될 것이다.

NPV의 산출은 투자안이 병원의 가치에 미치는 영향을 나타낸 것으로 NPV가 0보다 작으면 주가에 미치는 영향은 부정적이고 0보다 크면 주가에 미치는 영향은 긍정적이다.[4] 따라서 이 병원을 설립할 것인지 아니면 거부할 것인지를 결정하는 데 알아야 하는 것은 오직 투자안의 NPV가 0보다 큰지 혹은 0보다 작은지를 결정하는 것이다.

독립적인 투자안은 순현재가치가 0보다 크면 채택하고 0보다 작으면 기각한다. 그러나 상호배타적인 투자안들 중에서는 순현재가치가 0보다 큰 투자안 중 현재가치가 가장 큰 투자안을 선택한다.

순현재가치(NPV)법의 장 · 단점

[장점]

① 전통적 방법이 화폐의 시간가치를 고려하지 않는 데 반해, NPV법은 화폐의 시간적 가치가 반영된다.

② 개별투자안의 NPV는 기업가치의 증분으로 나타나며, 채택된 모든 투자안의 NPV 합계는 기업가치로 나타난다. 결국 개별투자안의 NPV는 개별투자안이 기업가치 증가에 기여하는 공헌부분을 의미한다. 따라서 NPV법이 경제성 평가방법들 중에서 여타 평가기법들보다 기업가치 극대화 · 주주 부의 극대화라는 재무관리 목표에 가장 적합한 평가기법이기 때문에 우수한 경제성평가방법으로 인정받는다.

③ 가치합산원칙(value additivity principle)이 적용[5]되어 가치계산이 용이하다. 여러 개의 투자안이 실행될 경우, 개별투자안을 결합한 결합투자의 가치는 각 개별투자안의 NPV를 합한 것과 같아지므로 투자계획을 유연성 있게 수립할 수 있다.
NPV(A+B+C)=NPV(A)+NPV(B)+NPV(C)

[단점]

① NPV를 측정할 경우 할인율로 사용하는 자본비용의 추정이 정확히 이루어져야 하는데, 자본비용의 정확한 추정이 어렵다.

2) 내부적 수익률법

내부적 수익률법(Internal Rate of Return: IRR)은 NPV와 밀접한 관계가 있다. IRR은 투자안이 제공하는 기대수익률이 얼마인가를 나타낸다. 내부적 수익률이란 투자안의 현금유입을 할인한 값이 투자비용과 일치하게 하는 할인율을 말한다. 다시 말하면 투자안의 현금흐름유입액의 현재가치와 현금흐름유출액의 현가를 동일하게 하는 할인율, 즉 투자안의 순현재가치가 0(NPV=0)이 되는 할인율이 내부수익률이다.

100만원을 투자하여 1년 후에 120만원을 회수하는 투자안의 수익률이 20%라는 것은 쉽게 알 수 있다. 이 20%가 투자안의 내부적 수익률이다. 여기에서 120만원의 현재가치는 100만원이다. 따라서 NPV는 100만원−100만원이 되어 0이 된다.

---

3) 연금의 현재가치계수 $= \dfrac{1-\dfrac{1}{(1+i)^n}}{i}$, PVIFA, 현재가치계수 PVIF$= \dfrac{1}{(1+i)^n}$

4) 병원이 영리병원으로 주식을 발행했을 경우

5) 가치합산원칙이란 어떤 독립적인 투자안 A와 B를 동시에 채택할 때 그 투자의 가치는 투자안 A의 가치와 투자안 B의 가치의 합과 같아야 한다는 것이다.

전술한 바와 같이 IRR은 투자안의 현금흐름을 할인한 값이 투자비용과 일치하게 하는 할인율을 말하므로 일치하면 NPV는 0이 된다.

$$\begin{aligned} NPV &= 0 \\ &= -1{,}000{,}000 + 1{,}200{,}000/(1+r) \\ &= 1{,}000{,}000 = 1{,}200{,}000/(1+r) \end{aligned}$$

$$1+r = 1{,}200{,}000/1{,}000{,}000$$

$$1+r = 1.2$$

$$r = 1.2 - 1$$

$$r = 0.2 \fallingdotseq 20\%$$

예제 11-2

다음 사례를 통하여 A병원의 내부적 수익률을 계산해 보자.
A병원은 새로운 건강관리사업에 진출하기로 하였다. 이에 소요되는 총비용은 4억원이고 처음 1년은 2억 4,280만원의 현금유입이 있고 2년 후에도 2억 4,280만원의 현금유입이 있다면 A병원 건강관리사업의 내부적 수익률은 몇 %인가?

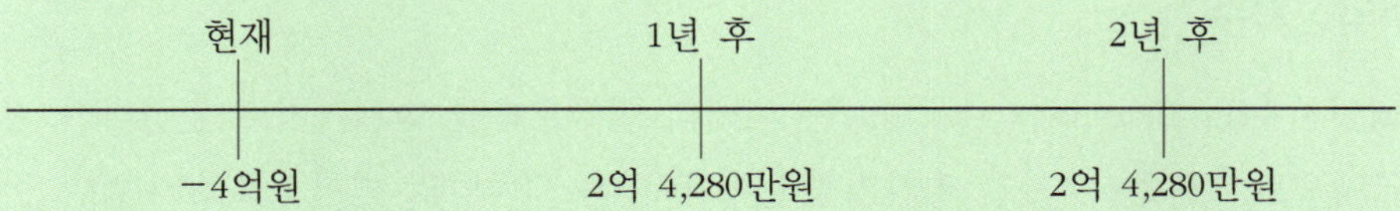

$$\begin{aligned} NPV &= 0 \\ &= -4억원 + 2억\ 4{,}280만원/(1+IRR) + 2억\ 4{,}280만원/(1+IRR)^2 \end{aligned}$$

| 풀이 |

이 투자안은 2년간 지속될 2억 4,280만원의 현재가치가 4억원이 되는 할인율(수익률)을 구하면 된다.
매년 유입되는 현금액이 일정하므로 연금현가계수를 사용하여 계산하면 다음과 같다.
4억 = 2억 4,280만원 × 연금현가계수(r%, 2년)
연금현가계수(r%, 2년) = 4억/2억 4,280만원 = 1.647
할인기간 2년인 연금의 현가계수는 약 1.647로서 내부적 수익률은 약 65%이다.

내부수익률(IRR)법의 장·단점

[장점]

① 화폐의 시간적 가치가 반영되어 있다.

② IRR은 투자안의 손익분기점 경제성분석에 유용하다. IRR은 자본비용과 직접 비교하여 투자안의 채택·기각 여부를 결정한다고 했다. 이때 자본비용은 손익분기점의 기준이 된다.

[단점]

① NPV법은 투자기간 동안 투자수익이 자본비용(k)으로 재투자됨을 전제로 하는 데 비해, IRR법은 투자수익이 해당 투자안의 특정 IRR로 재투자됨을 가정한다. 따라서 재투자수익률상의 논리성 결여와 비현실성으로 조정된 IRR(R)이 이용되는 것이 상례이다.

② 가치합산원칙의 적용이 불가하다. 서로 다른 투자안의 경우 단순합계나 평균산출이 곤란하여 투자계획 수립 시 적용의 유연성이 적다.

③ IRR은 복수해가 존재하거나 아예 존재하지 않는 경우도 있어서 기술적 문제점이 있다.

④ IRR의 계산과정은 시행착오법에 의존하므로 계산이 번거롭다.

⑤ IRR은 투자금액 1원에 대한 수익(%)을 나타내므로 상대적 수익성을 비교하는 기준으로 이용될 수는 있다. 그러나 IRR이 높다고 해서 반드시 절대적 수익성이 좋은 것은 아니다. 따라서 NPV법의 순현재가치와 비교해서 투자결정을 해야 한다.

3) 수익성지수

수익성지수(Profitability Index: PI)는 미래의 현금흐름을 현재가치로 환산하여 최초 투자금액으로 나누는 투자안 평가기법이다. PI법은 NPV법의 변형으로 NPV법이 절대적으로 비교평가하는 데 반해, 수익성지수법은 투자안으로부터 기대되는 미래현금유입액의 현가는 투자지출액의 현가로 나누어 수익성지수(PI)를 구한 다음 수익성지수가 1보다 큰 투자안(PI > 1)을 채택하는 방법이다. 어떤 투자안이 있을 때 10억원을 투자하여 12억원의 현재가치가 있는 현금유입이 발생한다면 이 투자안의 수익성지수는 $\frac{\text{혜택}}{\text{비용}}$으로 1.2이며 NPV = 2억원이다.

투자안의 NPV > 0일 경우 미래현금흐름의 현재가치가 투자금액보다 크고, NPV > 0인 투자안의 수익성지수는 1보다 크고 NPV < 0인 투자안은 수익성지수(PI)가 1보다 작다.

현실과는 맞지 않지만 투자안은 많고 투자에 필요한 자금이 한정적일 때에는 수익성지수가 가장 높은 투자안을 먼저 선택하는 것이 기업의 가치를 극대화하는 것이다. 상호배타적인 투자안의 경우 현재가치를 기준으로 투자안을 평가할 때와 지수법을 사용하여 투자안을 평가할 때를 비교해 보면 서로 다른 점이 있다.

현재가치와 수익성지수법 비교

다음 예를 통하여 살펴보면 800만원을 투자하여 1,200만원의 현재가치를 창출하는 투자안과 2,500만원을 투자하여 3,200만원의 현재가치를 창출하는 투자안을 비교해 보면 첫 번째는 400만원의 순현재가치를, 두 번째 투자안은 700만원의 현재가치를 창출했다. 순현재가치만 보면 두 번째 투자안을 선택하겠지만 수익성지수를 계산하면 첫 번째는 1,200/800=1.5로서 100원을 투자하여 150원의 가치를 창출한다. 두 번째 투자안의 수익성지수는 3,200/2,500=1.28이다. 이는 100원을 투자하여 128원의 가치를 창출한다. 만약 이 두 투자안이 상호배타적 투자안이고 자금조달에 제한을 받지 않는다면 비록 수익성지수는 낮아도 순현가가 큰 두 번째 투자안을 선택할 것이다. 그러나 자금조달이 제한적이고 투자금액 대비 수익성을 추구한다면 당연히 첫 번째 투자안을 선택할 것이다.
따라서 수익성지수법은 투자우선순위를 결정할 때 주로 사용된다.

4) 회수기간법

회수기간(payback period)이란 전통적 방법으로 화폐의 시간가치를 고려하지 않고 투자에 소요된 모든 비용을 회수하는 데 소요되는 기간에 기준하여 투자안을 선택하는 방법으로 투자안을 고려할 때 회수기간이 짧은 투자안을 선호하고 목표회수기간을 정해 놓은 다음 투자안의 회수기간이 목표회수기간보다 짧을 때에 투자한다. 이때 투자하는 우선순위는 회수기간이 짧은 순서대로 하게 된다.

예제 11-3

다음 사례를 통하여 회수기간에 의한 투자안을 평가해 보자.
최초의 투자금액은 1억 4,000만원, 현금유입은 첫 해 4,000만원, 두 번째 해 4,000만원, 세 번째 해 2,000만원, 네 번째 해 8,000만원이라고 가정한다.

현재	1년 후	2년 후	3년 후	4년 후
−1억 4,000만원	+4,000만원	+4,000만원	+2,000만원	+8,000만원

| 풀이 |

이 투자안의 3년간 회수금액은 1억원, 4년간 회수금액은 1억 8,000만원이다. 따라서 회수기간은 3년보다는 길고 4년보다는 짧다. 여기에서 우리는 3년 후 어느 시점(회수기간)을 찾아야 하는데 3년과 4년 사이에 8,000만원이 매월 얼마씩 회수되는가를 알아야 한다.

$\frac{8,000만원}{12}$ =6,666,666(1개월 회수금액)

4,000만×6,666,666=6개월

3년 이후 회수되어야 할 금액은 4,000만원으로 이 금액이 회수되는 데 걸리는 시간은 4,000만원/8,000만원=0.5년=6개월이다.
이 투자안의 회수기간은 3.5년, 즉 3년 6개월이다. 회수기간이 3년이어야 한다면 이 투자안은 부결되어야 한다.
회수기간법은 이해하기가 쉽고 단기적인 투자안을 선택하는 경향으로 자금회전을 높이는 장점이 있지만 중대한 단점이 더 많다.

회수기간법의 장 · 단점

[장점]

① 계산이 간단하고 이해하기 쉬워 예비분석 차원에서 실무계에서 많이 이용하며, 투자자에게 투자안의 경제성에 관한 기초적 정보를 제공하는 데 유용한 수단이 된다.
② 회수기간이 짧을수록 안전한 투자안으로 볼 수 있으므로 회수기간이 위험지표로서의 정보를 제공한다. 즉 목표회수기간을 초과하는 투자안을 평가대상에서 우선적으로 제외시킴으로써 예비평가단계에서 위험처리수단으로 활용이 가능하다.
③ 회수기간이 짧을수록 빠른 자금회수로 기업의 유용성이 증가함을 의미한다. 따라서 간접적으로 유동성상태를 나타내는 지표로 활용할 수 있다.
④ 시설재의 내용연수의 적정성을 평가하는 판단기준이 된다. 특히 수요변화나 기술진부화 등의 위험이 클 경우 유용하다.

[단점]

① 화폐의 시간적 가치를 고려하지 않는다는 것이 가장 큰 단점이다.
② 회수기간을 임의로 정하기 때문에 과학적이지 못하다.
③ 회수기간 이후의 현금흐름이 무시되기 때문에 투자안의 전체기간에 대한 현금흐름을 평가하지 못한다는 점이다.
④ 회수기간만 고려하기 때문에 투자안의 수익성 자체는 무시된다. 목표회수기간의 합리적 설정이 어려워 목표회수기간을 자의적으로 결정할 우려가 상존한다.
⑤ 투자의 위험성이 무시되며 단기적인 투자안이 유리한 반면 장기적인 투자안에 대한 방법이 어렵다.

5) 평균회계수익률(회계적 이익률법)

평균회계수익률(Average Accounting Return: AAR)은 전통적인 방법으로 화폐의 시간가치를 고려하지 않고 투자안의 내용연수 동안의 세후 평균순이익을 투자의 평균 장부가치, 즉 평균투자액으로 나눈 것이다. 평균수익률법(Average Rate of Return: ARR)이라고도 한다.

$$\text{회계적 이익률} = \frac{\text{세후 평균순이익}}{\text{평균투자액}} \text{ 또는 } \frac{\text{세후 평균순이익}}{\frac{\text{총투자액}}{2}}$$

※ 총투자액 = 연초투자액 + 연말투자액

예제 11-4

다음 사례를 통하여 회계적 이익률을 계산해 보자.

- W대학병원은 3억원의 새로운 의료장비를 구입할 계획이다.
- 이 장비는 3년 동안 사용할 수 있으며 3년 후의 잔존가치는 없다.
- 투자안에 대한 세후 순이익은 1차연도 5,000만원, 2차연도 4,000만원, 3차연도 3,000만원이라고 하자.

| 풀이 | (단위: 만원)

$$\text{세후 평균순이익} = \frac{5{,}000 + 4{,}000 + 3{,}000}{3} = 4{,}000$$

$$\text{평균투자액} = \frac{30{,}000}{3} = 1\text{억원}$$

$$\text{회계적 이익률} = \frac{4{,}000}{10{,}000} = 0.40 = 40\%$$

평균수익률은 40%가 된다.

만약 W대학병원이 투자안의 정책결정을 평균회계수익률에 따르고 평균회계수익률이 30%를 초과하는 투자안에만 투자한다면 이 투자계획은 채택될 것이다.

회계수익률법을 적용하는 가장 심각한 문제는 고정자산에 투자하는 근본적인 목적을 왜곡한다는 것이다. 투자안과 관련된 현금흐름을 분석하는 것이 아니고 회계장부상의 수익률만 분석하기 때문이다.

회계적 이익률법의 장 · 단점

[장점]

① 계산이 간편하고 이해하기 쉽기 때문에 예비분석 차원에서 많이 이용되고 있다. 경영자는 물론 투자자들 역시 투자안의 경제성에 관한 기초적 정보로서 유용한 수단이 된다.

② 장부상 회계자료를 바로 이용할 수 있어 편리하다.

[단점]

① 화폐의 시간적 가치를 고려하지 못하고 있다.

② 순이익은 감가상각법과 같은 회계처리방법의 변경에 따라 달라질 수 있기 때문에 객관적이지 못하다.

③ 적절한 목표평균회계이익률의 설정이 어렵고 자의적일 수 있다.

객관식 연습문제

01. 개원 후 소요운전자본을 추계할 때 포함되는 항목으로 옳은 것은 무엇인가?

(가) 재고자산 선구매액	(나) 의료미수금 증가분
(다) 개원초기의 운영적자	(라) 건물수리비

① (가), (나), (다)
② (가), (다)
③ (나), (라)
④ (라)
⑤ (가), (나), (다), (라)

02. 유형자산투자의 유형 중 병원의료기기나 시설이 경과함에 따라 수익창출이 어려워진 경우 새로운 의료기기를 도입하는 투자의 유형은 무엇인가?

① 확장투자
② 제품투자
③ 전략적 투자
④ 상호배타적 투자
⑤ 대체투자

03. 다음 중 투자안의 경제성 평가방법에 해당되지 않은 것은 무엇인가?

① 내부수익률법
② 순현재가치법
③ 적정이익률법
④ 수익성지수법
⑤ 회수기간법

04. 내부수익률과 순현재가치법에 의한 투자결정 시의 설명으로서 옳은 것은 무엇인가?

① 순현재가치가 0 이상인 투자안은 투자할 가치가 있다.
② 순현재가치법에 의할 경우, 할인율로 내부수익률이 사용된다.
③ 내부수익률법에 의할 경우, 할인율로 주로 시중은행 금리가 적용된다.
④ 상호배타적인 투자안을 평가할 경우, 주로 내부수익률법이 사용된다.

05. 수익성지수법에 의한 투자결정 시의 설명으로 옳은 것은 무엇인가?

① 배타적인 두 개의 투자안 중에서 하나를 선택할 때에 주로 사용된다.
② 지수값이 작은 투자안이 먼저 선택된다.
③ 다수 투자안이 있을 때, 우선순위를 결정할 경우 사용된다.
④ 지수값이 2 미만인 투자안은 기각된다.
⑤ 지수값이 3 미만인 투자안은 기각된다.

06. W대학병원은 현재 1,000만원이 소요되는 투자안이 있다. 새로운 투자로 기대되는 현금흐름은 다음과 같다(기대할인율은 10%이다). 순현재가치는 얼마인가? (백단위에서 반올림)

현재	1년 후	2년 후	3년 후	4년 후
−1,000만원	300만원	200만원	300만원	400만원

① 9,366,161　② 6,440,000
③ 7,340,000　④ 7,440,000

07. 투자가치평가방법 중 가장 합리적인 평가방법은 무엇인가?

① 평균이익률법　② 자본기간회수법
③ 내부수익률법　④ 순현재가치법

08. 한 병원은 법인세효과를 고려한 순현금흐름(net cash flow)을 산출한 후 투자가치평가법에 근거하여 경제적 타당성을 결정한다고 가정할 때 화폐의 시간가치를 고려한 투자가치 평가방법이 아닌 것은 무엇인가?

① 내부수익률법　② 순현재가치법
③ 수익성지수법　④ 평균이익률법

09. 전통적 투자가치평가방법의 하나인 평균이익률법에 대한 설명 중 타당하지 않은 것은 무엇인가?

① 평균이익률법은 장부상 세후 평균순이익을 계산하여 평균투자액으로 나눈 것이다.
② 평균이익률법의 장점은 장부상의 이익과 현금흐름 사이에 나타날 수 있는 세금의 효과를 고려하지 못하고 있다.
③ 평균이익률법의 단점은 화폐의 시간가치가 무시되어 현재가치의 개념이 전혀 고려되지 못하고 있다는 점이다.
④ 평균이익률법의 장점은 계산이 간편하고 좋지 않은 투자안와 좋은 투자안을 쉽고 빠르게 선별할 수 있다는 점이다.

10. 2,000만원을 투자하여 매년 말 1,000만원씩 현금유입이 있는 투자안이 있을 때 이 투자안의 내부수익률은 무엇인가?

① 23%　② 23%와 24% 사이
③ 25%와 26% 사이　④ 27%

객관식 연습문제 정답

01. ① 02. ⑤ 03. ③ 04. ①

05. ③ 수익성지수가 1보다 크면 투자안을 채택하고 1보다 작으면 기각한다.

06. ① NPV = 현금유입 − 현금유출
= (1+0.1)/300 + $(1+0.1)^2$/200 + $(1+0.1)^3$/300 + $(1+0.1)^4$/400 − 1,000만원
= 2,727,272 + 1,652,892 + 2,253,944 + 2,732,053 − 1,000만원
= 9,366,161 − 1,000만원 = −633,839원. 따라서 이 투자안을 기각해야 한다.

07. ④ 08. ④

09. ② 수정 없이 회계자료를 이용할 수 있으므로 실무에서 많이 이용하나 화폐의 시간가치가 무시된다.

10. ②

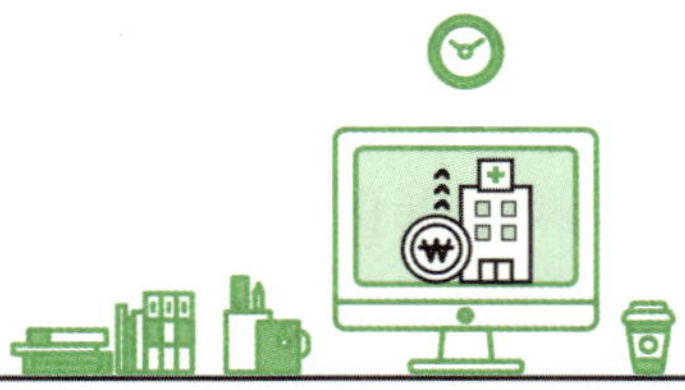

CHAPTER 12

부 채

＊꼬마상식 ㄴ 월급이나 보너스 대신에 스톡옵션?

잘될 가능성이 있는 작은 회사들이 직원들에게 월급이나 보너스 대신 주식을 주는 '스톡옵션제'를 큰 회사들도 도입하고 있다는데, 스톡(Stock)이라는 말은 주식이라는 말의 영문표기이고, 옵션(Option)이라는 말은 '선택권'이라는 말이니까 스톡옵션(Stock Option)이란 우리말로는 '주식매입선택권'을 말한다.

다시 말하여 "일정기간이 지나서 우리 회사 주식을 일정한 가격으로 살 수 있는 권리"를 말한다.

예를 들어 어느 회사 임원이 주식 1만주를 3년 뒤에 1주당 2만원에 살 수 있는 스톡옵션을 받았다고 가정하자. 3년 후 이 회사 주식값이 3만원이 됐다면 이 임원은 이 스톡옵션으로 2만원에 사서 3만원에 1만주를 팔아 1억원(1만주×1만원)을 간단히 벌 수 있다. 물론 이것은 Option(선택권)이기 때문에 주가가 떨어졌을 때는 사용하지 않을 것이다.

스톡옵션은 회사가 잘되면 월급쟁이도 큰돈을 벌 수 있는 제도이다. 보통 지금은 회사가 어려워서 봉급이나 보너스도 많이 줄 수 없지만 앞으로 큰 발전이 예상되는 벤처기업들의 경우 이 스톡옵션을 월급이나 보너스 대신으로 활용할 수 있다.

스톡옵션을 받은 임직원들은 큰돈을 벌기 위해서는 회사의 주식값이 올라야 하기 때문에 열심히 일하여 기업가치를 올리는 데 최선을 다하게 되므로, 사용자와 종업원 모두에게 이익을 가져다주는 제도이다.

"열심히 일을 하든 안 하든 월급은 나오는데 열심히 일할 필요가 있는가?"라는 생각을 모럴 해저드(Moral Hazard), 즉 도덕적 해이현상이라고 하는데, 이런 현상을 없애는 도구로도 이용될 수 있는 제도이다.

1920년대 초 미국에서 처음 시작돼서 지금은 미국 증권거래소에서 주식이 거래되는 기업(상장기업)의 80% 이상이 이 제도를 이용할 정도로 일반화되어 있다. 우리나라에서도 1997년에 도입되어 지금은 중소기업뿐만 아니라 대기업에까지 도입되고 있다.

이 제도는 보통 회사가 성공할 가능성이 크지만 월급을 많이 줄 수 없는 벤처기업들이 우수한 사람을 데려다 쓰기 위한 방법으로 많이 이용된다. 마이크로소프트와 넷스케이프 같은 회사들이 대표적으로 창업 시 이 스톡옵션제도를 도입해서 성공한 회사의 경우이다.

스톡옵션에 대한 회계처리방법(비용처리방법)은 최소가치법과 공정가액법 중 선택적으로 회계처리할 수 있다. 최소가치법은 주가의 변동성을 0으로 하여 지불액을 산정(비용)함으로써 비용이 낮게 산정되지만 공정가액법은 주식가액의 변동성을 반영함으로써 옵션의 전체 비용이 높아지게 된다. 따라서 스톡옵션의 가치가 높아진 만큼 기업의 비용이 증가하게 된다. 비용이 증가하면 0, 즉 공정가액법으로 평가하게 되면 EPS에 영향을 미치게 된다.

EPS(Earning Per Share)는 순이익을 가중평균유동주식수로 나눈 값으로, 비용이 늘면 순이익이 줄어 EPS의 감소는 불가피하다. 기업에 따라 다르겠지만 스톡옵션이 많은 기업이 공정가액법으로 회계처리할 경우 EPS의 하락은 불가피할 것이다.

제1절 > 부채의 의의

오늘날 기업에서 부채는 자본과 함께 가장 중요한 자금조달방법이 되고 있다. 통상적으로 부채는 미래에 일정금액을 지급하기로 약속하고 특정재화나 용역을 제공하거나 미래의 일정시점에 상환하기로 하고 일정금액을 차입함으로써 발생된다. 우리가 흔히 말하는 타인에게 갚아야 할 빚을 회계에서는 부채(liability)라 한다.

즉 부채는 ① 과거에 발생된 사건의 결과이고 ② 현재의무이며 ③ 현재의 의무를 이행하기 위해서는 반드시 미래에 현금이나 재화 또는 용역의 희생을 동반한다.

제2절 > 부채의 분류

1. 유동부채, 비유동부채

상환시기에 따른 분류방법으로 유동부채란 유동자산의 사용 또는 다른 유동부채에 의하여 현재 상환해야 할 채무 또는 재무상태표일로부터 1년 이내에 지급되리라고 기대되는 채무를 말한다. 비유동부채는 재무상태표일로부터 1년 이후에 결제될 것이 예상되는 부채 또는 유동부채가 아닌 것을 말한다. 장기차입금, 퇴직급여충당부채, 우발부채, 이연법인세부채 등이 대표적이다. 유동부채는 제8장 단기채권과 단기채무에서 살펴보았으므로 본장에서는 생략한다.

2. 금융부채, 비금융부채

금융부채(financial liabilities)는 금융상품의 거래당사자인 발행자가 금융상품의 다른 거래당사자인 보유자에게 현금 등 금융자산을 인도하거나, 발행자에게 잠재적으로 불리한 조건으로 보유자와 금융자산이나 금융부채를 교환하는 계약상의 의무를 말한다.

따라서 현금으로 거래되는 매입채무, 미지급금, 미지급비용, 장·단기차입금, 임대보증금, 신주인수권부사채, 전환사채 등이 금융부채이다.

비금융부채(non-financial liabilities)는 현금 이외의 수단으로 결제되며 금액이 불확실한 미확정부채를 말하며 예수금, 미지급법인세,[1] 선수금, 선수수익, 충당부채, 우발부채 등이 이에 해당한다.

제3절 확정부채와 충당부채

확정부채(determinable liabilities)는 재무상태표일 현재 부채의 존재 자체가 확실하며 지급해야 할 금액과 시기도 확정되어 있는 부채를 말한다.

충당부채는 우발부채이며 지출의 시기나 금액이 어떤 사건의 발생 여부에 따라 결정되므로 확정부채라 할 수 없다.

예를 들면 기업이 손해배상청구소송의 피고로 재판 중일 때 재판결과에 따라 손해배상을 해주어야 할 수도 있고 그렇지 않을 수도 있다. 이때 재판에 질 경우 발생하는 손실을 우발손실이라고 하며 이는 부채이다. 이러한 상황에서 자원의 유출가능성이 높고 금액을 신뢰성 있게 추정가능하며 현재의 의무가 존재한다면 충당부채로 재무제표에 인식하게 된다. 반대로 자원의 유출가능성이 낮고 금액을 신뢰성 있게 추정할 수 없을 경우에는 부채로 인식하지 않고, 즉 재무제표에 부채로 표시하지 않고 주석에 우발부채로 공시하게 된다.

유출가능성 / 발생	높음(50% 초과)	높지 않음	거의 없음
확실	충당부채	우발부채로 주석공시	공시하지 않음
불확실	우발부채로 주석공시	우발부채로 주석공시	공시하지 않음

1) 미지급법인세는 현금을 인도해야 하나 계약에 따른 의무가 아니라 법에 따른 의무이므로 금융부채가 아니다. 선수금이나 선수수익도 금융자산을 인도하여 현재 의무를 이행하는 것이 아니라 재화와 용역을 인도하여야 할 의무이므로 금융부채가 아니다.

충당부채의 유형

① 제품보증충당부채	② 경품보증충당부채
③ 공사보증충당부채	④ 손해배상충당부채
⑤ 지급보증충당부채	⑥ 기술사용료충당부채
⑦ 복구충당부채	⑧ 퇴직급여충당부채

충당부채에 관한 회계처리는 기본적으로 같은 회계처리방법이기 때문에 기업의 제품보증충당부채와 병원의 손해배상충당부채에 대한 회계처리를 알아본다.

1) 제품보증충당부채

판매자와 구매자 사이에 상품이나 제품의 거래가 이미 이루어졌지만 상품이나 제품에 결함이 발생되면 A/S 차원에서 비용이 발생될 것이다. 그러나 그 비용을 정확히 측정하거나 추정할 수 없어도 분명히 발생될 가능성이 높은 비용이므로 이를 충당부채로 인식하게 된다.

예제 12-1

B사는 201×년 9월 1일 50,000,000원의 제품을 판매하면서 제품보증을 하였다. 제품보증기간은 1년이며 과거의 경험으로 보아 5%의 제품보증비(수리비)가 발생할 것으로 예측된다. 201×년 12월 1일에 실제로 100,000원이 지출되었다. 제품보증비 예측 시와 실제지출 시의 회계처리를 하라.

| 풀이 |

〈제품판매 시〉

(차) 현　　금	50,000,000	(대) 매　　출	50,000,000

〈제품보증비 예측 시: 201×년 9월 1일〉

(차) 제품보증비	2,500,000	(대) 제품보증충당부채	2,500,000

〈제품보증비 지출 시: 201×년 12월 1일〉

(차) 제품보증충당부채	100,000	(대) 현　　금	100,000

2) 손해배상충당부채

병원의 경우 아무리 의료기술과 의료인의 수준이 높다 하더라도 의료사고는 많거나 적거나의 문제이지 발생할 가능성이 크다. 이때 병원과 환자와의 사이에서 적절히 합의가 이루어지면 별개지만 합의가 이루어지지 않으면 법원에까지 가게 된다. 환자가 원고가 되고 병원이 피고가 되어 지루한 법정 싸움이 시작된다.

이때 패소가능성이 높고 금액을 신뢰성 있게 측정가능하면 충당부채로 인식해야 한다.

예제 12-2

W대학병원의 정형외과에서는 손가락 절단 환자의 수술을 하였다. 원인불명으로 손가락기능이 마비되었으며 원고가 병원을 피고로 하여 손해배상청구소송을 냈다. 청구소송금액은 100,000,000원이다. 병원 고문변호사의 경험과 과거의 판례를 볼 때 변상금액이 50,000,000원이 될 것으로 보았다. 이때의 회계처리를 하라.

| 풀이 |

(차) 손해배상손실 50,000,000 (대) 손해배상충당부채 50,000,000

제4절 퇴직급여의 회계처리

퇴직급여제도는 근로기준법에 의하여 1년 이상 근속하고 퇴직하는 종업원에게는 해당 금액을 퇴직일시금이나 퇴직연금으로 지급하는 제도이다.

종업원의 퇴직금은 근속연수가 늘어남에 따라 함께 늘어나게 되므로 병원은 매년 종업원의 저축액으로 간주되는 금액은 부채로 계속 누적해야 한다. 퇴직급여제도는 기업이 내부 및 외부에 기금을 적립하는 방식의 퇴직연금이 가장 일반적인 형태이며 확정기여제도와 확정급여제도로 분류된다.

1. 확정기여제도

확정기여제도(Defined Contribution Plans: DC)는 노사협약 또는 사규와 관계법에 의거 기업이 매 기간 부담해야 할 금액을 별개의 기금에 고정된 기금으로 납부하고 그 기금 내에서 종업원이 제공한 용역에 관련된 모든 급여를 지급하는 제도이다. 병원이 납부한 기금의 운용 실적이 저조하여 종업원의 퇴직급여금이 부족하더라도 기업에 추가적인 납부의무는 없으며 종업원이 그 손실을 부담한다(부채로 계상하지 않음).

예제 12-3

W대학병원은 확정기여 퇴직급여제도를 채택하고 있다. 201×년말 종업원에게 지급해야 할 퇴직급여 출연의무누계액은 1,000,000원이다. 2010년말까지 800,000원을 납부하였으며 201×년 100,000원의 기여금을 납부하였다. 회계처리하라.

| 풀이 |

과소납입: 〈기여금 100,000원 납부 시의 회계처리〉

(차) 퇴직급여	200,000	(대) 현 금	100,000
		미지급퇴직급여	100,000

과다납입: 〈기여금 300,000원 납부 시의 회계처리〉

(차) 퇴직급여	200,000	(대) 현 금	300,000
선급퇴직급여	100,000		

2. 확정급여제도

종업원이 퇴직 이후에 받게 될 금액이며 병원이 지급해야 할 예상 지급의무액이다. 또 이에 대한 지급도 회사가 보증한다. 병원은 퇴직급여채무충당금을 기금에 적립할 수도 있고 적립하지 않을 수도 있다. 만약 외부에 기금을 납부하여 적립하고 여기에서 퇴직급여를 지급한다면 이를 사외적립자산(plan assets)이라고 한다. 이 제도에서는 종업원이 당기와 그 이전기간의 근무대가로서 퇴직 이후에 받기로 약정되어 있는 미래지급의무액을 퇴직급여채무라고 한다(부채로 인식함).

예제 12-4

W대학병원은 확정급여 퇴직급여제도를 채택하고 있다. 201×년말 종업원에게 지급해야 할 퇴직급여채무는 1,000,000원이다. 사외적립자산은 1,000,000원이며 종업원이 가득한 퇴직급여는 100,000원이고, 80,000원을 추가로 출연하였다. 201×년 중 퇴직종업원에게 실제로 지급한 퇴직급여는 60,000원이다.

| 풀이 |

〈퇴직급여 설정〉

(차) 퇴직급여	100,000	(대) 퇴직급여충당부채	100,000

〈기여금의 출연〉

(차) 사외적립자산	80,000	(대) 현 금	80,000

〈퇴직금 지급〉

(차) 퇴직급여충당부채	60,000	(대) 사외적립자산	60,000

제5절 사채

사채는 발행자가 약정에 따라 표시이자를 지급하고 만기에는 원금을 상환해야 하는 채무증권으로 금융부채이다. 일반적으로 비유동자산은 단기성 자금으로 조달하는 것은 위험하다. 비유동자산을 활용하여 단기간 내에 현금화하는 것은 쉽지 않다. 따라서 상환기일이 1년 이후에 도래하는 장기성 자금을 조달하여 비유동자산을 매입해야 한다. 장기차입의 방법은 은행으로부터 장기차입금과 사채를 발행하는 방법이 있다. 사채는 발행회사 입장에서는 부채이지만 매입한 회사는 투자자산이 된다. 사채의 발행금액은 만기에 지급하게 되는 원금의 현재가치와 매 기간 지급하게 되는 사채이자를 현재가치로 할인한 금액이다. 이때의 할인율은 유효이자율이 된다. 유효이자율이란 사채를 구매하는 투자자의 입장에서는 투자수익률이며 발행자의 입장에서는 지급해야 할 이자율이다.

사채의 발행가액＝사채이자의 현재가치＋사채원금의 현재가치

$$\frac{(\text{액면가액} \times i)}{(1+i)^n} + \frac{\text{액면가액}}{(1+i)^n}$$

i =이자율, n =사채의 만기

1. 사채발행의 회계처리

지금까지 병원이 사채를 발행한 적은 없으나 앞으로 다가올 미래변화를 대비하여 예제를 통해 살펴보면 다음과 같다.2)

예제 12-5

W대학병원은 20×1년 1월 1일 다음 각각의 조건으로 사채를 발행하였다.
① 액면가액으로 사채를 발행하고 대금 1,000,000원을 현금수령하다(액면발행).
② 액면가액보다 낮게 사채를 발행하고 대금 970,000원을 현금수령하다(할인발행).
③ 액면가액보다 높게 사채를 발행하고 대금 1,070,000원을 현금수령하다(할증발행).

| 풀이 |

〈발행회사의 분개〉

	차변	금액	대변	금액
①	(차) 현 금	1,000,000	(대) 사 채	1,000,000
②	(차) 현 금	970,000	(대) 사 채	1,000,000
	사채할인발행차금	30,000		
③	(차) 현 금	1,070,000	(대) 사 채	1,000,000
			사채할증발행차금	70,000

〈매입회사의 분개〉

	차변	금액	대변	금액
①	(차) 만기보유증권	1,000,000	(대) 현 금	1,000,000
②	(차) 만기보유증권	970,000	(대) 현 금	970,000
③	(차) 만기보유증권	1,070,000	(대) 현 금	1,070,000

위의 조건에서 사채발행비 90,000이 발생했다면 분개는 다음과 같다.

	차변	금액	대변	금액
①	(차) 현 금	910,000	(대) 사 채	1,000,000
	사채할인발행차금	90,000		
②	(차) 현 금	880,000	(대) 사 채	1,000,000
	사채할인발행차금	120,000		
③	(차) 현 금	980,000	(대) 사 채	1,000,000
	사채할인발행차금	20,000		

2) 사채의 발행 시 회계처리는 사채할인발행차금상각에 대한 회계처리가 있지만 병원에서는 사채를 발행하지 않고 있으며, 본서의 범위에 벗어난다 생각하여 생략한다.

객관식 연습문제

01. 유동부채에 대한 설명으로 적당하지 않은 것은 무엇인가?

① 만기가 1년 이내에 도래하므로 평가하지 않고 최종상환금액을 부채액으로 평가한다.
② 보통 지급기일이 정상적인 영업순환과정 내 또는 재무상태표일로부터 1년 이내에 도래하는 채무이다.
③ 매입채무, 단기차입금, 미지급금 등이 이에 속한다.
④ 일반적으로 유동부채에 의하여 비유동자산을 구매한다.

02. 비유동부채에 대한 설명으로 적당하지 않은 것은 무엇인가?

① 재무상태표일로부터 1년 이후에 지급기한이 도래하는 채무이다.
② 장기자본의 주요 조달 원천이다.
③ 미래에 제공할 재화, 용역의 현재가치로 평가하지 않는다.
④ 사채, 장기차입금, 신주인수권부사채, 장기성매입채무 등이 있다.

03. 퇴직급여충당금에 대한 설명 중 틀린 것은 무엇인가?

① 퇴직급여충당금은 병원이 직원들에게 지급할 퇴직급여를 계산해 장부에 계상한 것이다.
② 퇴직급여충당금에 해당되는 금액을 은행에 입금시켜야 한다.
③ 어떤 직원이 퇴직하여 퇴직금을 지급했다면 충당금으로부터 지불되는 것으로 본다.
④ 퇴직급여충당금은 일종의 채무이다.

04. 다음 중 기업회계기준서상 충당부채의 요건에 해당되지 않는 것은 어느 것인가?

① 장래에 지출될 것이 확정적이어야 한다.
② 지출의 원인이 당기에 있어야 한다.
③ 지출금액을 합리적으로 추정할 수 있어야 한다.
④ 당해 비용의 지출이 반드시 1년 이내에 예상되어야 한다.

05. 부채에 관한 설명 중 옳지 않은 것은 무엇인가?

① 금융부채는 금융자산이나 자기지분상품으로 상환되어야 하는 계약상의 의무이다.
② 비금융부채에는 장·단기충당부채, 미지급법인세, 선수금 등이 있다.
③ 충당부채는 미래에 불확실성이 높으므로 부채로 계상하지 않는다.
④ 신주인수권부사채는 일정기간이 경과된 후 주식을 인수할 수 있는 권리가 부여된 사채이다.

06. 다음 중 충당부채에 해당하는 것은 무엇인가?

① 감가상각누계액 ② 대손충당금
③ 제품보증충당부채 ④ 감가상각충당금

07. 액면가액이 200,000원, 액면이자율이 연 6%, 5년만기인 사채를 169,673원에 발행한 경우 만일 유효이자율이 10%라면 유효이자율법에 의한 둘째 해의 이자비용은 얼마인가?

① 12,000원 ② 16,967원
③ 20,000원 ④ 17,464원

08. 다음 계정과목 중 부채가 아닌 것은 무엇인가?

① 선급법인세 ② 미지급비용
③ 당기차입금 ④ 매입채무

09. 할인발행 시 사채의 유효이자율은 무엇인가?

① 액면이자율보다 낮다. ② 액면이자율과 무관하다.
③ 액면이자율과 같다. ④ 액면이자율보다 높다.

10. 사채의 발행가액은 원금과 이자를 현재가치로 할인하여 발행한다. 이때 사용하는 할인율은 무엇인가?

① 액면자율
② 원금은 액면이자율
③ 원금은 시장이자율, 이자는 액면이자율
④ 원금과 이자 모두 유효(시장)이자율

11. 충당부채로 분류할 수 없는 것은 무엇인가?

① 자원의 유출가능성이 높다.
② 금액을 신뢰성 있게 추정할 수 있어야 한다.
③ 현재 확실한 의무가 성립해야 한다.
④ 1년 이내에 지급해야 할 채무이다.

12. 다음 중 성격이 다른 계정과목은 무엇인가?

① 선수금 ② 선수수익
③ 선급비용 ④ 미지급법인세

13. 사채에 관한 설명이다. 틀린 것은 무엇인가?

① 사채의 할인발행이나 할증발행이 있을 경우 사채할인발행차금이나 사채할증발행차금이라는 계정을 사용한다.

② 사채발행비는 사채발행수수료와 기타의 비용을 말한다.

③ 사채를 만기일 전에 조기상환하게 되면 사채의 장부가액과 상환가액의 차액에 의하여 사채상환손익을 계상하여야 한다.

④ 사채할인발행차금은 사채발행회사가 사채상환기간 동안에 추가적으로 인식해야 할 사채발행비이다.

14. 비유동부채에 해당되지 않는 것은 무엇인가?

① 장기대여금　　② 임대보증금

③ 사채　　④ 이연법인세부채

15. 법인세비용에 대한 설명이다 틀린 것은 무엇인가?

① 세법의 과세소득과 법인세비용 차감 전 순이익은 차이가 없다.

② 과세소득에 근거한 법인세비용과 손익계산서의 기업회계기준에 근거한 법인세비용은 차이가 있다.

③ 이연법인세자산이라는 계정과목이 있다.

④ 이연법인세부채는 비유동부채이다.

객관식 연습문제 정답

01. ④　02. ③　03. ②　04. ④　05. ③　06. ③
07. ④ (169,673+4,967)×10%=17,464　08. ① 자산　09. ④　10. ④　11. ④　12. ③
13. ④ (이자비용임)　14. ①　15. ① (있다)

CHAPTER 13

자 본

* 꼬마상식 ㄴ 소비자물가지수(CPI)와 인플레이션

같은 10,000원이라도 10년 전과 지금의 가치는 전혀 다르다. 바꿔 이야기하면 10년 전에 10,000원이 갖고 있는 구매력(purchasing power)과 지금 10,000원의 구매력은 다르다. 10년 전의 생활수준과 지금의 생활수준을 비교하기 위해서는 동일한 액수의 돈이 10년 전에는 어느 정도의 가치를 (구매력을) 가졌는지 그리고 지금은 어느 정도의 구매력을 가졌는지를 알아야 한다. 그렇게 화폐 액수를 구매력으로 환산해서 보여주는 데 사용되는 것이 소비자물가지수(Consumer Price Index: CPI)이다.

물가지수는 표현 그대로 물가수준을 계량화한 값이다. 일반소비자가 구입하는 품목의 물가수준을 종합하면 소비자물가지수가 되고, 생산자가 구입하는 품목을 대상으로 하면 생산자물가지수가 된다. 소비자물가지수가 올라갔다는 얘기는 같은 돈으로 그만큼 더 적은 양의 소비를 할 수 있다는 것이다. 즉 화폐가치가 떨어진 것이다. 소비자물가지수가 올라간다는 것은 인플레이션이 심해진 것이고, 수입이 똑같다면 우리 삶의 질 내지는 생활수준이 더 떨어지는 것을 뜻한다. 우리가 물가지수에 관심을 갖는 이유가 바로 화폐가치가 얼마나 변했느냐를 알아보기 위해서이다. 물가상승률은 곧 화폐가치 하락률이고 화폐가치가 얼마나 떨어졌느냐를 다른 말로 인플레이션율이라 한다.

소비자물가지수(Consumer Price Index: CPI)

소비자물가지수는 '일반적인' 소비자가 구입하는 상품과 서비스의 전반적인 가격수준을 취합한 측정치이다. 계산법은 간단하다. 쉬운 예를 하나 들어서 소비자물가지수가 산출되는 과정을 알아본다. 일반적인 소비자가 오직 사과와 배를 구입하고, 일 년 동안 사과는 4개, 배는 2개를 소비한다면 소비자물가지수는 다음과 같이 구한다.

1. 첫 번째 단계에는 '일반적인' 소비자가 구입하는 상품에 어떤 것이 있는지, 그리고 이들을 얼마나 소비하는지를 결정한다. 영어로는 "Fix the basket."이다. 지속적으로 살펴볼 '장바구니'를 결정하는 것이다. 지금의 예에서 사과와 배라는 두 가지 품목이 바구니에 담긴다. 그리고 일 년 동안 사과 4개, 배 2개를 소비하므로 장바구니는 다음과 같다.
   조사품목: 사과 4개, 배 2개

2. 두 번째 단계에서는 조사품목의 가격을 파악한다. 가격 파악은 통계청에서 직접 방문해서 면접조사를 한다.

3. 세 번째 단계는 장바구니 전체의 가격을 결정하는 것이다. 두 번째 단계에서 조사한 가격과 조사품목의 연간 소비량을 곱하면 된다. 예를 들어 기준연도를 2010년으로 했을 때, 사과와 배의 가격이 다음과 같이 변했다 하자.

소비자물가지수(CPI)와 인플레이션

연도	사과	배
2010년	10원	20원
2011년	20원	30원
2012년	30원	40원

따라서 장바구니 전체의 가격은 다음과 같다.

2010년	(사과 4개×10원)+(배 2개×20원)=80원
2011년	(사과 4개×20원)+(배 2개×30원)=140원
2012년	(사과 4개×30원)+(배 2개×40원)=200원

위와 같이 연도별로 계산할 수 있다.

4. 네 번째 단계에서는 기준연도에 비해 어떤 해의 바구니 가격이 얼마나 올랐는지 내렸는지 계산한다. 2010년을 기준연도라 하면 이렇게 계산된다.

2010년	(80/80)×100=100
2011년	(140/80)×100=175
2012년	(200/80)×100=250

기준연도인 2010년의 바구니 가격을 기준으로 비율을 계산한 것이다. 이것이 기준연도 소비자물가지수를 100으로 잡았을 때, 해당 연도의 소비자물가지수이다.

5. 다섯 번째 단계는 위에서 구한 소비자물가지수를 이용해서 인플레이션율을 구하는 것이다. 인플레이션율은 바꿔 얘기하면 물가상승률이므로 다음과 같이 구할 수 있다.

$$\text{물가상승} = \frac{\text{당해연도 물가지수} - \text{기준연도 물가지수}}{\text{기준연도 물가지수}} \times 100$$

기준연도에 비해서 얼마나 물가가 올랐는지 비율을 구하는 것이다. 2011년의 경우는 (175－100)/100×100=75%이다. 전년에 비해 물가가 75% 뛴 것이고 75%만큼 화폐가치가 떨어진 것이다. 인플레이션율이 75%이다. 마찬가지로 2012년은 2011년에 비해서 (250－175)/175×100=43%만큼 인플레이션율이 증가했다. 바꿔 얘기하면 똑같이 연봉 1억원을 받았다 하더라도, 2011년에는 2010년에 비해 75%만큼 하락한 3,500만원만 받은 것과 같다.

소비자물가지수를 계산하는 방식은 이처럼 간단하다. 하지만 실제조사하는 과정은 쉽지 않다. 일일이 방문면접을 한다는 것도 그렇고, 어떤 품목을 바구니에 담느냐 마느냐를 결정하는 것도 쉽지 않다. 우리나라의 경우는 현재 기준시점을 2000년도로 잡고 있고 조사품목으로는 쌀, 찹쌀, 보리쌀, 콩, 팥, 밀가루, 비빔밥, 갈비탕, 삼계탕, 세탁료, 의복수선료, 문화시설입장료, 운동경기관람료… 등등 해서 총 500품목 이상을 조사하고 있다. 이때 각 품목을 일정기간 동안 얼마나 소비하는지를 결정해 줘야 하는데(위에서 사과 4개, 배 2개처럼), 실제계산할 때는 품목별 가중치를 주어서 계산한다. 그 가중치는 도시가계조사 소비지출액을 이용해서 산출한다.

비슷한 방식으로 생산자물가지수(Producer Price Index: PPI)도 계산할 수 있다. 생산자물가지수는 일반적인 소비자가 구입하는 품목 대신 기업체와 생산자가 구입하는 품목으로 바구니를 설정한다는 점만 다르다. 생산자물가가 올라가면 이는 제품의 원가가 올라가는 것이므로 결국 소비자물가지수의 상승으로 이어진다. 즉 생산자물가지수는 앞으로의 소비자물가지수를 예측하는 데 도움이 된다.

소비자물가지수나 생산자물가지수 모두 매월 언론매체를 통해 공개된다. 전달 대비 또는 전년 동월 대비 얼마나 올랐는지 내렸는지 등을 함께 알려 준다. 훨씬 자세한 통계치와 그 의미는 한국은행 홈페이지(http://bok.or.kr/)나 재정경제부 홈페이지(http://www.mofe.go.kr/)의 월간 경제동향 통계자료 등을 참고한다.

기업이 자금을 조달하는 방법은 차입에 의한 방법과 주식발행에 의한 두 가지 방법이 있다. 차입에 의해 조달된 자금은 부채라 하며 주식발행에 의해 조달된 자금을 자본이라 한다.

이 자본을 소유한 자가 주주가 되어 기업의 소유주가 되기 때문에 달리 소유주지분(owner's equity) 또는 주주지분(stockholder's equity)이라고도 한다.

또 소유주지분은 잔여지분(residual equity)이라고도 하는데 이는 채권자가 청구권을 행사하면 총자산 중 채권자지분인 부채를 상환해 주고 잔액이 있어야만 주주가 분배받을 수 있기 때문이다.

개인기업은 기업과 기업주가 분리되지 않고 별도의 독립된 법인명이 없으므로 자본과 관련된 모든 거래는 '자본금(capital stock)' 하나로만 회계처리한다.

자금을 인출하면 '자본금계정'이나 '인출금계정'에서 직접 차감하고 출자나 순이익 발생으로 자본이 증가하면 자본금계정을 직접 증가시킨다.

법인기업은 기업 자체가 하나의 독립된 법인격(法人格)을 갖는다. 즉 법적으로 자연인과 같은 권리의무의 주체가 되어 법인기업과 기업주는 각각 별개의 독립된 실체이다. 상법에서 법인기업은 합명회사, 합자회사, 주식회사, 유한회사로 나누어지며 현재 우리나라는 주식을 발행하여 자본을 조달하는 주식회사형태의 의료기관은 정부가 불허하고 있다. 본장에서 다루는 분야는 주식회사의 설립에서 개인병원, 공동개업병원, 비영리병원의 회계처리까지이다.

제1절 > 개인기업의 자본금

1. 자본금

개인병원의 자본에 대해서는 법적으로 특별히 규제된 것은 없으나 소유주의 출자금액을 표시하는 형태의 자본금과 의료활동의 결과 증가된 이익을 소유주의 자본증가 형태로 나타낸다.

개인기업(proprietorship)은 가장 초보적 형태의 기업으로서 투자액을 표시하는 자본금계정이 있다. 기업의 자본금계정의 회계처리는 기업의 형태에 따라 그 방법이 각각 다르다. 개인기업의 경우에는 기업주의 기업출자를 처리하기 위하여 1개의 자본금계정을 설정하여 출자액과 증자액을 대변에, 인출액과 감자액을 차변에 기입한다. 기말 결산 시에 순이익이 발생하면 자본금계정의 대변에 기입하여 자본금이 증가하고, 순손실이 발생하면 자본금계정의 차변에 기입하여 자본금을 감소시킨다. 그 결과 이 계정은 항상 대변잔액이 발생한다.

자본금	
인 출 액	설립출자
감 자 액	증 자 액
(순 손 실)	(순 이 익)

예제 13-1 개인기업의 회계처리

다음 거래를 분개하라.

① 개성상회는 현금 500,000원, 건물 700,000원, 상품 300,000원으로 개업하다.
② 기업주가 개인적으로 현금 200,000원을 인출하다.
③ 기말 결산 시 순이익 180,000원이 발생하다.

| 풀이 |

	차변	금액	대변	금액
①	(차) 현 금	500,000	(대) 자 본 금	1,500,000
	건 물	700,000		
	상 품	300,000		
②	(차) 자 본 금	200,000	(대) 현 금	200,000
③	(차) 순 이 익 (집합손익)	180,000	(대) 자 본 금	180,000[1]

2. 인출금

인출금계정은 기업주가 가계비 등의 사용에 충당할 목적으로 인출한 자본금을 처리하는 계정으로 일종의 임시계정이다. 기중에 인출하는 경우에는 그때마다 자본금계정

1) 순이익 발생 시 자본금이라는 계정과목으로 표시해도 되고 자본금 대신 이익금이라는 계정을 따로 표시해도 된다.

에 기입하는 대신 인출금계정을 별도로 설정하여 차변에 기입하고 기말에 일괄적으로 자본금계정에 대체하는 자본금계정의 평가계정이다.

이 방법은 자본금계정의 기입을 간편하게 하고 총인출액을 표시할 수 있다는 점에서 편리하다. 그러므로 이 처리는 결산정리사항이 아니기 때문에 결산정리 이전에 정리하여야 하며, 잔액시산표상에 인출금이 표시될 때에는 별도의 지시가 없더라도 자본금계정과 상계하는 것이 일반적이다.

개인기업이라 하더라도 약정 자본금제도를 채택하는 것이 합리적이다. 또한 기업주가 기업에서 인출하는 것은 이익금을 인출하는 것이 일반적이므로 기말에 총손익을 인출금계정에 대체하고 그 기의 인출금을 차감하여 그 잔액을 자본금계정에 대체하는 방법이다.

인출금계정은 개인기업에 한한 것이며 기타의 기업에서는 많이 이용되지 않는다. 최근에는 개인기업이라고 하더라도 기업주의 생계비 등으로 사용한 인출금은 기업주의 급여로서 지급되는 것으로 처리하며 매월의 가계비 등으로 인출하는 방법은 많이 사용하지 않는다. 기업주가 노동의 대가로 기업에서 받는 것은 종업원이 급여를 받는 것과 같으므로 적정한 금액을 급여로서 인출하는 것도 투명한 기업경영을 실현하는 길일 것이다.

예제 13-2 인출금계정의 분개

예제 [13-1]의 경우 인출금계정이 설정된 경우 분개하라.

| 풀이 |

(차) 현 금	500,000	(대) 자 본 금	1,500,000
건 물	700,000		
상 품	300,000		
(차) 인 출 금	200,000	(대) 현 금	200,000
(차) 순 이 익 (집합손익)	180,000	(대) 인 출 금	180,000

〈결산 시〉

(차) 자 본 금	20,000	(대) 인 출 금	20,000

제2절 > 주식회사의 자본

1. 자본금

회계실체 중에서 가장 발달된 실체가 주식회사(corporation)이다. 주식회사는 소유와 경영이 잘 분리되어 있으며 주식회사의 소유권은 주주에게 있다.

그리고 주식회사의 소유권은 주식으로 대표되어 주식은 불특정 다수인에게 분산되어 있다. 따라서 주식회사의 주인은 주주이며 회사마다 차이가 있겠지만 주주의 수는 엄청나게 많을 수 있다.

개인기업의 자본금은 임의대로 증자 또는 감자할 수 있지만 주식회사의 자본금은 상법에 의하여 설립당시 정관에 확정하여 두고 임의대로 그 내용을 변경할 수 없다. 설립당시 발기인이 정관에 정해 놓은 발행주식 한도를 수권주식이라 하며 발행한도(주식수, 금액)를 늘리고자 할 경우 정관을 변경해서 주주총회의 승인을 얻어야 한다. 또한 회사 설립 시에는 수권주식수의 1/4 이상을 발행해야 한다.

이와 같이 주식회사의 자본금은 상법에 의하여 자본금이 확정되기 때문에 법정자본금이라 한다.

주식회사의 자본금은 회사가 발행한 주식수에 1주의 액면가를 곱한 금액이다. 그런데 대부분의 회사들은 액면가액 이상의 주식발행을 통하여 현금유동성 확보를 통한 재무건전성 확보를 꾀하고 있다.

> 자본금 = 발행주식수 × 1주의 액면가액
> 주식의 발행가액 = 자본금 액면가액 + 주식발행초과금
> (할증발행 시)

위에서 액면가액 이상으로 주식을 발행한 것을 주식발행초과금이라고 한다. 이 주식발행초과금은 후에 설명할 자본잉여금에 속한다. 또한 주식을 발행할 때에는 광고비, 등록비 등 많은 비용이 소요되는데 이를 주식발행비라 한다.

예제 13-3 자본금과 주식발행초과금의 회계처리

다음 거래를 분개하라.

① 개성주식회사는 보통주 1,000주(@₩5,000)를 주당 8,000원에 발행하여 설립하였다(전액을 납입받아 당좌예금함). 이 중 주식발행비로 100,000원을 지불하다.

| 풀이 |

(차) 당좌예금	8,000,000	(대) 보통주자본금	5,000,000
		주식발행초과금	3,000,000

※ 액면가액초과분 중 신주발행비를 주식발행초과금에서 차감함.

(차) 주식발행초과금	100,000	(대) 현　　금	100,000

기업회계기준에서는 자본금을 보통주자본금과 우선주자본금으로 분류한다.

2. 유상증자를 통한 주식발행의 회계처리

주식발행을 통하여 자본금을 증가시키는 것을 실질적 증자(유상증자)라고 하는데 자본금의 증가만큼 자산도 증가한다.

주식발행은 주식의 액면가액으로 발행하는 (액면)평가발행과 액면가액 이상으로 발행하는 할증발행, 액면가액 이하로 발행하는 할인발행이 있다. 액면가액 이상으로 주식을 발행하였을 때에는 액면가액과의 차액을 주식발행초과금이라고 하며 자본잉여금으로 분류하고, 액면가액 이하로 주식을 발행하였을 때에는 주식할인발행차금이라 하며 자본조정으로 분류한다. 주식할인발행차금은 주식발행연도부터 또는 증자연도부터 3년 이내의 기간에 매기 균등액을 상각하고 동 상각액은 이익잉여금의 처분으로 회계처리한다.

표 13-1 주식발행의 방법

주식발행	액면발행	–	–
	할증발행	주식발행초과금	자본잉여금
	할인발행	주식할인발행차금	자본조정

1) 주식할인발행의 회계처리

주식을 액면가 이하로 발행하는 방법이다. 상법상 자본충실의 원칙에 위배되기 때문에 특별한 경우만 인정되며 주식할인발행차금이라는 계정과목이 사용된다.

예제 13-4

W주식회사는 주당 액면가 5,000원짜리 주식 100주를 증자하였다. 증자 시 4,500원으로 할인발행하였다. 회계처리하라.

| 풀이 |

(차)		(대)	
현 금	450,000	보통주자본금	500,000
주식할인발행차금	50,000		

2) 주식할증발행의 회계처리

위 예제의 5,000원 주식을 6,000원에 발행했을 때의 회계처리는 다음과 같다.

(차)		(대)	
현 금	600,000	보통주자본금	500,000
		주식발행초과금	100,000

할인발행이나 할증발행 모두 자본금은 액면가액이다.

3. 무상증자의 회계처리

형식적 증자(무상증자)는 자본금은 증가하지만 자산의 증가가 없는 증자로서 자본거래의 결과 발생한 잉여금을 자본으로 전입한다.

예제 13-5

W주식회사는 보통주주에게 1주당 0.5주씩 신주를 무상으로 발행하기로 했다. W대학이 기발행한 보통주식은 2,000주이며 액면가액은 주당 5,000원이다. 무상증자재원은 자본잉여금인 주식발행초과금으로 한다. 회계처리하라.

| 풀이 |

(차)		(대)	
주식발행초과금	5,000,000	자 본 금	5,000,000

4. 유상감자의 회계처리

유상감자(실질적 감자)는 기업의 자산이 실질적으로 사회에 유출되고 자본이 감소하게 된다. 실질적 감자의 방법은 주주로부터 주식의 일부를 돌려받고 환급해 주는 방법과 주식을 매입하여 소각하는 방법이 있다. 처음 발행가액보다 낮은 가격에 구입하여 소각하면 감자차익이 발생하고 높은 가격에 구입하여 소각하면 감자차손이 발생하게 된다.

예제 13-6

W주식회사는 액면가액 10,000인 주식 1,000주를 주당 15,000에 발행하였다. 현재 회사의 규모에 비해 자본금이 과다하여 발행주식 중 50주를 매입소각하기로 주주총회에서 의결하였다. 회계처리하라.

| 풀이 |

① 주당 8,000원에 매입한 후 소각

매입:	(차) 자기주식	400,000	(대)	현 금	400,000
소각:	(차) 자 본 금	500,000	(대)	자기주식	400,000
	주식발행초과금	250,000		감자차익	350,000

② 주당 16,000원에 매입한 후 소각

매입:	(차) 자기주식	800,000	(대)	현 금	800,000
소각:	(차) 자 본 금	500,000	(대)	자기주식	800,000
	주식발행초과금	250,000			
	감자차손	50,000			

5. 무상감자의 회계처리

무상감자(형식적 감자)는 누적된 결손금을 보전하기 위하여 자본금을 감소시키는 것이다. 유상감자와 달리 주주에게 소각된 주식대가를 지불하지 않으므로 회사의 자산은 실질적으로 감소하지 않고 형식적으로 자본금이 감소한다.

예제 13-7

W주식회사는 회사경영의 결과 누적된 이월결손금 900,000원을 보전하기 위하여 현재까지 발행된 주식을 5주당 1주의 비율로 감소시키기로 주주총회에서 의결하였다. W주식회사의 발행주식 수는 500주이며 주당 액면가액은 10,000원이다. 회계처리하라.

| 풀이 |

(차) 자 본 금	1,000,000	(대) 이월결손금	900,000
		감자차익	100,000

6. 자기주식의 취득과 처분에 관한 회계처리

자기주식(treasury stock)은 회사가 발행하여 현재 유통, 거래되고 있는 자기회사의 주식을 매입하여 보유하고 있는 주식을 말한다. 상법에서는 원칙적으로 자기주식의 취득을 금지하고 있으나 예외적으로 허용하기도 한다.

자기주식의 취득은 주주가 회사에 납입한 자본을 환급하여 주는 거래이므로 자본거래에 해당한다.

예제 13-8

W주식회사는 20×1년 1월 5일 자기주식 50주를 주당 7,000원에 취득하였다. 동년 3월 5일 20주를 주당 8,000원에 처분하였으며 7월에는 20주를 주당 5,000원에 처분하였다. 각각 회계처리하라.

| 풀이 |

① 자기주식의 취득

(차) 자기주식	350,000	(대) 현 금	350,000

② 자기주식의 처분(취득가<처분가)

(차) 현 금	160,000	(대) 자기주식	140,000
		자기주식처분이익	20,000

③ 자기주식의 처분(취득가>처분가)

(차) 현 금	100,000	(대) 자기주식	140,000
자기주식처분이익	20,000		
자기주식처분손실	20,000		

제3절 파트너십 회계처리

두 명 이상의 의사들이 계약을 맺고 공동으로 병원을 개업하였다면 파트너십 회계처리를 한다. 파트너십은 인적으로 결합된 회사의 총칭으로 합명회사, 합자회사, 유한회사를 말하며 회계처리에 있어 분배비율이 명시되고 자본금과 잉여금의 구분이 없으며 자본금계정은 사원 혹은 조합원 또는 출자자별로 관리된다. 파트너십에서는 두 명 이상의 조합원 혹은 사원이 상호출자하게 되는데 그 출자방법, 금액, 순이익의 분배는 계약으로 결정된다. 출자자 개별적으로 자본금과 인출금계정이 사용된다.[2)]

예제 13-9

A, B, C 3명의 의사가 병원을 공동출자하여 개업하기로 하고 종합병원 다사랑병원을 개업하였다. 다음 거래를 회계처리하라.

| 풀이 |

A는 현금 10억원, B는 건물 10억원, C는 토지 10억원을 출자하였다.

(차)		(대)	
현 금	1,000,000,000	A자본금	1,000,000,000
건 물	1,000,000,000	B자본금	1,000,000,000
토 지	1,000,000,000	C자본금	1,000,000,000

순이익이 50,000,000원, 발생하여 약정된 분배비율로 분배하였다. 분배비율은 3:1:1이다.

(차)		(대)	
집합손익 (혹은 당기손익)	50,000,000	A자본금	30,000,000
		B자본금	10,000,000
		C자본금	10,000,000

당기순이익을 현금배당하였다. 현금배당비율은 3:1:1이다.

(차)		(대)	
A자본금	30,000,000	현 금	50,000,000
B자본금	10,000,000		
C자본금	10,000,000		

2) 공동개업병원과 개인병원의 회계상의 차이점은 공동개업병원은 파트너별로 자본금계정과 인출금계정을 설정하여 사용하는 것이다. 일반적으로 자본금 대신 출자금이라는 계정으로 사용하기도 한다.

1. 가입과 탈퇴

파트너십병원에서 새로운 출자자가 신규가입할 경우 기존출자자는 기득권을 가지고 있기 때문에 신규파트너는 출자금 이외에 가입금을 분담시키는 것이 일반적이다. 가입금의 회계처리방식은 기존출자자의 출자금에 가산하는 방법으로 기존출자자의 출자금은 증가하게 된다. 또 다른 방법은 기존출자자의 개인소득으로 처리하므로 장부상에 가입금은 나타나지 않을 수도 있다.

① 가산방법	(차) 현 금	×××	(대) 신규출자자 출자금	×××
			A출자금	×××
			B출자금	×××
			C출자금	×××
② 개인소득방법	(차) 현 금	×××	(대) 신규출자자 출자금	×××

예제 13-10

D는 이미 개원해서 운영되고 있는 종합병원 다사랑에 다음의 조건으로 신규가입하였다. D는 출자금 10억원 이외에 가입금으로 5억원을 현금으로 납부하였다. 가입금은 기존출자자의 출자금에 가산하는 방법으로 분배한다(3:1:1). 회계처리하라.

| 풀이 |

(차) 현 금	1,500,000,000	(대) D출자금	1,000,000,000
		A출자금	300,000,000
		B출자금	100,000,000
		C출자금	100,000,000

제4절 법인병원의 회계처리

의료기관의 대표적인 실체는 법인으로 설립하는 병원이다. 신규로 의료법인을 설립하고자 할 경우에는 정관 등 필요한 서류를 시·도에 제출하여 승인을 받아야 한다.

법인형태의 병원은 의료법 이외에도 사립학교법에 의하여 성립하는 학교법인이 설치·운영하는 대학부속병원, 지방공기업 및 지방공사조례에 의하여 성립하는 의료기관, 사회복지법인이 운영하는 의료기관, 기타재단법인, 사단법인형태의 의료기관 등 상법이 아닌 특별법에 의한 비영리기관이다.

법인병원 설립 시의 투자금액은 영리기업의 자본금에 해당하는 출연금으로 회계처리한다. 출연금은 병원자본의 주요 원천이 되며 출연금이 많을수록 병원의 재무상태는 안정적이라 할 수 있다. 일반적으로 자산 대비 50%는 출연금으로 확보하고 있어야 한다.

또한 국공립병원이나 사립대학병원이 국가나 지방자치단체, 학교법인으로부터 받은 보조금이나 전입금이 병원의 시설투자에 사용되었다면 출연금으로, 출연금 증가 회계처리한다. 그러나 감자와 같은 형식으로 감소될 수는 없다.

예제 13-11

W대학은 201×년 중 기본재산으로 현금 100,000,000원, 토지 100,000,000원, 건물 100,000,000원을 출연하여 병원을 개원하였다. 이후 학교법인으로부터 5월 1일 토지 100,000,000원을 기부받았다. 금년 7월 1일 또 다시 약품 500,000원과 의료기기 1,000,000원을 기부받았다. 다음 거래를 회계처리하라.

| 풀이 |

〈설립 시의 회계처리〉

(차) 현　금	100,000,000	(대) 기본금(출연금)	300,000,000
토　지	100,000,000		
건　물	100,000,000		

〈5월 1일 기부받을 당시의 회계처리〉

(차) 토　지	100,000,000	(대) 기본금(출연금)	100,000,000[3]

〈7월 1일 기부받을 당시의 회계처리〉

(차) 약　품	500,000	(대) 기부금수입	500,000
(차) 의료기기	1,000,000	(대) 기본금(출연금)	1,000,000

3) 실무에서는 출연금이 아닌 기부금수입(의료외수익)으로 계상할 경우 법인세부담이 증가하므로 출연금으로 처리하는 경우가 많다. 병원이 보건복지부로부터 차관원금상환이나 이자비용지불이 가능한 국고보조금을 받았다면 기부금수입으로 회계처리한다.

객관식 연습문제

01. 자본과 관련하여 올바르게 설명한 것은 무엇인가?

① 주식회사의 자본금은 법률적 관점에서 볼 때 법정자본금과 유보이익으로 분류된다.
② 실질적 감자의 경우 자본금과 순자산이 감소하지만 형식적 감자의 경우에는 자산이 감소되지 않는다.
③ 이익잉여금은 배당금의 지급 또는 손실의 발생 등에 의해서만 감소된다.
④ 주식배당을 하면 이익잉여금은 감소하나 자본금은 변하지 않는다.

02. 다음 중 다른 항목들과 성격이 다른 것은 무엇인가?

① 주식발행초과금　② 자기주식
③ 주식할인발행차금　④ 배당건설이자

03. 다음은 W주식회사의 재무상태표 중 일부이다. 회사가 자기주식 5주를 주당 7,000원에 매입하였다. 이에 대한 올바른 회계처리는 무엇인가?

• 보통주자본금(액면 5,000원, 발행주식수 20주)	100,000
• 주식발행초과금	50,000
• 이익잉여금	70,000

①	(차) 자기주식	35,000	(대) 현　금	35,000
②	(차) 자기주식	25,000	(대) 현　금	35,000
	주식발행초과금	10,000		
③	(차) 자기주식	25,000	(대) 현　금	35,000
	이익잉여금	10,000		
④	(차) 자 본 금	25,000	(대) 현　금	35,000
	주식발행초과금	10,000		

04. 위의 3번 문제에서 주식 중 2주를 주당 10,000원에 매각하였다. 올바른 회계처리는 무엇인가?

①	(차) 현　금	20,000	(대) 자기주식	14,000
			자기주식처분이익	6,000
②	(차) 현　금	10,000	(대) 자기주식	10,000
	주식발행초과금	10,000		
③	(차) 자기주식	10,000	(대) 현　금	20,000
	자기주식처분이익	10,000		

④ (차) 현　　금　　10,000　　(대) 자기주식처분이익　　10,000

05. 다음 중 재무상태표표시방법에 있어 다른 항목들과 다르게 표시되는 것은 무엇인가?

① 미교부주식배당금　　② 자기주식처분손실
③ 감자차손　　④ 재평가잉여금

06. W주식회사는 회사규모를 축소하기 위하여 액면가액 5,000원의 주식 3,000주를 주당 4,500원에 매입하여 소각하였다. 이에 대해 다음의 괄호 안에 계정과목으로 적당한 것은 무엇인가?

(차) (　　　)	15,000,000	(대) 현　　금	13,500,000
		(　　　)	1,500,000

① 자기주식, 감자차익　　② 자본금, 감자차익
③ 자본금, 주식발행초과금　　④ 자기주식, 자기주식처분이익

07. 다음은 (주)원광의 20×1년 12월 31일 현재의 자본내역이다. 자본잉여금은 얼마인가?

• 자 본 금	200,000원	• 주식발행초과금	20,000원
• 감자차익	10,000원	• 이익준비금	15,000원
• 이익잉여금	100,000원	• 재무구조개선적립금	3,000원

① 30,000원　　② 43,000원
③ 45,000원　　④ 55,000원

08. 주식회사의 결손금을 보전할 때 순서가 맞는 것은 무엇인가?

(가) 이익준비금　　(나) 자본잉여금
(다) 임의적립금　　(라) 이월이익잉여금
(마) 기타법정적립금

① (다)－(라)－(가)－(나)－(마)　　② (다)－(라)－(나)－(가)－(마)
③ (라)－(다)－(나)－(가)－(마)　　④ (라)－(다)－(마)－(가)－(나)

09. (주)원광은 주당 액면가액 10,000원의 주식 500주를 주당 12,000원에 발행하였다. 이에 대한 올바른 회계처리는 무엇인가?

① (차) 현　　금　　5,000,000　　(대) 자 본 금　　5,000,000
② (차) 현　　금　　6,000,000　　(대) 자 본 금　　6,000,000

③ (차) 현　　금　　6,000,000　　(대) 자 본 금　　5,000,000
　　　　　　　　　　　　　　　　　　주식할인발행차금　　1,000,000
④ (차) 현　　금　　6,000,000　　(대) 자 본 금　　5,000,000
　　　　　　　　　　　　　　　　　　주식발행초과금　　1,000,000

10. W주식회사는 주당 액면가액 10,000원의 주식 500주를 주당 9,000원에 발행하였다. 이에 대한 올바른 회계처리는 무엇인가?

① (차) 현　　금　　5,000,000　　(대) 자 본 금　　5,000,000
② (차) 현　　금　　4500,000　　(대) 자 본 금　　4,500,000
③ (차) 현　　금　　4,500,000　　(대) 자 본 금　　5,000,000
　　　주식할인발행차금　500,000
④ (차) 현　　금　　5,000,000　　(대) 자 본 금　　4,500,000
　　　　　　　　　　　　　　　　　　주식발행초과금　　500,000

11. A는 의료법인 B병원을 설립하고자 도지사에 제반 신청서류를 제출하여 승인받았다. A가 출연한 기본재산은 예금 1,000,000원과 토지 300,000원이다. 올바른 회계처리는 무엇인가?

① (차) 예　　금　　1,000,000　　(대) 기 본 금　　1,300,000
　　　토　　지　　300,000
② (차) 예　　금　　1,000,000　　(대) 자 본 금　　1,300,000
　　　토　　지　　300,000
③ (차) 자 본 금　　1,300,000　　(대) 예　　금　　1,000,000
　　　　　　　　　　　　　　　　　　토　　지　　300,000
④ (차) 토　　지　　300,000　　(대) 기 본 금　　300,000

12. 장례식장건물이 50% 완료되어 500,000,000원을 통장에서 인출하여 건설회사에 지불하였다. 올바른 회계처리는 무엇인가?

① (차) 건　　물　　500,000,000　　(대) 예　　금　　500,000,000
② (차) 건설중인 자산　500,000,000　　(대) 예　　금　　500,000,000
③ (차) 〈분개 없음〉
④ (차) 예　　금　　500,000,000　　(대) 건　　물　　500,000,000

13. 다음은 개인병원을 의료법인으로 전환하기 위한 설명이다. 틀린 것은 무엇인가?

① 일정시점을 기준으로 결산한 후 자산과 부채를 확정한다.
② 새로이 설립되는 법인이 개인병원의 자산과 부채를 장부가액으로 포괄·양수하는 형식을 거친다.

③ 부채에 퇴직급여충당금은 포함하지 아니한다.
④ 미지급금이나 은행차입금은 부채에 포함시켜야 한다.

14. 의료법인의 국고보조금에 관한 회계처리 중 틀린 것은 무엇인가?

① 적자보전처럼 운영비 관련하여 받는 수익적 지출은 기부금수익으로 회계처리한다.
② 장비와 시설보강을 위한 자본적 지출의 경우에는 자본계정인 기본금 중 기타기본금으로 회계처리한다.
③ 의료취약지에 설립된 병원이 차관이나 시설자금융자에 대한 이자 및 원금상환에 사용하였다면 의료외수익으로 보아야 한다.
④ 실무에서는 의료외수익으로 계상할 경우 법인세절감효과가 있다.

15. 고유목적사업준비금에 관한 설명이다. 틀린 것은 무엇인가?

① 법인세법에서는 비영리 내국법인이 고유목적사업 지출을 위한 준비금은 손금인정한다.
② 의료법인에게 의료업은 수익사업이 목적사업이므로 수익사업이 아닌 목적사업에 지출한 경우에만 손금인정한다.
③ 고유목적사업 지출은 고정자산의 취득을 위한 지출을 포함한다.
④ 대차대조표상 총자산가액에서 고유목적사업준비금자산가액은 차감한다.

객관식 연습문제 정답

01. ② ((③ 임의적립금이나 이익준비금으로도 감소된다. ④ 주식배당을 하면 이익잉여금의 자본전입이 된다.) 실질적 감자는 실제주식을 소각하고 소각한 대가를 주주들에게 나누어 준다(유상증자), 회사의 자본이 유출되므로 자본금이 줄어든다. 감자차손과 감자차익이 발생한다. 형식적 감자는 자산의 변동 없이 형식적으로 자본금만 감소하는 것을 말한다(무상감자). 주식 2주를 1주로 합치게 되며 액면감액은 주식수는 그대로 두고 액면가액만 줄인다. 따라서 현금유출은 발생하지 않고 자본금만 줄어든다.)
02. ① (주식발행초과금은 자본잉여금이고 나머지 ②, ③, ④는 자본조정항목임) 03. ① 04. ①
05. ④ (④ 자본증가임) 06. ②
07. ① (자본잉여금은 주식발행초과금, 감자차익, 기타자본잉여금(자기주식처분이익)을 말한다.)
08. ④ 결손금처리순서: 1. 이월이익잉여금 → 2. 임의적립금 → 3. 기타법정적립금 → 4. 이익준비금 → 5. 자본잉여금
이익잉여금의 처분순서 : 1. 이익준비금적립액 → 2. 기타법정적립금적립액 → 3. 이익잉여금 처분에 의한 상각액 → 4. 주주배당금 → 5. 임의적립금
09. ④ 10. ③ 11. ① 12. ② 13. ③ 14. ④ (법인세 증가) 기부금수익은 의료외수익이다.
15. ④ (포함한다)

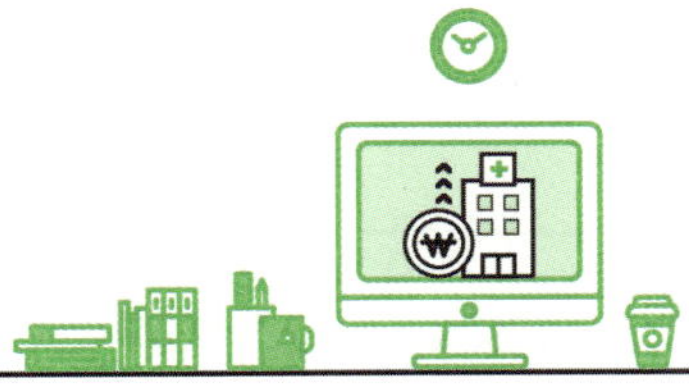

CHAPTER 14

재무제표분석

＊꼬마상식 ㄴ 의료기관회계기준 병원급으로 확대될까?

100병상 이상 종합병원만을 대상으로 하는 의료기관회계기준을 모든 병원으로 확대하는 연구가 진행된다.

한국보건산업진흥원은 최근 '의료기관회계기준 확대 적용방안연구(병원급 의료기관대상)' 용역을 발주했다. 국내 병원급 이상 의료기관 3,788개소 중 의료기관회계기준 적용대상(100병상 이상 종합병원)은 337개소로 전체의 8.9%에 불과해 의료기관 전반에 대한 경영현황 파악에는 한계가 있다.

구분	전체병원급 의료기관(A+B)	대상(A, 8.9%)		대상 외(B)
		상급종합	종합병원	
기관수 (비중)	3,788	43 (1.1%)	294 (7.8%)	3,451

또한 관련 제도 적용이 의료기관회계기준 적용대상(의료기관회계기준규칙)과 미적용(일반기업회계기준)으로 구분돼 일원화 필요성이 지적되는 상황이다. 이에 진흥원은 의료기관의 상당수를 차지하는 병원급으로 의료기관회계기준 확대 적용을 위해 기초조사가 필요하다는 의견이다. 진흥원은 제안요청서를 통해 "의료기관회계기준 적용을 병원급으로 확대하기 위한 기초자료조사 및 의료기관회계기준 적용 확대방안을 모색할 것"이라고 연구목적을 설명했다. 이번 연구는 국외 사례조사, 병원급기관대상 설문 및 의견조사 등을 통해 적용・확대 필요성을 파악하고, 국내 의료기관의 공시현황 실태를 분석한다. 아울러 병상규모별 단계적 확대 등 확대방법과 의료기관회계기준 규칙개정 등 법제도 개선사항을 검토하게 된다. 진흥원은 "이번 연구결과는 의료기관회계기준을 병원급으로 확대하는 정책결정자료로 활용될 것"이라고 밝혔다.

한편 연구는 오는 9월 30일까지 진행되며, 5,000만원의 예산이 책정됐다.

제1절 > 재무제표분석의 의의와 목적

1. 재무제표분석의 의의

재무제표분석(financial statement analysis)이란 회계정보인 재무제표상의 회계수치를 분석하고 평가하는 과정이다. 재무제표는 경제적 의사결정을 위해서 분석되어야 하는데 병원의 이해관계자들은 병원의 회계정보를 통해서 병원의 평가와 의사결정을 하는 데 유용한 정보를 얻을 수 있다.

병원과 관련된 회계자료는 주로 재무제표에 대해서 분석하는 것으로, 재무상태를 나타내는 재무상태표, 경영성과를 나타내는 손익계산서 및 자금의 흐름내용을 나타내는 현금흐름표가 분석대상이다. 이 중에서 재무상태표와 손익계산서가 가장 중요하므로 재무제표분석은 주로 이들을 중심으로 분석이 이루어진다. 이러한 재무제표분석을 통하여 병원의 내부정보를 갖고 있지 않은 외부의 이해관계자가 병원의 재무상태나 경영성과에 대한 정확한 정보를 획득할 수 있다.

재무제표분석은 재무상태표 및 손익계산서를 기초자료로 활용하기 때문에 다른 경영분석방법에 비해 자료입수가 쉬우며 분석결과의 해석도 비교적 단순하여 경영분석의 대표적인 방법으로 인식되어 왔다. 심지어 재무제표분석이 광범위하게 활용됨에 따라 일부에서는 경영분석을 통칭하여 재무제표분석 또는 재무분석으로 호칭하기도 한다.

2. 재무제표분석의 목적

병원의 경영성과를 분석하고 미래의 기업상태를 예측하기 위한 재무제표분석은 구체적으로 어떠한 구체적인 목적, 즉 어떠한 경영의사결정을 위하여 분석 및 예측을 실시하느냐에 따라서 분석기법을 선택해야 한다. 또한 분석기법은 병원정보의 내용 및 형태에 따라서 달라져야 한다.

재무제표분석의 목적을 크게 대변하면 내부적 필요성에 의한 분석과 외부적 필요성에 의한 분석으로 나눌 수 있다.

1) 내부 경영의사결정을 위한 재무제표분석

병원은 병원의 경영상태를 정확히 알고 미래의 적정한 목표설정을 위해서 경영분석이 필요하다. 즉 병원의 기획 및 예산편성(planning and budgeting)을 위해 필요한데, 이는 주로 병원의 거시경제환경에 대한 분석과 병원내부의 생산가능용량에 기반하여 진료실적 및 의료수익을 예측하는 것이 가장 중요한 과제이다. 이를 근거로 개별적인 생산요소 및 인력의 투입과 설비에 대한 투자 등이 결정된다.

내부경영의사결정을 위한 재무제표분석은 또한 내부성과평가 및 재보상(performance and rewards)을 위해 필요하다. 재무제표에 근거하여 특정연도에 병원이 창출한 가치의 증가분을 측정하고 이 금액으로부터 보상규모를 결정할 수 있다. 이러한 내부성과평가를 위해서 기본적으로 진료과 또는 팀단위의 세분화된 재무제표가 작성될 필요가 있으며, 이를 근거로 해서 사업부 또는 팀의 성과를 적정하게 평가해야만 해당 진료과나 팀의 존속 또는 폐지, 확대 또는 축소, 향후의 지원방향 등에 대한 적절한 의사결정을 할 수 있다.

2) 외부의 경제적 의사결정을 위한 재무제표분석

병원외부의 이해관계자들은 자신의 경제적 의사결정을 위하여 해당 병원에 대한 정보를 수집하고 이를 이용해 최적의 의사결정을 내리고자 하나, 외부의 이해관계자들과 병원의 경영자 간에는 정보의 비대칭(information asymmetry)이 발생한다. 따라서 재무제표분석은 수집가능한 정보로부터 불확실성을 줄이면서 병원의 현황과 미래를 되도록 정확하게 파악할 수 있도록 해준다.

제2절 > 재무제표분석에 의한 의사결정의 유형

각각의 이해관계자들에 따라 정보의 내용이나 분석기법을 다음과 같이 다양하게 적용한다.

1. 투자자의 투자의사결정

병원은 제외되지만 주식투자 또는 지분투자를 고려하고 있는 투자자들은 투자 포트폴리오에 포함시킬 기업과 제외시킬 기업을 선정하고 이들에 대한 정보의 수집·분석 및 예측을 실시한다. 이러한 투자자들을 위해 증권분석가들은 전문적으로 기업의 미래 상황을 예측하고 당기순이익 또는 주당순이익의 추정치를 발표하기도 한다.

2. 금융기관의 신용의사결정

금융기관에서 대출은 일반적으로 담보대출과 무담보대출로 구분되는데 담보대출인 경우 병원의 신용에 대한 평가는 크게 중요하지 않으나 무담보 신용대출인 경우에는 철저한 신용평가에 기초하여 대출의사결정을 한다. 즉 분석결과에 따라 대출 여부, 대출규모, 대출기간 및 대출이자율을 결정하게 된다.

3. 납품업자 및 거래처 선정

병원납품업자의 경우 납품의 안정성이 매우 중요하며, 안정성이 확보된다는 판단 아래 설비투자를 집행할 수 있다. 따라서 납품대상기업의 장기적 성장가능성과 영업의 안정성 등을 검토하여 납품대금의 원활한 결제를 위해서 해당 기업의 현금흐름이 원활한지 확인해야 한다. 또한 거래처를 선정할 때에도 대금결제능력과 지속적 거래가능성에 대해서 충분한 검토가 필요하다.

4. 노사관계 및 임금협상

병원의 종업원들은 근로조건의 개선, 복지시설의 확대, 임금인상 등에 많은 관심을 보이고 있지만 경영자 및 소유주와의 이해상충으로 자신들의 요구를 관철시키기에는 어려움이 있다. 하지만 병원의 현황을 정확하게 파악하도록 정보를 제공하여 노사 간의 불필요한 마찰은 피하고 서로의 이해의 폭이 넓어져 결국 서로 간의 의견의 차이가 좁아진다.

5. 정부규제 및 세금부과

병원은 공공성격을 가진 기관으로 정부는 공정한 시장기능을 유지하고 공정거래질서를 확립하기 위해 독점적 행위를 제한하는데 독점적 행위를 파악하는 기준을 설정함에 있어서 회계정보가 주로 사용되고 있다. 국가의 재정원천 중 가장 큰 항목은 세금이며 기업에 부담시키는 법인세는 재무회계에서 산출된 당기순이익으로부터 출발하여 세무조정을 거쳐 납부세액을 결정한다.

6. 기타

합병대상병원의 가치를 평가하는 작업이나 신규공개기업의 발행가액을 산정하는 일 또는 손해배상액을 추정하는 일 등도 재무제표로부터 미래현금흐름을 추정하고 예측하는 작업이 필요하다. 또한 국제무역에서 발생하는 덤핑행위 여부를 심판하는 근거자료는 기업의 원가자료를 분석하여 산출하는 개별제품의 원가이다.

제3절 > 재무제표분석사례

[표 14－1]과 [표 14－2]는 W대학병원의 재무제표이다.

표 14-1 W대학병원의 재무상태표

비교재무제표

W대학병원 20×1년 12월 31일 현재 (단위: 천원)

계정과목	20×1년	20×0년
〈자산〉		
유동자산		
현금 및 현금등가물	68,000	52,000
유가증권	18,000	13,000
매출채권	200,000	150,000
재고자산	60,000	50,000
비유동자산		
건물	790,000	715,000
자산총계	1,136,000	980,000
〈부채〉		
유동부채		
매입채무	342,000	305,000
고정부채		
사채	370,000	485,000
부채총계	712,000	790,000
〈자본〉		
보통주자본금(액면가 5,000)	46,000	32,000
자본잉여금	290,000	52,000
이익잉여금	88,000	106,000
자본총계	424,000	190,000
부채와 자본총계	1,136,000	980,000

표 14-2 W대학병원의 손익계산서

비교손익계산서

W대학병원 20×1 사업연도 (단위: 천원)

계정과목	20×1년	20×0년
의료수익	420,000	330,000
의료원가	240,000	200,000
의료총이익	180,000	130,000
판매비와 관리비		
판매비	65,000	30,000
관리비	40,000	35,000
의료이익	75,000	65,000
이자비용	10,000	25,000
법인세 차감 전 이익	65,000	40,000
법인세비용	30,000	15,000
당기순이익	35,000	25,000

우리는 재무제표에 나타난 회계정보를 보고 의사결정에 도움이 되도록 재무제표상의 수치를 이용해야 하는데 수치 자체만으로도 많은 의미를 내포하고 있지만 여러 가지 방식으로 비교·분석해 보면 더 많은 정보를 얻을 수 있다.

주식이나 채권을 구입할 때 필요한 정보는 무엇인가? 곧 부도가 날 것은 아닌지? 기업의 안전성은 보장되는지? 수익성은 어떤지? 혹은 생산활동이 활발하여 자산의 효율성은 있는지를 알아보아야 한다. 이를 알아보기 위해 일반적으로 ① 변동액과 변동률분석, ② 추세분석, ③ 요소구성비율분석, ④ 재무비율분석 등을 사용한다.

1. 변동액과 변동률분석

변동률이란 해당 계정과목에 대한 변동액의 비율을 말한다. 의료수익이 10억원에서 20억원으로 증가했다면 100% 증가했지만 전년도 의료수익이 20억원이었다면 전혀 증가하지 않은 것이다.

[표 14-3]은 W대학병원의 20×1년도 의료수익과 순이익에 대한 변동액과 변동률을 나타내고 있다. 변동률은 연도 간의 변동액을 기준연도의 금액으로 나누어서 계산한다. W대학병원의 순이익증가율은 다음과 같다.

표 14-3 변동액과 변동률분석의 예 (단위: 천원)

계정과목 \ 구분 / 연도·변동	연도별 금액		증가(감소)	
	20×0	20×1	변동액	변동률(%)
의료수익	330,000	420,000	+90,000	27
순이익	25,000	35,000	+10,000	40

[표 14-3]에서 W대학병원은 20×1년 순이익이 10,000,000원(40%) 상승하였다. 의료수익도 27%가 상승하였는데 재무제표분석의 결과 연구개발로 새로운 제품에 대한 수요가 급증하여 매출액과 순이익이 동시에 상승하였다. 변동률분석의 단점은 증감률을 구하는 분모가 음이 되는 경우에는 증감률을 계산할 수 없고, 또 분모가 아주 작으면 증감률이 너무 커진다는 점이다.

2. 추세분석

변동액과 변동률의 계산은 2개년도의 비교에 적당하다. 그러나 재무항목의 변화추세를 알아보려면 추세분석(trend analysis)을 해야 한다.

추세분석이란 분석하려는 재무제표항목을 선정하고 기준연도를 설정한 다음 기준연도 이후의 해당 재무제표항목을 기준연도 이후의 매출액을 기준연도의 의료수익으로 나누어서 추세비율을 계산한다. 계산된 추세비율을 통해서 매출액이 상승국면인지 하향국면인지, 이는 어떤 영향에 의한 것인지를 분석한 후 생산라인과 원가계산 및 원재료의 수급 등 경영전반에 반영하여 기업의 미래에 대처할 수 있게 한다.

[표 14-4]는 의료수익과 순이익의 추세를 분석하고 있다. 기준연도는 2013년이고 2013년에서 2017년까지를 나타내고 있다.

표 14-4 의료수익과 순이익의 추세분석 (단위: 천원)

구분	2013년	2014년	2015년	2016년	2017년
의료수익	274,000	370,000	420,000	450,000	460,000
추세비율	100%	135%	153%	164%	168%
순이익	25,000	38,000	47,000	49,000	50,000
추세비율	100%	152%	188%	196%	200%

2013년에서 2015년까지 의료수익과 순이익이 빠른 속도로 증가하였지만 2016년과 2017년은 증가세가 매우 둔화되고 있다. 추세분석에서 유의할 점은 기업이 회계방법을 변경했거나 기업회계기준이 변경되어 기준연도의 금액과 비교연도의 금액 또는 전년도의 금액이 전혀 다른 의미를 가질 수 있기 때문에 변동된 수치의 해석에 유의해야 한다. 예를 들어 감가상각의 방법을 부득이 변경하게 되어 정액법에서 정률법으로 바꾸어서 회계처리하였을 경우 해당 자산의 내용연수가 1년밖에 남지 않았다면 정률법에 의한 상각비가 줄게 되어 당기순이익은 커지게 된다. 따라서 갑작스러운 회계처리 방법의 변경에 의한 당기순이익의 증감은 유념해야 할 부분이다.

3. 요소구성비율분석

요소구성비율분석(component ratio analysis)이란 의료수익과 기타 재무수치의 크기에 상관없이 상대적으로 비율분석이 용이한 분석방법이다.

예를 들면 재무상태표상의 각 재무항목을 총자산에 대한 비율로 표시함으로써 유동자산과 비유동자산의 상대적 중요도와 퍼센트를 알 수 있어 자금의 조달원천인 부채와 자본이 어떻게 사용되었는가를 쉽게 파악할 수 있다.

표 14-5 공통형 손익계산서

W대학병원　　20×2 사업연도　　(단위: %)

계정과목	20×1년	20×0년
의료수익	100	100
의료원가	57	60
의료총이익	43	39
판매비와 관리비		
판매비	15	9
관리비	9	10
의료이익	18	19
이자비용	2	4
법인세 차감전 이익	15	15
법인세비용	7	8
당기순이익	8	7

또 과거 몇 년에 걸친 요소구성비율분석은 어떤 재무항목이 증가했는지 감소했는지 원인은 무엇인지를 쉽게 파악할 수 있다. 또 손익계산서를 가지고 요소구성비율분석을 해보면 매출액 대비 영업이익·경상이익·매출원가를 쉽게 알아볼 수 있어 동종사업이나 경쟁사와의 비교를 통해 경영에 반영할 수 있다. 이와 같이 작성된 손익계산서를 공통형 손익계산서라 한다.

4. 재무비율분석

우리는 재무제표에 나타난 회계정보를 보고 의사결정을 경제적으로 합리성을 가지도록 해야 하는데 어떻게 알아볼 수 있을 것인가?

만약 우리가 어느 기업의 주식이나 채권을 구입하고자 한다면 부도의 위험은 없는지, 어느 정도 안전한지, 수익성은 어떤지, 해당 기업의 생산활동은 활발한지, 장래성은 어떤지에 대해 따져 보아야 한다. 위와 같은 사항을 알아보기 위해서는 재무제표에 나타낸 재무비율을 분석해 보아야 하는데 재무비율의 분석은 수익성분석, 유동성분석, 안전성분석, 성장성과 활동성을 알아보는 분석을 해야 한다.

1) 수익성비율분석

수익성비율(profitability ratio)분석에서 중요한 점은 이익의 절대적 크기도 중요하지만 투자금액이나 의료수익에 대한 이익의 상대적 크기가 중요하다. [표 14-6]은 A회사가 10억원의 이익을 내고 B회사가 20억원의 이익을 창출했다고 하자. 이익의 절대금액은 B회사가 2배 더 큰 이익을 내었지만 A회사의 의료수익은 50억원이고 B회사는 100억원이므로 의료수익 대비 수익성은 A회사가 높다.

표 14-6 의료수익 대비 수익성분석사례

구분	A회사	B회사
이익	10억원	20억원
의료수익	50억원	200억원
수익률=이익/의료수익	20%	10%

이와 같이 수익성비율이란 기업의 경영성과를 분석하는 비율로서 이 비율분석의 분자는 순이익이나 영업이익, 경상이익 같은 이익수치(성과치)이고 분모는 총자산이나 자기자본 또는 의료수익으로 구성된다.

(1) 총자산순이익률

총자산순이익률(Return on Assets: ROA)은 일반적으로 순이익을 총자산으로 나눈 값으로서 순이익을 창출하기 위해 투입된 총자산의 단위당 수익성을 산출한다고 볼 수 있다. 병원이 보유하는 경제적 자원이 갖는 수익성을 측정하여 경제적 자원의 원천이 부채이거나 자본에 관계없이 순이익을 얼마나 창출하는지를 측정한다.

W대학병원의 총자산순이익률은 다음과 같다.

$$\frac{\text{순이익}}{((\text{기초자산}+\text{기말총자산})/2)^{1)}}=\frac{35{,}000}{980{,}000+1{,}136{,}000}$$

$$=\frac{35{,}000}{2{,}116{,}000/2}=0.03308(=3.3\%)$$

평균총자산은 1,058,000원으로 100원당 3.3원의 이익을 올리고 있다.

(2) 총자산의료이익률

총자산의료이익률은 병원의 본래 핵심적 경영활동인 의료이익을 총자산으로 나눈 비율이다.

$$\text{총자산의료이익률}=\frac{\text{의료이익}}{(\text{기초자산}+\text{기말총자산})/2}\times 100$$

이는 총자산에 대한 투자효율성을 평가하는 비율이다. 이 비율은 분자의 의료이익은 현행원가로 측정되지만 분모의 총자산은 과거의 역사적 원가로 측정되므로 현행원가에 비해 역사적 원가가 낮아 총자산의료이익률은 실제보다 높게 측정된다.

따라서 자산을 재평가한 병원과 재평가하지 않은 자산의 총자산의료이익률은 실제보다 큰 차이가 있으므로 비교·분석 시 유의해야 한다.

---

1) 기초총자산과 기말총자산의 합계를 2로 나누는 것은 1년 동안의 평균총자산을 계산하는 것이다.

$$\frac{\text{의료이익}}{(\text{기초자산}+\text{기말총자산})/2}=\frac{75{,}000}{980{,}000+1{,}136{,}000}$$

$$=\frac{75{,}000}{2{,}116{,}000/2}=0.070(=7\%)$$

(3) 자기자본순이익률

자기자본순이익률(Return on Equity: ROE)은 주주의 관점에서 측정하는 수익성비율이다. 총자산이익률이 기업이 보유한 경제적 자원의 원천을 구별하지 않고 총보유자산의 수익성을 타나내는 것이라면 자기자본이익률은 총자산에서 채권자지분을 제외한 주주지분으로 창출한 수익성을 측정한다.

$$\text{자기자본순이익률}=\frac{\text{당기순이익}}{\text{자기자본}}$$

이 비율은 내가 산 주식으로 얼마의 이익을 냈는가를 나타내는 것으로 다른 기업의 주식을 산 경우 또는 주식을 사지 않고 은행에 예치했을 때와 비교할 수 있게 한다. 예를 들어 자기자본순이익률이 5%이고 은행정기이자가 10%라면 주식투자를 그만하고 은행에 예치하는 것이 더 옳은 의사결정이다.

W대학병원의 자기자본순이익률은 다음과 같다.

$$\frac{\text{순이익}}{(\text{기초자기자본}+\text{기말자기자본})/2}=\frac{35{,}000}{(190{,}000+424{,}000)/2}$$

$$=\frac{35{,}000}{277{,}000}=0.1263(=12.63\%)$$

이때 정기예금이자율이 8%라면 잘된 주식투자라 할 수 있다.

(4) 의료수익순이익률

의료수익순이익률(Return on sales: ROS)은 다른 수익성지표와 달리 투입에 대한 산출의 비율이 아니라 의료수익 1원당 순이익이 차지하는 금액을 의미한다. 또 의료수익에서 법인세 차감 전 순이익 또는 경상이익이 차지하는 비율을 측정하여 의료수익순이익률과 비교함으로써 의료수익순이익률이 높거나 낮은 이유를 분석해 볼 수 있다.

이때에 분자의 명칭에 따라 의료수익경상이익률로 명명할 수 있다.

W대학병원의 2011년 의료수익순이익률은 다음과 같다.

$$의료수익순이익률 = \frac{순이익}{의료수익} = \frac{35,000}{420,000} = 0.0833(= 8.3\%)$$

(5) 주당순이익

아직까지 우리나라 병원은 영리법인을 허용하고 있지 않기 때문에, 즉 주식회사형태의 병원을 허용하고 있지 않기 때문에 병원의 주당순이익계산을 할 필요는 없으나 가능성은 있기 때문에 살펴볼 필요가 있다.

주당순이익(Earnings Per Share: EPS)은 보통주 1주에 해당되는 순이익을 나타내는 기업성과지표이며 주주에게는 가장 민감한 기업경영성과지표이다.

이 지표의 분자는 순이익이고(우선주를 발행한 기업은 우선주배당금을 제외한 금액) 분모는 보통주의 가중평균유동주식수이다. 예를 들어 유통주식수가 기초에 5,000주에서 8,000주로 증가하였다면 주당순이익은 다음과 같다.

$$주당순이익 = \frac{순이익}{가중평균유통주식수} = \frac{35,000,000}{(5,000 + 8,000)/2} = ₩5,384$$

주당순이익은 1주를 가지고 1년간 경영성적이 5,384원이라는 것을 나타내는 것이다. 주당순이익은 주주에게 민감한 그 자체로도 경영성과지표이지만 주가수익비율(Price－Earnings Ratio: PER)이라는 유용한 투자지표의 계산에 사용된다.

(6) 주가수익비율

주가수익비율도 주당순이익과 마찬가지로 현재의 병원에서는 계산할 수 없는 비율이다. 주가수익비율은 투자자들이 주식을 사거나 팔거나 계속 보유하거나를 결정하는 데 매우 유용하고 중요한 기준이 되는 비율로 보통주주식가격을 주당순이익으로 나눈 값이다. 주가가 60,000원이라면 주가수익비율은 다음과 같다.

$$주가수익비율 = \frac{주당주식시가}{주당순이익} = \frac{60,000}{5,384} = 11.144배$$

위의 식에서 W대학병원의 주가가 60,000원이라면 주가수익비율은 11.144배이다. 즉 W대학병원의 주가는 1주당 순이익의 11배에서 주가가 형성되는 것이다. 주가수익비율이 11배라는 의미는 주식시장에서 W대학병원의 1주당 순이익에 대하여 1/11, 즉 9%의 할인율을 적용했다는 의미이다.

이때 할인율은 시장이자율에서 그 회사의 성장률 등을 가감한 비율을 말한다. 만일 다른 회사의 PER 18배인 경우에는 이 회사의 할인율이 1/18, 즉 5.5%라는 의미이며 시장이자율이 12%라면 이 회사의 성장률을 6.5% 정도로 생각했다는 의미이다. 이처럼 PER은 주식투자에 있어서 어떤 회사의 주가가 1주당 순이익에 비해서 어느 정도 높게 또는 낮게 형성되었는지를 알려주는 중요한 지표로 주식투자 시 꼭 알아야 할 정보이다.

(7) 의료수익 의료이익률

병원의 경영활동과정에서 소모된 의료비용을 의료수익에서 차감한 의료이익을 의료수익으로 나눈 비율이다.

$$\text{의료이익} = \text{의료수익} - \text{의료비용}$$

$$\text{의료수익 의료이익률} = \frac{\text{의료이익}}{\text{의료수익}} \times 100 = \frac{75{,}000}{420{,}000} \times 100 = 17.85\%$$

병원이 한 해 동안 진료한 의료수익총액 대비 의료이익을 측정하는 비율로 이 비율이 낮으면 수익성이 낮은 것이다. 즉 많은 환자를 진료하고도 이익은 적은 것이다.

2) 유동성비율분석

유동성비율(liquidity ratio)은 기업이 그때그때 필요한 자금을 즉시 조달할 수 있는 능력을 나타내는 비율로서 대표적인 것으로 유동비율, 당좌비율이 있다. 단기적인 채무지급을 위하여 동원할 수 있는 자산은 현금 및 예금과 같은 자산과 지급용 자산으로 쉽게 전환할 수 있는 유동자산이다. 따라서 유동성, 즉 채무지급능력을 평가하기 위해서는 유동부채에 대하여 유동자산을 어느 정도 보유하고 있는가를 분석하여야 한다.

(1) 유동비율

유동비율(current ratio)은 단기채무의 지급능력을 측정하는 데 사용되는데, 이 비율이 높을수록 단기지급능력이 양호한 것으로 평가된다. 그러나 유동비율이 과도하게 높으면 가용자금의 유휴화로 수익성 저하를 초래할 수도 있다.

이것은 재무상태표상에 나타나는 유동자산을 유동부채로 나눈 값으로, 현재 가진 부채를 일시에 100% 다 갚을 수 있는가를 나타내는 지표가 된다.

부채는 유동부채와 비유동부채도 있으므로 자기자본에서 총부채가 차지하는 비율은 부채비율로 기업자금의 안전성을 나타내는 중요한 지표가 되지만 단기적으로 채무변제능력은 부도가능성을 따질 때 매우 중요한 지표로 유동비율을 사용한다.

일반적으로 알려진 유동비율의 확보율은 200% 이상을 요구하고 있다. W대학병원의 유동비율은 다음과 같다.

$$유동비율 = \frac{유동자산}{유동부채} = \frac{346,000}{342,000} = 1.01(= 101\%)$$

이는 매출채권이나 재고자산은 현금으로의 전환기간이 길고, 불확실성이 존재하기 때문에 유동자산이 유동부채의 2배 이상은 되어야 건전한 신용도를 갖는 것으로 판단되기 때문이다. 이 기준에 의하면 W대학병원의 유동비율은 재무비율상 그리 좋은 편은 아니지만 이 기준은 업종과 업태에 따라 약간씩 다르며 예외사항이 있다. 맥주가게나 햄버거가게·KTX 등 매일매일 현금의 입금이 이루어지는 경우 유동비율은 조금 낮아도 큰 문제는 없다.

(2) 당좌비율

당좌비율(quick ratio)은 유동비율의 보조비율로서 단기의 지급능력을 측정하는 데 사용되는데, 유동자산 중 단기간 내에 현금화가 불투명한 재고자산을 차감한 당좌자산을 유동부채로 나눈 비율이다.

$$당좌비율 = \frac{당좌자산}{유동부채} = \frac{유동자산 - 재고자산}{유동부채}$$

$$당좌자산 = 현금예금 + 유가증권 + 의료미수금 + 받을어음$$

재고자산은 판매과정을 거쳐야 현금화할 수 있고, 평가방법에 따라 그 가치가 다르게 나타날 수 있다. 따라서 이들을 포함한 유동자산으로 기업의 단기채무지급능력을 측정하는 것보다 당좌자산(현금, 예금, 시장성 유가증권, 매출채권)만으로 단기채무지급능력을 평가하는 것이 보다 합리적이다. 당좌비율은 유동비율보다 더 엄격한 비율이다.

W대학병원의 당좌비율은 다음과 같다.

$$당좌비율 = \frac{당좌자산}{유동부채} = \frac{유동자산 - 재고자산}{유동부채} = \frac{286,000}{342,000} = 0.836(= 83\%)$$

당좌비율은 83%로 유동비율보다 항상 낮게 표시된다.

(3) 순운전자본 구성비율

순운전자본이란 유동자산에서 유동부채를 차감한 금액이다. 병원의 의료수익이나 총자산은 금액이 다르기 때문에 규모가 다른 병원의 유동성을 측정·비교하는 데 이용한다.

$$순운전자본구성비율 = \frac{순운전자본}{총자본} \times 100$$

$$= \frac{346,000 - 342,000}{(1,136,000 + 980,000)/2} = \frac{4,000}{1,058,000} = 0.0037(0.3\%)$$

(4) 의료비용방어기간

유동비율, 당좌비율, 순운전자본 구성비율은 특정시점의 잔액을 이용한 정태적 재무비율이기 때문에 병원의 1년 동안 평균적인 유동성을 나타내는 데는 한계가 있다. 이 한계를 극복하기 위한 재무비율이 방어기간이다. 의료비용방어기간(medical expenses defensive interval)은 추가적인 자금조달 없이 당좌자산만으로 의료비용을 지불하면서 병원을 유지할 수 있는 기간을 말한다.

$$의료비용방어기간(일) = \frac{당좌자산}{(의료비용 - 감가상각비) \div 365}$$

$$= \frac{당좌자산}{1일\ 평균의료비용지출액}$$

$$= \frac{286,000}{(365,000 - 0)/365} = \frac{286,000}{1,000} = 286일$$

3) 활동성비율분석

활동성비율(activity ratio)이란 기업이 얼마나 능률적으로 자산을 활용하였는가에 대한 정보를 제공하는 것으로 의료수익에 대한 주요자산의 회전율(turnover)로 나타내는 것이 일반적이다. 활동성비율에는 의료미수금회전율, 재고자산회전율, 총자산회전율, 고정자산회전율 등이 있다.

(1) 의료미수금회전율과 의료미수금회수기간

의료미수금회전율(receivables turnover)은 의료수익을 평균의료미수금으로 나누어 의료미수금의 현금화속도를 측정하는 비율이다. 평균의료미수금은 1년 동안 보유한 의료미수금의 가중평균값으로 실무적 계산을 위해서는 기초의 의료미수금과 기말의 의료미수금을 평균한 값으로 사용한다. W대학병원의 의료미수금회전율은 다음과 같다.

$$\text{의료미수금회전율} = \frac{\text{의료수익}}{\text{평균의료미수금(기초+기말)/2}}$$

$$= \frac{420,000}{(150,000+200,000)/2} = \frac{420,000}{175,000} = 2.4(=240\%)$$

이 비율이 높을수록 의료미수금관리가 잘되고, 의료미수금의 현금화속도가 빠르다는 것을 의미한다. 의료미수금회수기간은 의료미수금회전율의 역수에 365일을 곱하거나 의료미수금을 1일 평균의료수익으로 나누어 계산한다.

$$\text{의료미수금회수기간} = \frac{365}{\text{의료미수금회전율}} = \frac{\text{의료미수금}}{\text{1일 평균의료수익}}$$

$$= \frac{365}{2.4} = \frac{175,000}{420,000 \div 365} = \frac{175,000}{1,150} = 152\text{일}$$

의료미수금의 회수기간이 길다는 것은 의료미수금으로 묶여 있는 자금 때문에 기회비용증가로 이어지며 대손가능성도 크다.

(2) 재고자산회전율과 재고기간

재고자산회전율(inventory turnover)은 의료수익을 평균재고자산으로 나눈 비율이다. 이는 재고자산의 회전속도, 즉 재고자산이 일정기간 동안 당좌자산으로 몇 번이나 전환되었는가를 나타낸다. W대학병원의 재고자산회전율은 다음과 같다.

$$\text{재고자산회전율} = \frac{\text{의료수익}}{\text{평균재고자산}} = \frac{420,000}{(50,000+60,000)/2} = 7.6(=760\%)$$

$$재고기간 = \frac{365}{재고자산회전율} = \frac{재고자산}{1일\ 평균의료수익} = \frac{365}{7.6} = 48일$$

이 비율이 과도하게 높으면 재고자산 투자가 너무 적어 긴급한 수요에 적절하게 대응하기 어렵다는 것을 나타낸다. 그리고 이 비율이 과도하게 낮으면 재고자산의 투자가 너무 많아서 불필요한 재고자산 보유에 따른 기회비용이 발생하고 있다는 것을 나타낸다. 표준비율은 6회 이상이면 양호, 4회 이하이면 불량하다고 한다.

(3) 총자산회전율

총자산회전율(total asset turnover)은 의료수익 창출을 위한 총자산의 효율성을 측정하는 비율로서 의료수익을 총자산으로 나눈 값이다. 전체 자산이 의료수익을 창출하기 위해서 몇 회나 회전하였는지를 측정하여 비교함으로써 자산운용의 효율성을 평가할 수 있다. W대학병원의 총자산회전율은 다음과 같다.

$$총자산회전율 = \frac{의료수익}{평균총자산}$$

$$= \frac{420,000}{(980,000 + 1,136,000)/2} = \frac{420,000}{1,058,000} = 0.396(= 39\%)$$

일반적으로 이 회전율이 높으면 1원의 자산에 대하여 더 많은 의료수익이 실현되므로 자산이 효율적으로 이용된다고 볼 수 있다. 인플레이션이 장기화되는 상황에서 자산재평가가 적절히 이루어지지 않을 경우 자산이 과소계상되어 이 회전율이 높게 나타나기도 하므로 해석에 유의해야 한다.

(4) 매입채무회전율과 매입채무지급기간

매입채무회전율은 의료수익을 매입채무로 나눈 비율로서 매입채무가 얼마나 빨리 결제되는가를 나타낸다. 병원이 원가를 구성하는 약품이나 진료재료를 외상으로 구입하고 결제까지의 기간이 길수록, 매입채무지급기간이 길수록 유리하며 공급자는 반대일 것이다. 단 현금결제가 빨리 이루어지면 매입할인을 할 수 있어 약품이나 진료재료를 저렴하게 구입할 수 있게 되어 수익성이 좋아질 수도 있으므로 재무비율분석 시 주의를 요한다.

$$매입채무회전율 = \frac{의료수익}{매입채무} = \frac{420,000}{342,000} = 1.228$$

$$매입채무지급기간 = \frac{365}{매입채무회전율} = \frac{매입채무}{1일\ 평균의료수익} = \frac{365}{1.228} = 297.23$$

(5) 유형자산회전율

유형자산회전율(non current assets turnover)은 의료수익을 토지, 건물, 의료장비, 기계장치, 차량운반구 등의 유형자산으로 나눈 비율로서 유형자산의 효율적인 이용 정도를 나타내는 지표이다.

$$유형자산회전율 = \frac{의료수익}{유형자산}$$

이 비율이 높을수록 유형자산의 이용도가 양호함을 나타내며, 이 비율이 낮을 때는 유형자산의 이용이 비효율적이거나 유형자산에 대한 투자가 과다함을 나타낸다. W대학병원의 유형자산회전율은 다음과 같다.

$$\frac{420,000}{715,000+790,000/2} = \frac{420,000}{752,500} = 0.558(=55\%)$$

전년도와 비교하여 회전율이 낮아지고 있다면 원인을 찾아 대처해야 한다.

4) 레버리지비율분석

병원의 부채의존도를 나타내는 비율로 재무안정성을 나타내는 비율들은 투자의사결정을 위하여 매우 중요하다. 즉 부도의 위험은 없는지를 알아보아야 하기 때문이다. 안전성비율(safety ratio)은 통상 레버리지비율(leverage ratio)로 불리는데, 빈번히 사용되는 것들은 부채비율, 이자보상비율, 자기자본비율, 고정금융비용보상비율, 비유동장기적합률 등이 있다.

(1) 부채비율

부채비율(debt to equity ratio)은 총부채를 자기자본으로 나눈 비율을 말하는데 이는 자기자본에 비하여 타인자본이 어느 정도 차지하는가를 나타내는 것이다. 이 비율이 높으면 재무위험이 크다는 것을 의미한다. W대학병원의 부채비율은 다음과 같다.

$$부채비율 = \frac{총부채}{자기자본} = \frac{712,000}{424,000} = 1.67(= 167\%)$$

자기자본에 비해 부채가 1.67배 많다는 것으로 부채에 의한 자금조달의 비중이 커질수록 재무위험이 증가하므로, 부채비율이 낮을수록 재무상태가 안전하고 양호한 것으로 판단한다.

(2) 이자보상비율

이자보상비율(interest coverage ratio)은 부채의 사용에 대한 이자비용이 기업의 이자 및 법인세비용 차감 전 순이익에서 지급되므로 부채인 이자비용을 지급할 수 있는 능력은 이자와 법인세비용 차감 전 순이익이 이자지급의 몇 배가 되는가를 가지고 측정한다. W대학병원의 이자보상비율은 다음과 같다.

$$이자보상비율 = \frac{이자비용 + 법인세비용\ 차감\ 전\ 순이익(EBIT)}{이자비용} \times 100$$

이 비율은 기업의 이자지급능력을 나타내는 동태적 비율로서 EBIT로 이자를 몇 번 낼 수 있는가를 나타낸다. 1보다 작을 경우 채권자들은 법적 대응 등을 고려할 수 있다. 통상적으로 4~5배 이상이면 안정적이라고 판단한다.

$$\frac{10,000 + 30,000}{10,000} = 4(= 400\%)$$

(3) 기본재산(자기자본비율)

자기자본은 금융비용을 부담하지 않고 이용할 수 있는 자본이기 때문에 자기자본비율이 높을수록 병원의 재무안전성은 높다. 일반적으로 50% 이상일 경우 바람직하다고 보지만 절대적인 것은 아니다.

$$자기자본비율 = \frac{기본재산}{총자본} \times 100 \quad 또는 \quad \frac{총자산 - 부채}{총자산} \times 100$$

$$= \frac{424,000}{(1,136,000 + 980,000)/2} = \frac{424,000}{1,058,000} = 0.400(= 40\%)$$

(4) 고정금융비용보상비율

병원은 이자비용 이외에 여러 형태의 금융비용을 지출하는데 이와 같은 고정금융비용은 이자비용, 리스료, 임차료가 있다. 고정금융비용 전체에 대한 보상비율은 다음과 같다.

$$\text{고정금융비용보상비율} = \frac{EBIT + \text{리스료, 임차료}}{\text{지급이자} + \text{리스료, 임차료}}$$

(5) 비유동비율 · 비유동장기적합률

조달된 자본이 유동자산과 비유동자산에 어떻게 배분 · 운용되고 있는가를 측정함으로써 자본조달의 원천과 운용 사이의 관계, 즉 자본배분의 안정성을 판단하기 위한 비율이다. 비유동비율은 자기자본이 비유동자산에 어느 정도 투입되어 운용되는가를 나타내는 지표로 다음과 같다.

$$\text{비유동비율(고정비율)} = \frac{\text{비유동자산}}{\text{자기자본(기본재산)}} \times 100$$

$$= \frac{790{,}000}{424{,}000} = 1.86(= 186\%)$$

비유동자산비율이 낮을수록 기업의 장기적 재무안정성이 좋은 것으로 평가된다. 일반적으로 100% 이하이면 양호하다고 한다. 병원에서 사용되는 자산을 상환부담이 없는 자기자본으로 구입하게 되면 재무상태가 안정적이다 할 수 있다. 비유동장기적합률은 자기자본과 비유동부채가 비유동자산에 어느 정도 투입되어 운용되고 있는가를 나타내는 비율로 병원이 필요한 자산을 자기자본과 장기부채로 구입할 경우 재무적 압박은 크지 않다.

$$\text{비유동장기적합률} = \frac{\text{비유동자산}}{\text{자기자본} + \text{비유동부채}} \times 100$$

$$= \frac{790{,}000}{424{,}000 + 370{,}000} = 0.99(= 99\%)$$

비유동비율이 100%를 초과하여도 장기적합률이 100% 미만이면 재무적 안정성이 보장된다.

5) 성장성비율

일정기간 동안 병원의 환자수, 총자산의 증가, 의료수익의 증가, 순이익의 증가 등 병원의 경영성과가 얼마나 증가하였는가를 나타내는 비율이다.

성장성비율을 분석할 때에는 첫째, 물가변동요인을 고려해서 해석해야 한다. 의료수익은 증가했지만 물가변동률(인플레이션)과 같다면 성장했다고 볼 수 없다. 디플레이션하에서는 디플레이터를 이용한 성장률을 계산해야 한다. 둘째, 총자산 증가율분석 시 자산재평가 여부를 확인해야 한다. 자산을 재평가한 병원과 재평가하지 않은 병원을 비교한다는 것은 의미가 없기 때문이다. 셋째, 성장률이 높다 하여 무조건 좋은 것만은 아니라는 것이다. 비유동자산에 대한 과다투입 시 성장률은 좋지만 현금유동성은 악화될 우려가 있어 유동성과 연계하여 해석하여야 한다.

(1) 의료수익증가율

$$\text{입원 의료수익증가율} = \frac{\text{당기입원 의료수익} - \text{전기입원 의료수익}}{\text{전기입원 의료수익}} \times 100$$

$$\text{외래 수익증가율} = \frac{\text{당기외래 의료수익} - \text{전기외래 의료수익}}{\text{전기외래 의료수익}} \times 100$$

의료수익의 증가율을 계산할 때 유의할 점은 환자수가 증가하여 수익이 증가할 수도 있고 고가의 의료상품을 많이 제공해도 증가할 수 있으므로 이를 병원경영에 유용하게 이용해야 할 것이다. 의료수익이 증가했으나 의료비용이 과다할 경우 순이익은 감소될 수 있으므로 의료수익 순이익증가율과 비교·분석해야 한다.

(2) 총자산증가율

한 회계기간 동안 병원의 총자산이 얼마나 증가했는가를 나타내는 재무비율로 병원 규모의 성장을 알 수 있다.

$$\text{총자산증가율} = \frac{\text{당기총자산} - \text{전기총자산}}{\text{전기총자산}} \times 100$$

$$= \frac{1{,}136{,}000 - 980{,}000}{980{,}000} = \frac{156{,}000}{980{,}000} = 0.159(=15\%)$$

총자산증가율은 자산재평가나 재고자산의 측정방법에 따라 달라질 수 있으므로 분석 시 유의해야 한다.

(3) 순이익증가율

병원경영의 성적을 나타내는 당기의 순이익이 얼마나 증가·감소했는가를 나타내는 비율로 병원경영성적을 나타내지만 순이익이 현금으로 존재하는 건 아니다. 그러므로 현금흐름과 비교분석해서 순이익과 현금유입 시재액의 차이가 클 경우 원인을 분석해서 병원경영에 반영해야 한다.

$$\text{순이익증가율} = \frac{\text{당기순이익} - \text{전기순이익}}{\text{전기순이익}} \times 100$$

$$= \frac{35,000 - 25,000}{25,000} = 0.4(= 40\%)$$

전년도에 당기순손실이 발생한 경우 의미 없는 수치가 됨을 유의해야 한다.

6) 생산성비율

단위당 투입량 대비 산출량을 계산하는 비율로 투입된 생산요소를 얼마나 효율적으로 사용했는가가 산출량으로 나오기 때문에 자본주의 경제하에서 중요한 경제성지표가 된다. 산출량을 측정하는 방법에 따라 물적 생산성과 가치적 생산성으로 나누어진다. 물적 생산성이란 산출량의 총량을 의미하고 가치적 생산성이란 산출량을 화폐단위로 나타내는 것이다. 산출물이 한 가지일 때는 물량(총량)으로 나타낼 수 있으나 산출물이 단일품이 아닐 경우나 또 다른 요소가 혼합되어 있을 때에는 화폐단위로 환산하여 가치로 측정하는 것이 효과적이다. 생산성비율을 분석할 때 유의할 점은 부가가치율이 증가한 경우에도 이익은 변하지 않고 임금, 금융비용 또는 임차료 등이 더 증가하였다면 생산성이 증가하였다고 볼 수 없다.

(1) 부가가치

부가가치란 생산과정에서 새로 덧붙인 가치로 병원의 경영활동과정에서 새로이 창출된 가치를 말한다. 예를 들면 의료 총수익에서 그 수익창출을 위해 소비된 비용을 차감한 당기간 동안 병원이 새로이 창출한 가치이다.

부가가치를 측정하는 방법은 두 가지가 있는데 생산 측면의 부가가치 측정방식을 차감법이라고도 하며 총수익－총비용으로 계산된다. 분배 측면의 부가가치 측정방식을 가산법이라 하는데 가산법은 의료활동에 참여한 각 생산요소 제공자에게 분배되는 항목을 가산한 것으로 노동제공자에게 임금, 주주에게 배당금, 채권자에게 이자, 지주에게 지대 및 임차료, 정부 및 지방정부에 조세공과금으로 구성된다. 이 방식은 부가가치 구성항목을 합산하여 부가가치를 산출하므로 부가가치 계산이 쉽다는 장점이 있다. 가산법에 의한 부가가치 계산식은 다음과 같다.

부가가치＝영업잉여[2]＋이자비용＋임차료＋감가상각비＋조세공과

(2) 부가가치율

부가가치를 의료수익으로 나눈 비율로 소득률이라고도 한다.

$$\text{부가가치율} = \frac{\text{부가가치}}{\text{의료수익}} \times 100$$

(3) 자본생산성

자본생산성이란 일정한 단위로 투입한 자본과 생산물 산출량의 비율로 산출이란 생산량, 생산액, 부가가치를 들 수 있다. 가장 대표적인 자본생산성비율은 총자본 투자효율성으로 계산식은 다음과 같다.

$$\text{총자본 투자효율성} = \frac{\text{부가가치}}{\text{총자본}} \times 100$$

자본생산성이 높을수록 자본이 효율적으로 운영되었다는 것이다. 다른 식으로는 다음과 같다.

$$\frac{\text{부가가치}}{\text{의료수익}} \times \frac{\text{의료수익}}{\text{총자본}} = \text{부가가치율} \times \text{총자산(자본)회전율}$$

---

2) 영업잉여＝의료이익＋대손상각비－이자비용
인건비＝급여＋제수당＋퇴직급여＋복리후생비

(4) 노동생산성

종업원 1인당 부가가치를 의미한다.

$$노동생산성 = \frac{부가가치}{종업원수}$$

노동생산성이 높아질수록 병원의 의료서비스 생산비용은 더 저렴해지므로 가격의 변동이 없어도 병원의 이익이 증가한다. 따라서 병원 입장에서 노동생산성이 높은 직원을 고용하고자 할 것이다. 노동생산성을 측정하는 또 다른 방법은 종업원 1인당 의료수익, 종업원 1인당 순이익, 노동장비율, 의료장비율 등이 있다.

종업원 1인당 부가가치 증가율

$$= \frac{당기종업원\ 1인당\ 부가가치 - 전기종업원\ 1인당\ 부가가치}{전기종업원\ 1인당\ 부가가치} \times 100$$

$$노동장비율 = \frac{유형자산 - 건설중인\ 자산}{종업원수}$$

$$의료장비율 = \frac{의료장비가액}{종업원수}$$

병원의 생산성 증가는 노동생산성과 시설투자에 따른 노동장비율 또는 의료장비율 향상에 따라 증가할 수 있으므로 임금인상 시 부가가치의 증가가 노동생산성 증가에 따른 것인지 노동장비율이나 의료장비율 증가에 의한 것인지 구분하여 판단해야 한다.

제4절 재무비율분석의 판단기준

재무제표를 분석하는 사람은 재무비율분석결과가 좋은지 나쁜지를 결정할 수 있는 판단기준이 있어야 한다. 일반적으로 판단기준에는 임의적인 이상치, 당해 병원의 과거수치, 그리고 동종병원에 속하는 다른 병원들의 평균수치가 사용된다.

1. 임의적인 이상치

많은 재무분석가, 병원경영자 그리고 채권자들은 중요한 몇 개의 재무비율에 대하여 임의적이지만 이상적이라고 판단되는 기준을 가지고 있다. 예를 들면 병원의 유동비율(=유동자산/유동부채)은 2, 즉 200%가 적정하다고 생각하고 있고, 순운전자본(유동자산에서 유동부채를 차감한 금액을 말함)에 대한 재고자산은 80%를 초과할 수 없다는 것 등이다.

그러나 이러한 일반적인 이상치는 정확하다고 할 수 없다. 즉 어떤 병원의 유동비율이 2를 초과한다고 하더라도 그 병원의 신용정책이 잘못되어 매출채권이 과도하게 많을 수가 있기 때문이다. 또한 의료수익부진으로 오래된 재고자산이 너무 많다거나 또는 과다한 현금을 보유하고 있는 경우도 있을 수가 있기 때문이다. 반면에 유동비율이 200%에 못 미치는 병원이라 할지라도 의료미수금관리나 재고자산관리, 그리고 현금관리가 아주 뛰어나다면 큰 문제가 아닐 수 있다. 따라서 임의적인 이상치를 사용하는 경우에는 분석 시 많은 주의를 기울여야 한다.

2. 당해 병원의 과거수치

임의적인 이상치보다 향상된 방법은 동일한 병원의 재무수치를 일정기간 동안 비교해 보는 것이다. 일정기간 동안 재무수치를 비교해 보면 해당 수치가 악화되고 있는지 향상되고 있는지를 쉽게 전망할 수 있기 때문이다. 그러나 미래의 경제환경이나 병원환경이 과거와 달리 갑자기 변화하는 경우에는 당해 병원의 과거수치로는 병원의 전망을 예측하기 어렵다.

3. 동종병원에 속하는 다른 병원들의 평균수치

동종병원에 속하는 다른 병원들의 평균수치를 이용하면 좀 더 종합적인 판단이 가능하다. 이 비교기준으로는 동종병원산업에서 비슷한 다른 병원의 수치, 동종병원 내의 몇 개 병원(또는 전체 병원)의 평균 또는 전통적으로 인식된 기준치 등이 이용되고 있다.

예를 들어, W대학병원의 금년도 의료수익이 5% 감소했다고 하자. 이러한 사실은 영업상황이 양호하지 못하다는 것을 나타낸다. 그러나 동종병원에 속하는 다른 병원들의 의료수익이 금년도에 평균 20% 감소했다는 사실을 알게 되면 W대학병원의 의료수익 감소는 상대적으로 양호한 편이라고 판단할 수 있을 것이다.

이 같이 특정병원을 경쟁병원이나 병원산업평균과 비교함으로써 얻을 수 있는 결론은 비교대상이 되는 병원들이 상호유사해야만 의미가 있다. 어떤 병원들은 상당히 다각화되어 있기 때문에 단순히 동종병원으로 분류되고 있다고 해서, 모든 면에서 서로 비교될 수 있는 것은 아니기 때문이다. 예를 들면 삼성전자(주)는 가전사업과 반도체 사업을 같이 하고 있으나 LG그룹의 경우 LG반도체(주)와 LG전자(주)로 분리되어 있다.

한편 두 병원에서 이용하고 있는 회계처리방법 간의 차이에 의해서도 재무자료의 비교가능성이 저하된다. 예를 들면 병원들이 유사한 유형자산에 대하여 상이한 감가상각방법을 적용하고 있다든지, 내용연수를 다양하게 추정하고 있을 수가 있다. 이러한 한계점에도 불구하고, 병원 간 비교는 신중하고 적절하게만 수행된다면 매우 유용한 재무제표분석방법이 된다.

제5절 재무비율분석 시 해석상의 유의점

재무비율을 이용한 재무제표분석 시 몇 가지 주의사항이 있다.

첫째, 재무제표분석의 첫째 목적은 잠재병원의 수익성과 재무적 안정성을 보고자 하는 것인데 모든 재무자료는 과거의 자료이다. 물론 과거를 알면 미래를 예측하고 불확실성을 감소시킬 수는 있지만 미래가 과거와 연속적인 선상에만 있는 것은 아니다. 즉 병원의 경제환경이 변하거나 경영진이 바뀌면 큰 변화를 겪게 되므로 과거의 자료를 기준으로 미래를 예측하는 것은 무리일 수 있다.

둘째, 산정된 재무비율 자체는 단순한 수치에 불과할 정도로 큰 의미가 없기 때문에 비교나 판단의 기준이 되는 표준비율이 필요하지만 현실적으로 표준비율의 산정은 곤란하다.

셋째, 재무비율이란 재무제표의 자료를 근거로 한 것이므로 재무제표가 안고 있는 한계점을 그대로 갖는다. 예를 들면 병원은 다양한 회계처리방법 중 하나를 선택하여 사용하며 많은 회계추정도 한다. 또한 취득원가로 기록된 기업의 유형자산은 부동산가격의 상승으로 진실한 가치를 표시하지 못할 수가 있다.

이를 구체적으로 살펴보면 다음과 같다.

1. 회계처리방법의 다양성

회계처리방법의 선택은 두 가지 측면에서 순이익의 크기에 영향을 줄 수 있다. 첫 번째는 동일한 거래에 대하여 회계처리방법이 두 가지 이상 있는 경우이다. 예를 들면 재고자산을 평가할 때 선입선출법, 후입선출법, 평균법 중 하나를 선택하여 회계처리할 수 있는데 물가가 지속적으로 상승할 경우 선입선출법, 평균법, 후입선출법의 순서로 순이익이 높게 계상된다.

표 14-7 재고자산의 입고, 출고

일시	내역	수량	단가	금액
5/10	매입	10	110	1,100
5/15	매입	10	120	1,200
5/26	매입	4	150	600

재고가 4개 남았다고 가정하여 각 방법으로 회계처리하면 매출원가는 다음과 같다.

선입선출법	후입선출법	평균법
2,300	2,300	2,900÷24=120.8원
+600	+600	
2,900 (판매가능액)	2,900 (판매가능액)	4개×120.8=483
−600	−440	2,900−483=2,417
2,300 (매출원가)	2,460 (매출원가)	(매출원가)

매출원가는 후입선출법, 평균법, 선입선출법 순으로 높게 계상되나 순이익은 선입선출법, 평균법, 후입선출법 순으로 높게 계상된다. 또 다른 회계처리방법에 의한 재무비율의 한계로 고정자산의 감가상각방법은 정액법과 정률법이 있는데 정액법으로 감가상각을 하면 초기에 감가상각비가 낮아서 순이익은 높게 계상된다.

2. 회계추정

회계추정이란 유형자산을 감가상각할 때 내용연수를 몇 년으로 할 것인가. 또는 잔존가치를 얼마로 할 것인가에 따라 연간 감가상각비가 달라진다. 예를 들면 특허권의 경우 20년 이내의 기간에 감가상각하도록 되어 있지만 회계추정에 따라 몇 년은 차이가 날 수 있다.

이와 같이 회계추정과 회계방법에 따라 순이익에 영향을 줄 수 있으므로 순이익의 크기만 가지고 해당 기업의 재무비율을 단순평가하는 것은 의미가 없으며 순이익의 질도 같이 분석하여야 한다.

3. 영업외손익

병원의 손익을 산출할 때 의료수익에서 의료원가를 차감하면 병원 총이익이 되고 병원 총이익에서 판매비와 관리비를 차감하면 의료이익이 된다. 의료이익에 의료외수익(이자수익, 배당금수익, 임대료수익, 외환차익, 유형자산처분이익)을 더하고 의료외비용(이자비용, 매출채권처분손실, 외환차손)을 차감하면 경상이익이 되고 여기에 특별손익을 가감하면 법인세비용 차감 전 순이익이 되며 이후 법인세를 차감한 것이 비로소 당기순이익이 된다. 이처럼 병원의 손익은 여러 단계를 거쳐 계산되므로 각 단계별 이익의 질과 양을 살펴보아야 한다. 병원경영성적을 제대로 알 수 있는 지표는 의료이익이다. 그런데 의료이익이 적자가 나더라도 의료외수익(토지나 건물처분)이 크다면 당연히 당기에 순이익이 크게 산출된다. 하지만 병원경영성적은 의료이익이 진정한 경영성적이라고 할 수 있기 때문에 이익의 질을 살펴보아야 한다.

객관식 연습문제

01. 병원재무관리의 궁극적 목표로서 가장 적당한 것은 무엇인가?

① 병원가치의 극대화
② 병원이윤의 극대화
③ 의료수익의 극대화
④ 자금수지의 균형

02. 당좌비율의 산출공식은 무엇인가?

① (당좌자산/유동부채)×100
② (당좌자산/고정부채)×100
③ (당좌자산/부채총계)×100
④ (당좌자산/총자산)×100

03. 유동성에 관한 설명 중 적당하지 않은 것은 무엇인가?

① 유동성이란 병원의 단기부채에 대한 상환능력을 말한다.
② 유동성이 좋다는 것은 유동부채보다 유동자산이 많다는 것을 의미한다.
③ 유동성을 높이기 위해서는 가급적 재고자산을 많이 확보해야 한다.
④ 유동성 측정지표로는 유동비율과 당좌비율을 주로 활용한다.

04. 유동비율이 낮다는 것은 무엇을 의미하는가?

① 수익성이 좋다.
② 자본이 증가한다.
③ 단기상환능력이 저하된다.
④ 이익이 증가한다.

05. 당좌비율이 높다는 것은 무엇을 의미하는가?

① 고정부채 상환능력이 높아진다.
② 단기부채 상환능력이 낮아진다.
③ 단기부채 상환능력이 높아진다.
④ 고정부채 상환능력이 낮아진다.
⑤ 수익성이 높아진다.

06. 타인자본의존도에 대한 설명 중 틀린 것은 무엇인가?

① 타인자본의존도는 부채비율과 동일한 지표이다.
② 타인자본의존도가 높으면 이자비용이 많아져서 수익성을 악화시킨다.
③ 신규투자로부터의 수익률이 이자율보다 높을 경우에는 이익률이 증가한다.
④ 타인자본의존도는 부채총액을 총자본으로 나누어 계산된다.

07. 비유동비율이 높다는 것은 무엇을 의미하는가?

① 자기자본에 비해 비유동자산에 대한 투자규모가 과다하다.
② 자기자본에 비해 유동자산에 대한 투자규모가 과다하다.
③ 부채에 비해 비유동자산에 대한 투자규모가 과다하다.
④ 부채에 비해 유동자산에 대한 투자규모가 과다하다.

08. 고정장기적합률(비유동장기적합률)이란 무엇인가?

① 조달된 자기자본을 비유동자산에 얼마나 안정적으로 배분했는가를 나타내는 비율이다.
② 타인자본의존도를 나타낸다.
③ 자기자본과 비유동부채를 비유동자산에 얼마나 안정적으로 배분하고 있는가를 나타내는 비율이다.
④ 경기변동에 대한 적응능력을 나타내는 비율이다.

09. 재무구조상태가 좋다는 것은 무엇인가?

① 이익이 발생하고 있다.
② 수익이 증가하고 있다.
③ 주가가 상승하고 있다.
④ 총자본 중에서 부채비율이 낮다.

10. 재무비율분석에 대한 설명으로 틀린 것은 무엇인가?

① 유동성비율분석은 단기채무능력을 나타내며, 유동비율, 당좌비율 등으로 측정한다.
② 레버리지비율분석은 영업위험, 재무위험을 나타내는 재무비율로 부채비율, 경영자본순이익률 등으로 측정한다.
③ 활동성비율분석은 자산의 이용능률을 나타내는 재무비율로 총자산회전율, 고정자산회전율 등으로 측정한다.
④ 성장성비율분석은 의료수익증가율, 총자본증가율 등으로 측정되며, 병원이 성장기회를 충분히 이용하고 있는지를 평가한다.

11. 병원의 유동성에 가장 많은 관심을 갖는 것은 어느 집단인가?

① 금융기관, 의약품 납품업체 ② 약품제조업자
③ 의료기기 원재료 판매업자 ④ 병원환자

12. 유동비율에 관한 설명이다. 옳은 것은 무엇인가?

① 유동비율이 높으면 무조건 좋은 것이다.
② 유동비율이 높으면 무조건 지급능력이 좋다.
③ 유동비율이 높으면 무조건 채권 회수가능성이 좋다.

④ 유동비율의 절대적 기준은 없다.

13. 의료비용방어기간에 관한 설명이다. 틀린 것은 무엇인가?

① 추가적인 자금조달 없이 당좌자산만으로 의료비용을 지불하면서 병원경영을 유지할 수 있는 기간을 말한다.
② 당좌자산으로 며칠간의 의료비용을 감당할 수 있는지를 측정한다.
③ 방어기간이 길수록 유동성은 낮아진다.
④ 의료비용방어기간이 30일이라면 추가적 자금조달 없이 30일 동안 의료비용을 감당할 수 있다는 의미이다.

14. 부채비율에 관한 설명이다. 틀린 것은 무엇인가?

① 부채비율이 높을수록 원금과 이자의 상환으로 부담이 커진다.
② 부채로 투자자금을 조달할 경우 투자로 발생된 수익이 부채의 이자지급액보다 높다면 수익성은 떨어진다.
③ 부채비율이 100% 이하이면 부채에 비해 자기자본이 많으므로 부채상환능력이 좋아진다.
④ 레버리지비율의 하나이다.

15. 비유동비율에 관한 설명이다. 틀린 것은 무엇인가?

① 비유동비율이 낮을수록 기업의 장기적 재무안정성이 좋지 않다.
② 자본조달의 원천과 운용 사이의 관계, 즉 자본배분의 안정성을 판단하기 위한 비율이다.
③ 자기자본이 비유동자산에 어느 정도 투입·운용되고 있는가를 나타내는 지표이다.
④ 비유동자산을 자기자본으로 나누어서 구한다.

16. 의료수익 의료이익률에 대하여 올바르게 설명한 것은 무엇인가?

① 의료수익 순이익률과 같은 의미로 사용된다.
② 병원의 총자산에서 의료이익이 차지하는 비중이다.
③ 의료수익 대비 당기순이익의 비율이다.
④ 의료비용을 의료수익에서 차감한 의료이익을 의료수익으로 나누어 계산한다.

17. 의료수익증가율이란 무엇인가?

① 일정기간 동안 입원수익, 외래수익이 얼마나 증가하였는가를 나타내는 지표이다.
② 총자산이 얼마나 증가하였는가를 나타내는 지표이다.
③ 병원의 수익성을 나타내는 비율이다.
④ 물가변동요인을 고려하여 분석할 필요는 없다.

18. 활동성비율에 관한 설명이다. 틀린 것은 무엇인가?

① 순이익증가율, 총자산증가율, 의료수익증가율을 의미한다.
② 병원이 보유하고 있는 자산을 얼마나 효율적으로 활용하고 있는지를 측정하는 비율이다.
③ 의료수익을 투하자본으로 나누어 회전의 배수로 계산되며 이를 회전율이라 한다.
④ 회전율이 높을수록 투하자본에 비하여 의료수익이 상대적으로 높다는 것을 의미한다.

19. 의료미수금 회전율에 관한 설명이다. 옳은 것은 무엇인가?

① 회전율이 높다는 것은 의료미수금으로 묶여 있는 기간이 길다는 것이다.
② 의료미수금의 평균회수기간이 길수록 대손가능성은 작다.
③ 의료이익을 의료미수금으로 나누어 구한다.
④ 의료미수금이 현금화된 횟수를 나타내며 회수기간이 짧을수록 좋다.

20. 노동생산성에 관한 설명이다. 틀린 것은 무엇인가?

① 노동력의 단위당 성과를 나타내는 지표로 종업원 1인당 부가가치를 의미한다.
② 부가가치를 증가시키는 것은 추가적인 시설투자에 따른 노동장비율의 증가에 기인할 수 있다.
③ 종업원 1인당 부가가치가 높을수록 병원에서 투입된 노동력의 효율성이 높다는 것이다.
④ 종업원 1인당 부가가치증가율이 높다면 무조건 노동생산성이 증가된 것이다.

객관식 연습문제 정답

01. ① 02. ① 03. ③ 04. ③ 05. ③ 06. ④ (타인자본/자기자본)
07. ① (고정비율=고정자산/자기자본, 부채비율=타인자본/자기자본) 08. ③ 09. ④ 10. ②
11. ① 12. ④ 13. ③ 14. ② (수익성이 높아진다.) 15. ① (좋은 것으로 평가된다.)
16. ④ (① 당기순이익/의료수익, ② 의료이익/총자산, ③ 당기순이익/의료수익)
17. ① (③ 수익성, ④ 필요하다.) 18. ① (성장성비율)
19. ④ (① 기간이 짧다, ② 대손가능성이 크다, ③ 의료수익을 의료미수금으로 나눈다.)
20. ④ (노동장비율이 높아도 노동생산성이 증가한다.)

K-IFRS를 반영한 병원행정사 시험 대비
병원회계

PART

04 병원경영 의사결정을 위한 원가관리회계

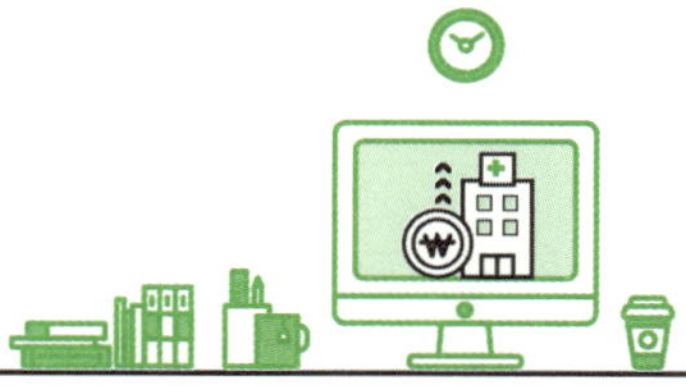

CHAPTER 15

병원경영 의사결정을 위한 원가정보의 산출

＊꼬마상식 ㄴ 우리나라 의료수익 순위(2017년)

재단명	수익	비고
아산복지재단 아산병원	1조 8,843억원	울산대학교병원(3,580억원) 별도
삼성생명복지재단 삼성서울병원	1조 779억원	창원삼성병원(2,629억원), 강북삼성병원(3,638억원) 별도 회계
세브란스병원(신촌, 강남)	1조 9,815억원	원주세브란스기독병원(2,709억)과 별도 회계
가톨릭의료재단(전국 성모병원)	1조 9,524억원	
서울대학교의료원	1조 4,673억원	
인제대학교 백병원	1조 530억원	
고려대학교의료원(구로, 안암, 안산)	8,724억원	
순천향대학교의료원	9,435억원	
한림대학교의료원	8,988억원	같은 성심병원이라도 한림대학교 부속병원과 별도 수익사업, 이외 성심병원 재단으로 회계분리되어 있음.
경희대학교의료원(본원, 강동)	5,914억원	
아주대학교병원	5,785억원	
계명대학교 동산의료원(대구병원, 경주병원)	5,213억원	
부산대학교의료원	5,736억원	
전남대학교의료원	5,278억원	
한양대학교의료원	3,025억원	
중앙대학교병원	2,458억원	

출처: 구글

제1절 병원경영의사결정에서 관리회계정보의 역할

회계의 목적을 수행하기 위하여 회계정보는 어떠한 역할을 하는가? 회계정보는 일반적으로 다음과 같은 세 가지 형태의 정보를 각 경영자 계층에 제공하여 경영활동의 기본문제를 해결하는 데 도움을 준다.

① 성적기록(score-keeping): 자료의 수집과 관련되는 회계의 기능으로서 내부 또는 외부이해관계자가 조직의 경영성과 및 재무상태를 파악할 수 있도록 한다.

② 주의환기(attention-directing): 경영자로 하여금 조직의 애로사항, 비능률, 투자기회 등을 파악할 수 있도록 도와주는 정보의 보고 및 해석과 관련된 기능이다. 이는 보통 일상적 영업활동에 대하여 계획 또는 표준과 실제성과의 대비 및 차이의 원인분석을 통하여 이루어진다.

③ 문제해결(problem-solving): 경영자가 장기적 계획을 수립하고 특별의사결정을 할 때 도와주는 회계의 기능이다. 여러 가지 행동대안의 결과를 계량화하여 그 중 최선의 선택을 하도록 한다.

이와 같은 세 가지의 회계정보는 서로 중복되는 경향이 있기 때문에 특정회계정보를 성적기록, 주의환기, 문제해결정보로 정확하게 구분한다는 것은 경우에 따라서 어려운 일이다. 그럼에도 불구하고 회계정보를 이와 같이 구분하는 것은 회계담당자와 경영자들에게 자신들의 업무를 수행하는 데 있어서 하나의 통찰력을 제공해 준다. 결국 최선의 의사결정이 목적이고 회계시스템은 이를 위한 수단에 불과하다.

관리회계는 학문적으로 아직 유아기에 있다고 말할 수 있다. 역사적으로 볼 때 관리회계는 재무회계의 보조적 역할을 하였으며 아직도 일부의 조직에서는 재무회계의 부산물로 취급되는 경우가 있다. 그러나 괄목할만한 발전을 하여 오늘날은 재무회계와 분리된 하나의 전문적 학문분야로 널리 인식되고 있다.

관리회계의 발전에 박차를 가하였던 사건들 중에는 국제적인 산업경쟁의 심화, 원가-가격 압박의 가중, 자동화기술의 급격한 발달, 정보의 수집능력 및 보고능력의 확대와 서비스산업에 대한 통제의 철폐 등이 있다. 이러한 사건들로 인한 경영환경의 변화는 경영자들의 정보필요성을 한층 더 강하게 할 것이다.

관리회계담당자는 경영자의 관리기능인 계획, 조직 및 지휘, 통제, 의사결정에 필요한 정보를 제공한다.

관리회계담당자는 라인부서에 대해 직접적인 통제권을 갖지는 않지만, 기업의 주요 정보제공자로서 간접적인 통제권을 행사한다. 이러한 통제는 라인부서에서 의사결정을 내릴 때 필요한 정보를 회계담당자가 작성하여 전달하거나 해석함으로써 이루어진다. 관리회계담당자는 다른 사람들의 작업을 관찰하고, 예산, 제조원가보고서, 작업시간표, 성과보고서 등 각종 보고서의 작성을 지휘하며, 특별한 문제가 발생할 경우 최고경영자를 자문한다. 대부분의 회사에서 회계관리자의 지휘는 이상의 두 가지 극단적인 경우의 중간에 위치한다. 그러나 기업의 규모가 커지고 환경이 복잡해질수록 계획과 통제기법이 개선되면서 회계부문이 다양한 기능을 담당하게 되었고, 따라서 조직 내 관리회계의 중요성은 점차 커지게 되었다.

경영의사결정을 위한 관리회계의 역할은 미래에 더욱 증대될 것으로 기대된다. 급격한 변화를 맞이하고 있는 이 시기에 한 조직이 생존할 수 있는 능력은 새로운 도전에 얼마나 빨리 대처하고, 얼마나 빨리 적응해 나가는가 하는 것과 직접적으로 관련되어 있다고 할 수 있다. 이러한 도전에 대하여 관리회계는 매우 중요한 역할을 담당하고 있는 것이다.

제2절 병원원가정보의 중요성

병원경영은 의사결정의 연속이라고 해도 과언이 아닐 만큼 수많은 종류의 의사결정으로 이루어진다. 즉 경영자는 어떤 의료상품을 판매할 것인가, 어떤 의료서비스를 생산하는 것이 좋은가, 의료재료를 자가제조할 것인가 아니면 외부매입할 것인가, 어떤 유통경로를 취할 것인가, 특별주문을 수락할 것인가, 신제품을 추가할 것인가 등과 같은 여러 부문에 걸쳐서 의사결정을 해야 하는 것이다.

만일 경영자가 올바른 의사결정을 하지 못하는 경우에 그 의사결정이 작은 영역의 문제이면 병원에 미치는 손실이 크지 않겠지만, 의사결정의 문제가 병원의 전략계획과 같이 중대한 경우에는 그 결과에 따라 병원의 존속 여부가 좌우되는 것과 같이 의사결정은 경영에 있어서 매우 중요하다.

경영자의 이러한 의사결정과정에 있어서 회계담당자의 역할은 조직 전체를 통하여 목적적합한 정보를 제공하는 것이다. 경영자는 병원경영과정에서 직면하는 여러 가지 문제를 해결하기 위한 의사결정이 필요하다.

경영자가 항상 직면하게 되는 의사결정의 유형에는 작업지시와 같은 일상적・반복적인 의사결정과 비반복적으로 발생하는 특수한 의사결정으로 구분할 수 있다. 일상적이고 반복적인 의사결정은 동일한 상황의 반복으로 종전의 의사결정을 그대로 따르면 되지만, 비반복적인 특수한 의사결정(special decision making)은 새로운 상황의 발생에 따라 그에 대한 해결책을 강구해야 하는 경우로서 경영자의 전문적인 능력이 요구된다.

예를 들면 새로운 의료사업을 시작할 경우 해당 부서의 책임자를 외부전문가를 영입할 것인가 아니면 병원 내의 직원을 승진 발령할 것인가는 매우 비구조적 의사결정으로 경영자의 판단이 요구되는 의사결정의 유형이다.

병원경영의사결정을 위한 정보 중에서 가장 중요한 것은 의료'원가'에 관한 정보이다. 원가정보는 거의 모든 병원경영의사결정에서 언제나 가장 중요하게 요구되는 정보이기 때문이다.

제3절 병원원가정보의 산출방법

병원경영에서 경제적 의사결정을 위해서는 원가에 관한 정보가 필요하다. 의료상품이나 서비스에 대한 정확한 원가를 알지 못할 때에는 여러 가지의 의사결정이 합리적으로 수립될 수 없기 때문이다. 최근 아파트가격의 거품현상은 아파트의 건축원가를 정확히 계산・공지되지 않은 상태에서 시장에서의 수요와 공급관계로 분양가격이 형성되었기 때문에 합리적인 가격이라 인정할 수 없기 때문이다.

원가(cost)란 "제품이나 서비스를 산출하기 위하여 소비된 경제가치"를 말하는데, 제품이나 서비스에 대한 원가를 계산하는 방법(approach)은 크게 두 가지로 분류될 수 있다. 첫째는 전통적인 원가계산(traditional costing approach)의 방법이며, 둘째는 활동기준원가계산(Activity Based Costing: ABC)의 방법이다.

1. 전통적 원가계산

전통적인 방법으로 원가를 계산하는 방법으로는 개별원가계산(job−order costing)과 종합원가계산(process costing)으로 나누어진다.

개별원가계산은 주문을 받아서 만드는 출판물이나 고객진열장 혹은 주문생산직물과 같은 크고 독특한 특별주문 같은 제품(products)을 제조하는 조직에서 이용한다.

개별원가계산하에서는 직접재료비(costs of direct materials)와 직접노무비(direct labor)는 개별제품별로 계산되지만, 두 종류 이상의 제품을 제조하기 위하여 소비된 제조간접비(manufacturing overhead)는 일정한 기준에 따라 개별제품별로 배부(applied)함으로써 생산된 제품의 원가를 계산한다. 따라서 개별원가계산시스템에서는 제조원가의 계산 시 제조간접원가의 합리적인 배부가 가장 중요한다.

종합원가계산은 제품(similar products)을 대량으로 연속적인 생산흐름(continuous production flow)을 가지고 있는 조직에서 사용된다.

종합원가계산체제하에서는 직접재료비, 직접노무비 및 기타제조경비는 제품별로 계산되는 것이 아니라 일차로 공정(process)별, 부문(department)별, 작업셀(work cell)별로 계산되고 난 다음, 제품별로 배부(assigned)의 과정을 통하여 계산된다. 결국 모든 원가는 기간별로 종합적으로 합산하여 당기 중 완성된 제품의 제조원가를 계산한다.

따라서 기말현재에 미완성된 제품에 대한 문제가 발생한다.

종합원가계산에서는 해당 기간에 발생된 모든 원가를 합하여 기말현재 미완성된 제품에 대한 원가를 평가하여 차감하는 방식으로 완성된 제품의 원가를 계산한다. 미완성된 제품의 원가를 기말재공품이라 하는데 종합원가계산에서는 이에 대한 평가가 중요하다.

개별원가계산과 종합원가계산의 특성을 구분하면 다음과 같다.

개별원가계산	종합원가계산
1. 특정제품별로 모든 원가를 수집(따라서 제조간접비는 제품별로 배부) 2. 완성된 제품단위원가의 측정 3. 모든 제품원가를 재공품계정에 요약 4. 주문생산제품의 제조회사	1. 모든 제조원가는 공정별·부문별 합산 2. 특정기간별로 완성된 원가의 측정 3. 여러 개의 재공품계정 사용 4. 비슷한 제품의 연속대량생산기업

따라서 전통적인 원가계산방법의 절차는 다음과 같이 진행된다.

1) 개별원가계산의 방법과 절차

① 제품제조를 위해서 발생한 원가를 원가요소별로 분류한다. 원가요소는 재료비, 노무비, 제조경비로 나누는데, 이를 원가의 3요소라 한다.

② 요소별로 발생한 원가를 직접비와 간접비로 분류한다.

③ 직접비는 제품의 종류별로 직접 추적이 가능한 원가를 말하고, 간접비란 여러 가지 제품을 생산하기 위하여 공통적으로 투입된 원가로서, 각각의 제품별로 추적이 불가능한 제품을 말한다.

④ 직접비는 제품별로 부과하고, 간접비는 일정한 배부기준을 정하여, 백분율을 계산하여 제품별로 인위적으로 배부한다.

⑤ 제품별로 발생한 직접비와 배부받은 간접비를 합하여 제품별 제조원가를 산출한다.

⑥ 제조원가를 생산수량으로 나누어 제품별 단위원가를 계산한다.

2) 종합원가계산의 방법과 절차

① 제품제조를 위해서 발생한 원가를 원가요소별로 분류한다.

② 기간 중 발생한 총원가를 집계한다. 직접비와 간접비를 분류하지 않고 기간 중의 총원가를 집계한다.

③ 당기 중의 총원가에 전기에 미완성되어 당기로 이월된 원가를 가산(+)하고, 당기 중에 미완성되어 차기로 이월할 제품의 원가를 차감(−)하여 완성된 제품의 원가를 계산한다.

④ 전기에 미완성으로 당기에 투입된 제품을 가리켜 기초재공품이라 하며, 당기에 미완성되어 차기로 이월할 제품을 기말재공품이라 한다.
완성제품의 원가=기초재공품원가+당기제조원가−기말재공품원가

⑤ 당기 중 완성된 제품의 원가를 생산수량으로 나누어 제품의 단위원가를 계산한다.

개별원가계산과 종합원가계산의 사례를 들어 설명하면 다음과 같다.

예제 15-1 개별원가계산

원광제약(주)에서는 A, B, C 세 가지의 보조약품을 제조한다. 제품별로 발생한 원가는 다음과 같고, 공통적으로 발생한 제조간접비는 100,000원, 간접비의 배부는 기계작업시간으로 한다(기계시간: A제품=300시간, B제품=500시간, C제품=300시간).

(단위: 원)

구분	A제품	B제품	C제품	합계
직접재료비	10,000	20,000	60.000	
직접노무비	40,000	30,000	20,000	90,000
제조간접비 배부액	20,000*	50,000**	30,000***	100,000
제조원가	70,000	100,000	80,000	

※ 제조간접비의 제품별 배부액 *, **, ***은 다음과 같이 계산되었다.

100,000/1,000시간=@₩100/시간(이를 제조간접비 배부율이라 함)

* A제품 배부액=@₩100×200시간=₩20,000

** B제품 배부액=@₩100×500시간=₩50,000

*** C제품 배부액=@₩100×300시간=₩30,000

따라서 표에서 보는 바와 같이 A・B・C 제품의 원가는 70,000원, 100,000원, 80,000원으로 각각 계산된다.

예제 15-2 종합원가계산

원광의료기기(주)에서 1개월간 의료기기 1,000세트를 제조하기 위해서 발생한 원가는 250,000원이다. 이 중 60세트는 완성하고, 40세트는 미완성, 완성 정도는 50%이다. 의료기기 60세트의 원가는 얼마인가?

| 풀이 |

총완성품으로 환산된 의료기기수량=60세트+(40세트 50%)=80세트

완성된 60세트의 원가=(₩250,000/80세트)×60세트=₩187,500

의료기기의 1세트의 원가=₩187,500/60세트=₩3,125

그러나 실제에 있어서는 미완성된 40세트(50%)의 원가를 다음과 같이 계산하고 총원가에서 이를 차감하여 완성 의료기기의 원가를 계산한다.

$$\text{미완성 의료기기(기말재공품) 40세트(50\%)의 원가} = ₩250,000 \times \frac{20\text{세트}}{80\text{세트}} = ₩62,500$$

$$\text{완성 의료기기 원가} = \frac{₩250,000}{\text{총원가}} - \frac{₩62,500}{\text{40세트의 원가}} = \frac{₩187,000}{\text{완성 의료기기 원가}}$$

2. 활동기준원가계산

활동기준원가계산(ABC)이란 보다 정확한 원가를 계산하기 위해서 조직 내의 모든 주요활동을 확인하고, 제조간접원가를 각각의 활동별로 추적하여 관련되는 원가동인을 찾아 이를 기준으로 원가를 배부하는 방법이다.

ABC의 절차는 다음과 같다.

① 모든 활동의 분류 및 확인(identify & classify)
② 각 활동에 대한 원가의 추산(estimate)
③ 원가동인(cost driver)의 확인
④ 활동원가배부율(activity cost rate)의 계산
⑤ 원가대상(cost objects)별 제품 및 서비스에 대한 원가의 배부

ABC에서는 보통 크게 다음의 4가지의 활동으로 구분하여 원가를 파악하는 원가분류구조(cost hierarchy)를 이용한다.

① 단위수준(unit level)활동
② 묶음수준(batch level)활동
③ 제품관련수준(product level)활동
④ 시설관련수준(facility level)활동

활동기준원가계산의 방법이 전통적 원가계산과 다른 점은 원가를 활동별로 집계하여 원가배분을 위한 여러 가지의 다양한 활동원가동인을 사용함으로써 보다 정확한 합리적인 원가를 계산한다는 것이다.

제4절 원가정보의 분류

앞 절에서 살펴본 바와 같이 산출된 원가정보는 합리적인 경영의사결정을 위해서 필수적인 요소이지만, 산출되어 공표된 원가정보는 여러 가지로 분류될 수 있는데, 대표적으로 다음과 같이 분류된다.

첫째, 의료서비스 원가계산을 위하여 직접원가와 간접원가로 분류할 수 있다.

둘째, 원가추정을 위한 원가행태(cost behavior)와 관련하여 변동원가와 고정원가로 분류한다.

셋째, 의사결정과 관련하여 관련원가와 비관련원가로 분류할 수 있다.

1. 직접원가와 간접원가

의료서비스의 원가를 산출하기 위해서 발생한 원가는 요소별로 재료비, 노무비 및 제조경비라는 세 가지의 원가요소로 나뉜다. 이를 원가의 3요소라고 하는데 각각의 원가요소는 제품원가계산을 위하여 직접원가와 간접원가로 분류한다.

직접원가는 특정의 제품별로 발생한 원가로서 직접재료비와 직접노무비로 구성된다. 직접재료비는 환자치료를 위한 약품을 말하며, 직접노무비란 각 부서에서 각각의 의료서비스를 제공하는 의료인력의 임금 등을 말한다.

간접원가는 여러 가지 제품을 생산하기 위하여 공통적으로 발생한 원가로서 간접재료비, 간접노무비 및 기타의 제조간접비를 말한다. 간접재료비는 여러 가지 제품을 제조하는 데 공통적으로 소비된 재료비를 가리키며, 간접노무비는 여러 가지 의료서비스를 제공하는 부서에서 공통적으로 발생한 원무팀 및 총무부서의 급료 등이 이에 해당한다.

2. 변동원가와 고정원가

미래에 발생할 원가를 추정(estimation)하거나 경영계획 수립을 위한 손익분기점분석 등을 위해서는 원가행태, 즉 조업도의 변동에 따라 발생하는 원가의 행태별로 나누어 원가를 변동원가와 고정원가로 분류한다.

변동원가(variable costs)란 의료서비스 제공 정도를 나타내는 근무시간 및 의료서비스의 제공시간 등이 변화함에 따라 총원가가 함께 변화하는 원가를 말하는데, 보통 직접재료비와 직접노무비는 변동원가에 속한다.

고정원가(fixed costs)란 조업도가 변동할지라도 일정한 범위 내에서는 변화하지 않고 일정(remain constant)하게 발생하는 원가를 말한다. 의료기기 감가상각비 등의 대부분의 제조간접비는 여기에 속한다.

보통 원가계산 시 직접재료비나 직접노무비는 변동비에 해당하지만, 의료서비스를 제공하는 데 공통적으로 발생하여 의료서비스별로 배부하여야 할 필요가 있는 제조간접원가는 변동제조간접원가와 고정제조간접원가로 나뉜다.

3. 관련원가와 비관련원가

원가계산의 방법으로 전통적인 원가계산과 구별하여 경영관리를 위한 방식인 변동원가계산(variable costing)이 있는데, 여기서는 원가의 분류를 직접재료비, 직접노무비, 변동제조간접비, 고정제조간접비로 하고, 변동비인 경영의사결정을 위해서는 원가를 관련원가와 비관련원가로 분류한다. 한마디로 어떤 특정의 의사결정을 위해서 필요한 원가가 관련원가(relevant cost)이고, 의사결정을 위해 해당되지 않는 원가를 비관련원가라 한다. 왜 이와 같은 분류가 필요한가 하면 합리적 의사결정을 위해서 비관련원가를 고려하면서 의사결정을 이해하기 때문이다.

서울에서 부산을 가는 데 자가용을 타고 갈지 고속버스를 타고 갈지를 결정하려고 한다. 두 방법의 원가를 비교하면 자가용을 타고 갈 때 휘발유비, 고속도로 통행료가 들어간다. 고속버스를 타면 고속버스요금과 서울 집에서 서울 버스터미널까지의 택시요금, 부산 터미널에서 부산 목적지까지의 택시요금이 필요하다. 이러한 비용이 관련원가이다.

중간 휴게소의 군것질이나 커피값은 어느 방법으로 가든지 같은 비용이 소비되므로 관련원가가 아니다.

구분	자가용		고속버스	
관련원가	휘발유	50,000	고속버스요금	30,000
	통행료	10,000	택시요금	20,000
	합계	60,000	합계	50,000
비관련원가	커피, 군것질	6,000	커피, 군것질	6,000
총원가		66,000		56,000

제5절 > 의사결정과 관련원가, 비관련원가

1. 관련원가

의사결정에 관련이 있는 원가는 어떻게 확인하는가? 그 해답은 간단하다. 회피가능한 원가가 의사결정에 관련 있는 원가이다. 회피가능원가(avoidable cost)는 특정한 의사결정에 의하여 발생을 회피할 수 있는 원가로서 의사결정의 결과로써 제거될 수 있는 원가라고 정의된다. 다시 말해서 매몰원가와 대안 간에 차이가 없는 미래원가를 제외한 모든 원가는 회피가능원가라고 말할 수 있다. 결과적으로 관련원가는 여러 대안 사이에 차이가 발생하는 차액원가로서 의사결정을 하는 데 직접적으로 관련되는 원가라고 할 수 있다. 회피가능원가는 차액원가와 유사한 의미를 가지고 있어 서로 혼용되는 경우가 많다.

이러한 관련원가를 확인하기 위한 원가분석방법은 다음과 같다.

① 각 대안에 관련되는 모든 원가를 집계한다.
② 매몰원가를 제거한다.
③ 집계된 원가 중에 대안 간에 차이가 없는 원가를 제거한다.
④ 나머지 원가에 의거하여 의사결정을 한다. 이 의사결정한 원가가 차액원가이며, 회피가능원가 또는 관련원가이다.

관련원가와 대응하는 관련수익은 새로운 대안과 기존대안과의 의사결정으로 인해 발생된 미래수익이며, 관련이익이란 의사결정에 영향을 미치는 이익으로서 각 대안들 사이에 차이가 나는 미래이익이다. 다시 말해서 의사결정으로 인한 관련수익(차액수익, 증분수익)에서 관련원가(차액원가, 증분원가)를 차감한 것이다.

1) 기회원가

기업이 보유한 자원에는 한계가 있으며 투자해야 할 용도는 많은 경우 기업자원을 한정된 투자안에만 지출하지 않을 수 없다. 즉 어느 한 가지 투자안만을 채택하였을 때 다른 투자안은 포기해야 한다. 이때 포기한 투자안에서 얻을 수 있을 것으로 예상되는 이익을 기회원가(opportunity cost)라고 한다. 기회원가는 특정대안을 선택함에 따라 포기된 차선의 대안에서 발생될 순현금유입액을 의미하므로 두 대안 간의 차액이 아닌 차선의 대안에서 발생될 순현금유입액 그 자체를 의미함에 유의하여야 한다. 선택가능한 대안 중에서 차선안의 이익이 모두 같지는 않으므로 기회원가는 관련원가가 된다. 그런데 기회원가는 발생주의 회계시스템에서 측정되지 못하나 의사결정에 중요한 원가이므로 반드시 반영되어야 한다. 따라서 경영자는 조직자원의 효율적인 관리 및 투자기회 파악은 물론 의사결정상황의 정확한 인식 등이 필요하다.

예를 들면 행복(주)은 원유를 정제하여 A제품을 생산・판매하고 있다. 이때 A제품을 그대로 시중에 판매할 수도 있고(1안), A제품을 가공하여 B제품을 만들어 판매할 수도 있다(2안). 이 회사의 경영자는 1안과 2안 중 한 가지만을 선택해야 하는 의사결정을 해야 한다. 행복(주)의 A, B제품 생산과정은 다음과 같다.

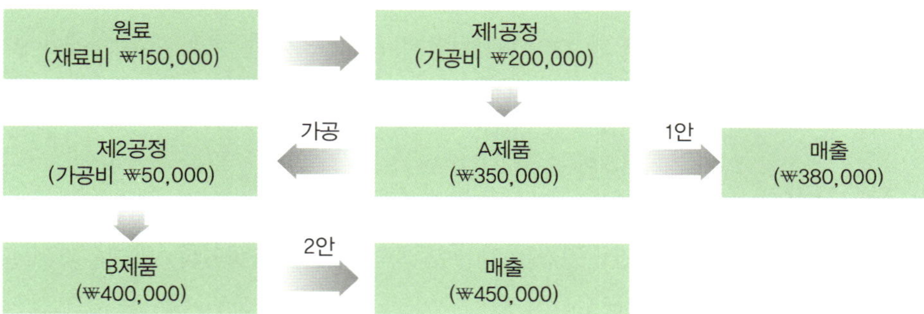

만약 1안을 선택했다고 가정할 경우 1안의 수익성분석자료는 다음과 같다.

1안 수익성분석	
매출액	₩380,000
원가(재료비+1차 가공비)	₩350,000
이익	₩30,000

앞의 자료에 의하면 1안을 선택할 경우 30,000원의 이익이 생긴다. 그러나 이것은 1안이 2안보다 낫다는 것을 의미하지는 않는다. 만약 2안을 선택하였을 때 1안에 비해서 어느 정도 유리한지를 판단하고자 할 때 기회원가의 개념이 사용된다.

2안 수익성분석	
매출액	₩450,000
원가	
재료비	₩200,000
1차가공비	150,000
2차가공비	50,000
기회원가(1안을 채택했다면 얻을 수 있었던 이익)	30,000
이익	₩20,000

이익 20,000원은 다음과 같이 해석할 수 있다. 즉 2안을 채택하면 450,000원의 매출이 예상되며 회수해야 할 원가는 다음과 같다.

첫째, 제조원가 400,000원을 회수하고, 둘째, 포기한 투자안(1안)을 채택했다면 얻을 수 있는 예상이익 30,000원까지도 회수하고 남은 이익은 20,000원이다.

결과적으로 1안을 채택한 것보다 20,000원이 더 유리하다. 기회원가란 위의 의사결정에서 2안을 채택함으로써 상실하게 되는 1안의 이익 30,000원을 말한다.

2) 차액원가

의사결정목적에 적합한 관련원가는 대부분 차액원가로 구성된다. 차액원가(differentiation cost)는 의사결정대안들 간의 원가차이를 말한다. 변동원가는 물론 고정원가도 차액원가가 될 수 있다. 대체안에 따라 조업도가 관련범위 내에서만 변할 때는 차액원가는 변동원가만을 포함하지만 조업도가 관련범위를 벗어날 때 차액원가는 변동원가뿐만 아니라 고정원가도 포함하게 된다. 차액원가와 증분원가의 차이점은 증분원가란 특정의사결정으로 인하여 증가한 원가이지만, 차액원가는 특정의사결정으로 인한 조업도의 차이로 증가 또는 감소하는 원가 모두를 총칭하는 개념이다.

예를 들어 어떤 공장에서 현재 생산 중인 X제품의 제조원가가 직접재료비 · 직접노무비 · 제조간접비를 모두 합하여 450,000원이고, 대체품으로 개발 중인 Y제품의 제조원가가 500,000원이라면 두 제품 간의 원가차이 50,000원이 차액원가이다. 여기서 차액원가는 곧 변동원가라고 오해하기 쉬운데 고정원가도 차액원가가 될 수 있다. 조업도가 생산능력범위 내에서 변화하는 경우에는 대부분 변동원가만이 차액원가로 간주될 것이나 조업도가 증감하고 그에 따라 생산설비도 증감한다면 차액원가는 변동원가뿐만 아니라 고정원가도 포함할 수 있다.

2. 비관련원가

비관련원가(irrelevant cost)란 여러 대체안 사이에 차이가 발생하지 않는 원가로서 의사결정을 하는 데 영향을 미치지 않는 원가를 말한다. 따라서 의사결정을 함에 있어 어떤 것이 관련원가이며 어떤 것이 비관련원가인지를 구분하는 것은 매우 중요하다. 예를 들면 다음과 같다.

다솜회사는 행복대리점을 통하여 제품을 판매하여 왔으나, 내년부터는 지혜대리점을 통하여 판매하기로 하였다. 하지만 회사의 경영자는 기존의 유통경로를 바꾸는 것에 불안을 느낀 나머지 책임자에게 두 가지의 대안을 자세히 분석하여 보고서를 제출할 것을 요구하였다. 책임자가 제출한 보고자료는 다음과 같다.

	행복대리점	지혜대리점	
연간 예상판매량	3,000개	3,000개	
단위당 판매가격	₩50	₩50	비관련원가
단위당 변동제조원가	30	30	
단위당 변동판매관리비	10	8	관련원가
연간 고정비	6,000	8,000	

예컨대 위의 제출한 보고자료에서 보는 바와 같이 변동판매관리비와 고정비는 두 대안 간에 차이가 나기 때문에 관련원가이며, 변동제조원가는 대안 간에 차이가 없으므로 비관련원가이다.

1) 매몰원가(기발생원가)

이미 과거에 발생한 원가로서 미래의 의사결정에 영향을 미치지 않으며, 현재나 미래의 행동에 의하여 변화되지도 않는다. 즉 과거의 의사결정에 의하여 이미 발생한 원가로 미래의사결정에 의하여 회수할 수 없으므로 의사결정과 관련이 없다. 미래의 의사결정에 의하여 회수될 수 없다는 점에서 기발생원가라고도 한다. 매몰원가(sunk cost)란 투자 후 회수가 불가능한 원가로서 경영관리에 지대한 악영향을 미친다. 이는 관련정보의 조건을 충족시키지 못하므로 비관련원가가 된다.

예를 들면 서천(주)는 X제품을 생산하기 위해서 외국에서 원재료를 350,000원에 수입하였다. 이때 X제품의 예상손익계산서는 다음과 같다.

X제품의 예상손익계산		
예상매출액		₩500,000
추정원가		
재료비	₩350,000	
가공비	100,000	450,000
예상이익		₩50,000

그러나 이 회사는 원재료를 수입한 후에 동종업계와의 경쟁이 치열해짐으로 인하여 판매가격이 하락하여 X제품의 예상매출액이 300,000원의 수준으로 떨어져 오히려 적자가 예상되므로 서천(주)은 이 사업을 포기하려고 한다. 만약 이 사업을 포기할 경우 수입한 원자재 350,000원을 다른 회사에 처분하면 250,000원을 회수할 수 있다. 그러나 과거에 원재료를 수입하는 데 들어간 비용인 350,000원은 매몰원가에 해당된다.

2) 회피가능원가와 회피불가능원가

특정한 의사결정에 의하여 발생을 회피할 수 있는 원가를 회피가능원가(avoidable cost)라 하고, 의사결정 여부에도 불구하고 발생하는 원가를 회피불가능원가(unavoidable cost)라 한다. 이들 원가에서 오해하기 쉬운 것은 모든 회피가능원가는 변동비이고, 모든 회피불가능원가는 매몰원가라는 생각이다. 그러나 대표이사의 급여는 회피불가능원가이고 공장물품세는 변동비이지만 공장이 제품을 제조하게 되면 회피불가능원가가 된다.

제6절 > 원가정보의 접근법

경영의사결정은 기본적으로 두 가지 이상의 대체안(alternatives) 가운데 하나의 안을 선택하는 방법으로 진행된다. 두 가지의 대체안 가운데 하나를 선택하고자 할 때 가장 중요한 정보가 원가에 관한 정보라고 하였다.

경영의사결정을 위하여 원가정보를 활용하기 위한 접근방법에는 총액접근법과 차액접근법이 있다. 다시 말하여 경영의사결정을 위해서 원가정보를 이용하는 데에는 총원가를 비교하여 의사결정으로 활용하는 방법이 있고, 또 하나의 방법은 두 개 이상의 대체안을 비교하여 그 원가차액을 가지고 의사결정에 접근하는 방법이 있다.

1. 총액접근법

총액접근법은 각 대안들을 개별적으로 분석하여 이익 또는 현금흐름이 가장 큰 대안을 선택하는 방법이다. 각 대안별로 미래이익을 계산하므로 각 대안별로 발생할 모든 수익과 원가를 고려한다. 그러므로 각 대안들 사이에 차이가 없는 미래수익과 미래원가도 포함되어 분석하기 때문에 관련원가뿐만 아니라 비관련원가도 모두 고려하게 된다. 총액접근법은 세 가지 이상의 대안을 동시에 비교할 수 있으며, 모든 수익·원가를 고려하므로 관련원가와 비관련원가를 구분할 필요가 없다는 장점이 있다. 그러나 계산절차가 번거롭고 시간이 많이 소요되는 등 정보획득비용이 크게 나오며, 의사결정과 직접 관련이 없는 원가(비관련원가)까지 분석함으로써 중요한 미래원가(관련원가)에 초점을 흐리게 하여 의사결정을 오도할 수 있는 단점이 있다.

2. 차액접근법

차액접근법은 각 대안 간에 차이가 발생하는 항목만을 분석하여 의사결정을 하는 방법으로 증분접근법이라고도 한다. 이 방법은 각 대안별로 차이가 있는 정보만을 분석하여 최적대안을 선택하기 위해 관련수익과 관련원가만을 고려하면 된다.

차액접근법은 두 개의 대안을 비교할 경우 계산절차를 간소화시킬 수 있어 시간이 절약되며, 각 대안 간에 차이 나는 관련수익·관련원가만을 비교하므로 의사결정자는 명확하게 인식할 수 있다는 장점이 있으나, 경쟁적인 대안이 셋 이상인 경우에는 사용하기 어렵다는 단점이 있다.

총액접근법과 차액접근법을 비교하면 다음 표와 같다.

총액접근법과 차액접근법의 비교

	총액접근법		차액접근법
	대안 (가)	대안 (나)	차이 대안 (가) - 대안 (나)
Ⅰ. 수익	A	B	A - B(차액수익)
Ⅱ. 비용			
변동비	C	D	C - D(차액원가)
고정비	E	E	-
Ⅲ. 영업이익	A - C - E	A - D - E	(A - B) - (C - D) = 차액손익

※ 총액접근법은 대안 (가)와 대안 (나) 간에 비교하여 이익이 큰 대안을 선택한다.
차액접근법은 차액수익과 차액원가 간에 비교하여 차액이익이면 대안 (가)를 선택하고 차액손실이면 대안 (나)를 선택한다.

지금까지 의사결정의 접근방법에 대해서 살펴보았는데, 위에서 보듯이 어떤 분석방법을 사용하더라도 성과는 동일하나 단지 각 분석방법에 차이가 있다면, 관련원가와 비관련원가를 모두 고려하여 분석하는가(총액접근법), 아니면 관련원가만을 중심으로 각 대체안을 분석하는가(차액접근법)의 차이이다.

객관식 연습문제

01. 원가의 분류 중 타당하지 않은 분류는 무엇인가? (재경관리사)

① 고정원가는 원가의 행태에 따른 분류이다.
② 간접원가는 원가의 추적가능성에 따른 분류이다.
③ 매몰원가는 의사결정과의 관련성에 따른 분류이다.
④ 제조원가는 기초원가와 가공원가의 합으로 구성된다.

02. 변동원가의 형태를 바르게 설명한 것은 무엇인가? (재경관리사)

① 각 생산수준에서 일정하다.
② 각 생산수준에서 서로 다르게 변화한다.
③ 생산량이 증가함에 따라 증가한다.
④ 생산량이 증가함에 따라 감소한다.

03. 지진으로 보관 중이던 의료기기 15,000,000원이 파손되었다. 이 의료기기를 파손된 상태에서 처분하면 500,000원에 처분가능하나 회사는 300,000원의 비용으로 파손부분을 수선하여 1,000,000원에 처분하기로 하였다. 이처럼 수선 후 처분하는 경우 기회비용은 얼마인가?

① 300,000원　　② 500,000원
③ 800,000원　　④ 1,000,000원

04. (주)대한에서는 컴퓨터를 2,000,000원(추정내용연수 4년, 추정잔존가액 10%, 정액법상각)에 구입하여 2년 동안 사용하다가 신형컴퓨터(취득원가 2,500,000원으로 추정)로 대체할 것인지를 결정하고자 한다. 신형컴퓨터로 대체할 경우 기존컴퓨터의 처분가액은 500,000원으로 추정된다. 다음 중 컴퓨터의 대체 의사결정 시 관련원가(relevant cost)는 무엇인가? (주택관리사)

(가) 기존컴퓨터의 취득원가	(나) 기존컴퓨터의 장부가액
(다) 기존컴퓨터의 처분가액	(라) 신형컴퓨터의 취득원가

① (가), (나)　　② (가), (다)
③ (가), (나), (다)　　④ (나), (라)
⑤ (다), (라)

05. 다음 중 개별원가계산의 설명으로 틀린 것은 무엇인가?

① 여러 가지 제품을 주문에 의해 생산하거나 동종의 제품을 일정간격을 두고 비반복적으로 생산하는 업종에 적합한 원가계산제도이다.
② 조선업, 기계제작업 등과 같이 수요자의 주문에 기초하여 제품을 생산하는 업종에서 주로 사용한다.
③ 종합원가계산에 비해 각 제품별로 원가를 집계하기 때문에 직접원가와 간접원가의 구분이 더욱 중요한 의미를 갖는다.
④ 개별원가계산은 제조간접원가의 배부절차가 반드시 필요하므로 개별원가계산을 사용하면서 변동원가계산제도를 채택하는 것은 불가능하다.

06. 원가・조업도・이익분석(CVP)의 목적을 가장 잘 표현한 것은 무엇인가? (재경관리사)

① 다양한 조업도수준에서 원가와 이익의 관계를 분석하는 기법이다.
② 손익분기점의 조업도수준만을 파악하는 데 필요한 기법이다.
③ 변동원가를 보상하는 데 필요한 매출액을 파악하는 데 유용하다.
④ 장기투자의사결정에 유용한 분석방법이다.

07. 원가・조업도・이익분석과 관련한 다음 설명 중 옳지 않은 것은 무엇인가? (재경관리사)

① 공헌이익률은 원가구조와 밀접한 관련이 있으며 변동원가 비중이 높으면 공헌이익률이 낮게 나타난다.
② 영업레버리지도가 3이라는 의미는 매출액이 1% 변화할 때 영업이익이 3% 변화한다는 것이다.
③ 법인세를 고려하건 고려하지 않건 간에 손익분기점은 영향을 받지 않는다.
④ 제약조건이 둘 이상인 경우에는 공헌이익을 극대화하기 위한 CVP분석이 불가능하다.

08. 우리나라의 병원원가계산이 발전하지 못한 이유로 옳은 것은 무엇인가?

(가) 의료서비스는 특수하고 복잡해서 원가계산을 할 수 없었다. (나) 의료기관이 회계지식이 낮아서 원가계산을 할 수 없었다. (다) 심사평가원에서 병원들에게 원가정보를 요청하지 않았기 때문이다. (라) 원가계산을 하지 않고도 재무제표 작성은 충분히 할 수 있기 때문이다.

① (가), (나), (다)
② (가), (다)
③ (라)
④ (나), (다), (라)
⑤ (가), (나), (다), (라)

09. 병원원가계산의 목적이 아닌 것은 무엇인가?

① 기본금 계산목적
② 경영성적 작성목적
③ 의료수가(비급여) 결정목적
④ 경영관리를 위한 정보제공목적
⑤ 의사결정을 위한 목적

10. 수익중심점과 원가중심점에 관한 설명 중 틀린 것은 무엇인가? (의무행정사)

① 수익중심점은 의료수익을 발생시키는 외래, 입원, 약국 등을 말한다.
② 원가중심점은 원무과나 의무기록 등 진료 지원부서이다.
③ 수익중심점은 의료수익과 함께 의료원가도 발생시킨다.
④ 원가중심점은 의료원가만을 발생시킨다.
⑤ 수익중심점은 의료수익만을 발생시키거나 의료원가는 발생시키지 않는다.

객관식 연습문제 정답

01. ④ (제조원가는 기초원가(직접재료비＋직접노무비)＋제조간접비의 합으로 구성된다.)
02. ③ (변동원가는 생산량이 증가함에 따라 증가한다.)
03. ② (수선 후 처분하는 경우 포기되는 안에 해당하는 바로 처분 시 원가 500,000원이 기회비용이다.)
04. ⑤ (의사결정에 관련 있는 원가는 기존컴퓨터의 처분가액과 신형컴퓨터의 취득원가이다.)
05. ④ (제조간접원가의 배부절차가 반드시 필요한 것도 아니고, 개별원가계산과 변동원가계산이 동시에 하는 것도 가능하다.)
06. ④ (CVP분석은 단기의사결정에 사용된다.)
07. ④ (제약조건이 둘 이상인 경우에도 CVP분석이 가능하다.)
08. ④
09. ①
10. ⑤ (수익중심점은 의료수익과 의료원가 모두 발생시킨다.)

CHAPTER 16

병원경영계획과 손익분기점

제1절 이익계획과 손익분기점

제2절 공헌이익과 공헌이익률

제3절 원가구조

제4절 손익분기점분석의 방법

* 꼬마상식 ㄴ "입원은 쉬운데 의사 보긴 어렵네"

병원수 OECD 평균 2배 … 고가장비도 월등히 많아
인구 1,000명당 의사, 간호사는 2명 그쳐 '의료질 열악'

우리나라는 경제협력개발기구(OECD) 회원국에 견줘 병상수와 고가 의료장비가 월등히 많지만, 의사 등 의료인력은 매우 적은 것으로 나타났다. 이 때문에 상대적으로 입원을 많이 해 검사를 받으면서도 의료인력의 진료를 받는 시간은 적을 수밖에 없다는 지적이 나온다. 건강보험심사평가원은 2010년말 기준 국내 의료기관수와 의료인력, 병상수, 특수·고가장비 등록 현황을 8일 공개했다.

현황을 보면, 우리나라는 인구 100만명당 병원수가 58.5개로 OECD 회원국 평균치(2008년)인 31.03개에 견줘 거의 2배에 가까운 것으로 나타났다. 또 입원실 병상수는 52만 8,000여개로 최근 10년 동안 79.5%가 증가했으며, 전체 의료기관의 인구 1,000명당 병상수는 2000년 6.26개에서 2010년 10.81개로 72.6%가 늘었다. 의원급을 제외한 병원의 병상수만 비교해 보면, 우리나라의 인구 1,000명당 병상수는 8.95개로 OECD 회원국 평균치인 5.34개보다 67%가량 많았다.

등록된 특수·고가 의료장비수도 크게 늘어, 10년 전과 비교했을 때 인구 100만명당 장비 보유 대수가 CT(컴퓨터단층촬영)는 25.7%, MRI(자기공명영상촬영)는 273%, PET(양전자단층촬영)은 1만4808% 늘었다.

인구 100만명당 장비 보유 대수를 OECD 회원국과 견줘 보면, CT는 우리나라가 35.66대로 OECD 평균인 22.97대보다 12대 이상 많고, MRI와 PET도 각각 9대, 2대가량 많았다.

하지만 의사나 간호사 등 의료인력은 우리나라가 OECD 평균에 크게 못 미쳤다. 인구 1,000명당 의사수는 우리나라가 2.01명인 반면 OECD 평균은 3.11명이었으며, 특히 간호사수는 OECD 평균이 6.74명으로 우리나라(2.37명)의 3배에 가까웠다. 다만 우리나라의 의사와 간호사수 증가율은 OECD 평균보다 각각 7배, 3배 높아, 가까운 시일 안에 OECD 평균치에 도달할 것으로 보인다.

김창보 시민건강증진연구소 연구실장은 "결국 우리나라의 환자들은 OECD 회원국 국민들에 견줘 더 많이 입원해 더 많은 고가의 검사를 받고 있지만, 의사나 간호사에게 진료 및 돌봄을 받는 시간은 적을 수밖에 없다"며 "이 때문에 환자들이 내는 진료비는 많지만 환자의 간병 등을 보호자나 별도의 고용된 인력이 해야 하는 등 병원에서 받는 서비스의 질은 떨어진다"고 지적했다.

출처: 한겨레

제1절 이익계획과 손익분기점

의료손익계산서
의료수익
－변동비용　(약품 및 진료재료비, 성과급급여 등)
－고정의료비용(감가상각비, 임차료, 고정급급여, 보험료, 재산세 등)
의료이익
－이자비용
법인세 차감 전 순이익
－법인세
순이익

병원경영자는 여러 가지의 목적을 추구하지만, 가장 근본적이고 중요한 목적은 병원을 유지·성장·발전시키는 것이다. 병원이 계속해서 존속하고, 많은 이해관계자에게 만족을 주기 위해서는 이익을 획득하여야 한다. 따라서 경영자는 어떠한 사업을 계획할 때 우선적으로 이익계획을 수립하고, 그 실현가능성을 검토하여야 한다. 이러한 이익계획을 수립하는 데 주로 이용되는 것이 손익분기점분석(Break－Even Point analysis: BEP analysis)이다.

실제병원이 이익계획을 수립함에 있어서는 단순히 손익분기점을 추구하는 것은 아니기 때문에 보다 더 광범위하게 원가와 이익과 조업도에 관하여 검토하게 되는 것이므로 이것은 원가·조업도·이익분석이라고 총칭된다.

원가·조업도·이익분석(Cost－Volume－Profit analysis: CVP analysis)은 조업도의 단기적인 변화가 원가 및 이익에 어떠한 영향을 미치는가를 분석하는 기법이다. 손익분기점분석에서 원가(costs)는 의료서비스를 제공하는 과정에서 소비된 의료원가와 의료관리비를 말하며, 조업도의 변화에 따라 분류하여 변동원가와 고정원가로 구분한다.

조업도(volume)는 생산설비의 이용 정도를 의미하는 것으로서 조업도 진료행위의 측정도구는 진료실적, 내원환자수, 의료수익 등이 주로 이용된다.

이익(profit)은 의료수익에서 의료비용을 차감한 의료이익을 의미한다.

경영자가 하는 모든 행동은 결국 의료수익, 의료비용, 의료이익에 반영되기 때문에 이 방법은 관리회계에서 가장 널리 활용된다. CVP분석의 주목적은 단기적 의사결정·단기이익계획 수립·업적평가·예산편성 등에 광범위하게 이용되며, 이 손익분기점분석을 이용하여 주로 다음과 같은 물음에 답할 수 있다.

① 수익과 비용을 동일(순이익=0)하게 하려면 얼마나 판매(진료)하여야 하는가?
② 특정한 의료상품의 목표이익을 달성하려면 얼마나 판매(진료)하여야 하는가?
③ 의료수익이 10% 증가하면 이익은 얼마나 증가하는가?
④ 진료가격 및 진료원가가 변화하면 이익은 어떻게 변화하는가?
⑤ 새로운 의료상품의 가격을 얼마로 할 것인가?
⑥ 시설변경은 잠재적 이익에 어떠한 영향을 미칠 것인가?
⑦ 임금인상을 보장하는 추가적인 의료수익은 얼마인가?

또한 이 분석을 통하여 다음과 같은 관리적 의사결정문제의 해결에도 유용한 정보를 얻을 수 있다.

① 건강검진의 수주 여부
② 의료외사업의 외주 또는 직영
③ 진료과의 유지 또는 폐지
④ 한정된 자원의 사용

손익분기점분석의 기본적 가정은 다음과 같다.

① 원가 및 수익은 조업도의 증감에 따라 비례적으로 변동한다. 즉 고정비는 관련범위 내에서 변하지 않으며, 변동비는 조업도에 대해서 선형(linear)의 관계를 갖는다.
② 모든 원가는 변동비와 고정비로 분리한다.
③ 총변동비는 조업도가 증가함에 따라 비례적으로 증가한다.
④ 총고정비는 관련범위 내에서 일정하다.
⑤ 원가에 영향을 미치는 요인은 조업도뿐이다.
⑥ 환자 1인당 판매가격은 일정하다.
⑦ 재고자산의 수준은 변동하지 않는다. 즉 기초재고자산과 기말재고자산은 항상 일정하거나 하나도 없다는 것이다. 이것은 생산량과 판매량이 동일하다는 것을 의미한다.
⑧ 분석기간이 화폐의 시간가치가 중요하지 않을 정도의 단기간이라고 가정한다.

제2절 > 공헌이익과 공헌이익률

CVP분석의 기초가 되는 기본적인 관계는 수익과 원가를 가정하는 것이다. 그런데 CVP분석모형은 환자 1인당 의료수가가 일정하다고 가정하기 때문에 총수익은 환자수에 환자 1인당 의료수가를 곱한 것이 되고, 병원에서 발생한 총원가는 고정원가와 변동원가를 합한 것이 된다. 따라서 영업이익은 총수익과 총비용의 차이이므로 다음과 같이 나타낼 수 있다.

TR＝총수익
TC＝총원가
F ＝총고정비
V ＝환자 1인당 변동비용
P ＝1인당 의료수가
Q ＝환자수

의료이익＝총수익－총원가
＝총수익－(총변동비＋총고정비)
＝(환자수×1인당 의료수가)－(환자수×환자 1인당 변동비용＋총고정비)

의료이익$= TR - TC$
$= P \times Q - (V \times Q + F)$

즉 손익분기점의 의료이익＝0이므로 $Q = \frac{F}{P - V}$

손익분기점의 환자수는 고정비용을 환자당 공헌이익($P - V$)으로 나눈 값이다. 공헌이익(contribution margin)은 제공한 의료서비스에서 얻어진 수익이 고정비를 회수하고 이익을 창출하는 데 얼마만큼 공헌했는지를 나타낸다. 다시 말해서 환자 1인당 의료수가에서 환자 1인당 변동비용을 차감한 금액을 환자당 공헌이익(unit contribution margin)이라 하며, 환자 1인당 공헌이익에 환자수를 곱한 전체 공헌이익을 단순히 공헌이익이라 하는데, 이는 총의료수익에서 총변동비를 차감한 금액과 같다.

환자 1인당 공헌이익＝환자 1인당 의료수가(P)－환자 1인당 변동비용(V)
환자 총공헌이익＝환자 1인당 공헌이익×환자수

$$환자\ 총공헌이익 = 의료수익 - 총변동비$$

공헌이익이라는 표현은 고정비를 보상하고 고정비가 모두 회수된 이후에 이익에 공헌할 수 있는 금액이라는 의미에서 붙여진 이름이다. 즉 의료서비스를 제공함에 따라 얻어지는 공헌이익으로 고정비를 모두 회수하지 못하면 손실이 발생하고 고정비를 회수한 이후에는 회수하고 남는 금액만큼 이익이 발생하게 되는 것이다.

이 개념은 일상적인 경영활동의 계획설정이나 특별의사결정문제의 분석 등 관리회계의 전반에 걸쳐 중요한 역할을 한다.

다음 예를 통하여 보자.

어떤 의료기기를 제조하는 회사의 단위당 판매가격이 300만원이고 의료기기 한 개를 생산하는 데 소요되는 변동비용이 200만원이라면 의료기기 1개당 100만원의 공헌이익이 발생한다. 의료이익은 변동비와 고정비를 공제한 후의 이익이기 때문에 의료기기 1개당 발생하는 공헌이익을 고정비에서 나눈 값이 손익분기점 매출량이다.

그리고 공헌이익과 더불어 CVP분석에서 중요한 개념으로 매출액에 대한 공헌이익의 비율로서 표시하는 공헌이익률이 있다. 공헌이익률(contribution margin ratio)은 의료수익 중 얼마만큼이 고정원가를 회수하고 영업이익을 창출하는 데 공헌하는지를 나타내는 비율을 의미한다. 다시 말해서 단위당 판매가격에 대한 단위당 공헌이익의 상대적 비율로서 매출액 중 몇 %가 고정비의 회수 및 이익창출에 공헌하는가를 나타낸다.

$$\begin{aligned} 단위당\ 공헌이익률 &= \frac{단위당\ 공헌이익}{단위당\ 판매가격} \\ &= \frac{단위당\ 판매가격 - 단위당\ 변동원가}{단위당\ 판매가격} \end{aligned}$$

만일 총액자료를 이용하여 공헌이익률을 계산하려면 총공헌이익을 총의료수익으로 나누면 된다.

$$\begin{aligned} 공헌이익률 &= \frac{총공헌이익}{총의료수익} \\ &= \frac{총의료수익 - 총변동비}{총의료수익} \end{aligned}$$

제3절 > 원가구조

원가구조란 조직 내의 변동비와 고정비의 상대적 비중이다. 손익분기점분석에 있어 원가구조는 크게 작용한다. 다시 말하여 이익과 원가 및 순이익이 같을지라도 원가구조가 다르면 손익분기점에 많은 영향을 미친다.

기업은 그 업종이나 기업특성에 따라 다양한 비용구조를 갖는데, 일반적으로 노동집약적 기업은 직접노무비의 비중이 높아서 변동비는 높고, 따라서 공헌이익은 낮다. 반면에 막대한 설비투자를 필요로 하는 자본집약적 기업은 고정비의 비중이 큰 비용원가구조를 발생하여 공헌이익은 높다. 자본집약적 병원일수록 의료수익 변화에 따라 병원의 순이익은 많은 영향을 받는다. 높은 공헌이익에 의해 호황일 때에는 많은 이익을 얻지만 불황일 때에는 많은 손실이 발생하게 된다.

이를 위하여 다음 표의 사례를 통하여 살펴보자. A, B, C 세 병원의 경영성적자료는 다음과 같다.

구분	A병원		B병원		C병원	
	금액	비율	금액	비율	금액	비율
의료수익 변동비	₩500,000 300,000	100% 60%	₩500,000 400,000	100% 80%	₩500,000 50,000	100% 10%
공헌이익 고정비	₩200,000 150,000	40% 30%	₩100,000 50,000	20% 10%	₩450,000 400,000	90% 80%
순이익	₩50,000	10%	₩ 50,000	10%	₩ 50,000	10%

A, B, C 세 병원은 총원가(변동비+고정비)는 450,000원으로 같지만, 원가구조는 다르다. 따라서 공헌이익률이 아래 표와 같이 다르고, 의료수익의 증감에 따른 순이익의 증감으로 아래와 같은 차이가 발생하게 될 것이다.

구분	변동원가율	고정원가율	공헌이익률
A병원	30/45=약 60%	15/45=약 30%	20/50=40%
B병원	40/45=약 80%	5/45=약 10%	10/50=20%
C병원	5/45=약 10%	40/45=약 90%	45/50=90%

세 병원 모두 의료수익이 10%, 즉 50,000원씩 증가했다고 가정하자. 이때 세 병원의 순이익의 증가는 공헌이익률을 곱한 금액만큼 크게 달라진다. 다시 말하여 아래 표에서 보는 바와 같이 순이익의 증가는 20,000원, 10,000원, 45,000원으로 달라지고, 순이익의 증가율도 40%, 20%, 90%로 달라진다.

의료수익증가액×공헌이익률=순이익의 증가

구분	의료수익증가	공헌이익률	순이익증가	순이익증가율
A병원	₩50,000	40%	₩20,000	40%
B병원	₩50,000	20%	₩10,000	20%
C병원	₩50,000	90%	₩45,000	90%

이는 다음과 같이 확인할 수 있다.

구분	A병원	B병원	C병원
의료수익	₩550,000	₩550,000	₩550,000
변동비	330,000	440,000	55,000
공헌이익	₩220,000	₩110,000	₩495,000
고정비	150,000	50,000	400,000
순이익	₩70,000	₩60,000	₩95,000
최초순이익	50,000	50,000	50,000
순이익증가	₩20,000	₩10,000	₩45,000

이와 같이 원가구조가 다르면 순이익효과는 크게 달라진다는 것을 보았다.

이 사례에서 B병원은 의료수익 500,000원 중 80%에 해당하는 400,000원이 변동원가이고, 10%에 해당하는 50,000원만이 고정원가인 극히 개인병원구조인 반면에, C병원은 B병원과 순이익은 같지만 총원가 450,000원 중 변동원가는 50,000원(10%), 고정원가는 400,000(80%)원으로서 극히 대형병원구조라는 것을 알 수 있다.

제4절 > 손익분기점분석의 방법

1. 손익분기점분석

손익분기점(Break-Even Point: BEP)은 총수익과 원가가 일치하여 이익이 0원이 되는 진료량(환자수 또는 의료수익)을 의미한다. 손익분기점분석은 이러한 손익분기점을 찾아내는 분석기법으로 CVP분석의 일부분이라고 할 수 있다.

손익분기점의 정의에 따라 이익을 0원으로 놓고 손익분기점 환자수나 의료수익을 계산하는데, 총수익과 총비용을 일치시키는 환자수와 의료수익을 구하여 손익분기점을 도출하면 다음과 같다.

순이익분기점에서는 기간 중의 순이익이 0이 되므로 아래 식에서 보는 바와 같이 수익과 비용이 같다.

총수익 - 총원가 = 순이익
총수익 - 총원가 = 0
총수익 = 총원가

총수익은 당기 중의 의료수익이며, 총원가는 총변동비와 총고정비로 나누어지므로 다음과 같다.

의료수익 - 총변동비 - 총고정비 = 0
의료수익 - 총변동비 = 총고정비

의료수익은 환자 1인당 수가에 환자수를 곱한 금액이며, 총변동비는 환자당 변동비에 환자수를 곱한 것이므로 위의 방정식은 다음과 같이 된다.

(환자수 × 1인당 수가) - (환자수 × 환자당 변동비) = 총고정비
환자수 × (1인당 수가 - 환자당 변동비) = 총고정비

즉 손익분기점(BEP)에서의 환자수를 대상으로 정리하면 다음과 같다.

$$\text{손익분기점 환자수} = \frac{\text{총고정비}}{\text{환자 1인당 수가} - \text{환자당 변동비}}$$

결국 손익분기점이 되는 환자수는 위의 식에서 보는 바와 같이 총고정비를 환자 1인당 수가에서 환자당 변동비를 차감한 금액으로 나누어 계산될 수 있음을 알 수 있다. 또 환자 1인당 수가에서 환자당 변동비를 차감하면 이는 환자당 공헌이익이므로 다음과 같이 쓸 수 있다.

$$\text{손익분기점 환자수} = \frac{\text{고정비}}{\text{환자당 공헌이익}}$$

또한 손익분기점(BEP)의 의료수익도 공헌이익률(공헌이익÷의료수익 또는 환자당 공헌이익÷환자 1인당 수가)에 대한 자료만 주어진다면 똑같은 방법으로 계산할 수 있다.

$$\text{손익분기점 의료수익} = \frac{\text{총고정비}}{\text{공헌이익률}}$$

$$= \text{손익분기점의 환자수} \times \text{환자 1인당 수가}$$

1−변동비율은 공헌이익률이므로 다음과 같이 계산할 수 있다.

$$\text{손익분기점 의료수익} = \frac{\text{총고정비}}{1 - \text{변동비율}}$$

이상의 내용을 그림으로 나타낼 수 있는데, 가로축을 진료실적(판매량)으로 하고 세로축을 총수익(총원가), 즉 의료수익과 원가로 하여 도표상에 수익선과 비용선을 그려서 손익분기점을 찾는 방법을 도표법(graphic approach)이라 한다. 이러한 도표를 CVP 도표 또는 손익분기도표(break−even chart)라 부른다. CVP도표는 원가・조업도・이익의 상호관계를 쉽게 이해할 수 있도록 함으로써 다른 방법으로는 얻을 수 없는 미래에 대한 전망을 경영자들에게 펼쳐 준다. 손익분기점도표의 작성절차는 다음과 같다.

① 세로축에는 수익과 비용을 금액으로 표시하고, 가로축에는 환자수(진료실적)를 수량으로 표시한다.

② 총수익선을 그린다. CVP분석에서는 판매가격이 일정하다고 가정하기 때문에 수익선은 원점을 지나며 기울기가 일정한 직선이 되고 그 기울기는 환자 1인당 수가를 뜻한다.

③ 총비용선을 그린다. 총비용선은 종축의 절편이 고정비가 되고 총수익선의 기울기와 총비용선의 기울기의 차이는 단위당 공헌이익이 된다.

④ 총비용선과 총수익선이 만나는 점이 손익분기점이 되고, 여기서부터 순이익이 발생되기 시작한다. 따라서 손익분기점 우측의 영역은 순이익의 영역이며, 좌측의 영역은 순손실의 영역임을 알 수 있다.

그림 16-1 CVP 도표

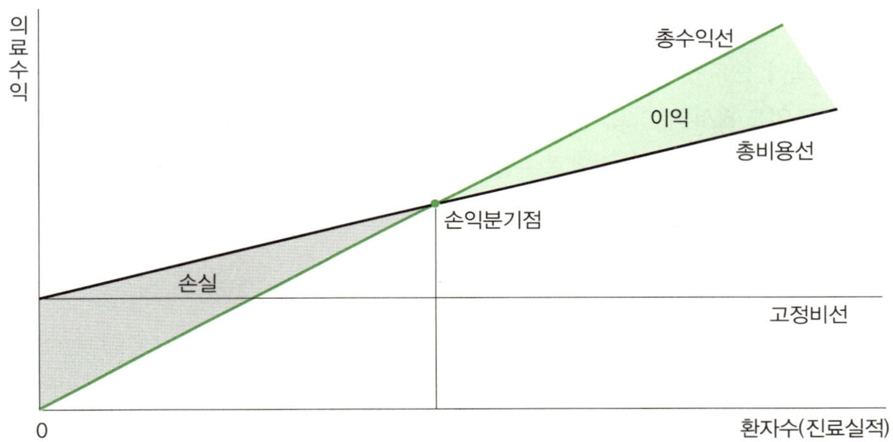

이는 아래와 같이 이익조업도(Profit & Volume: P/V)도표를 그릴 수 있다.

그림 16-2 PV 도표

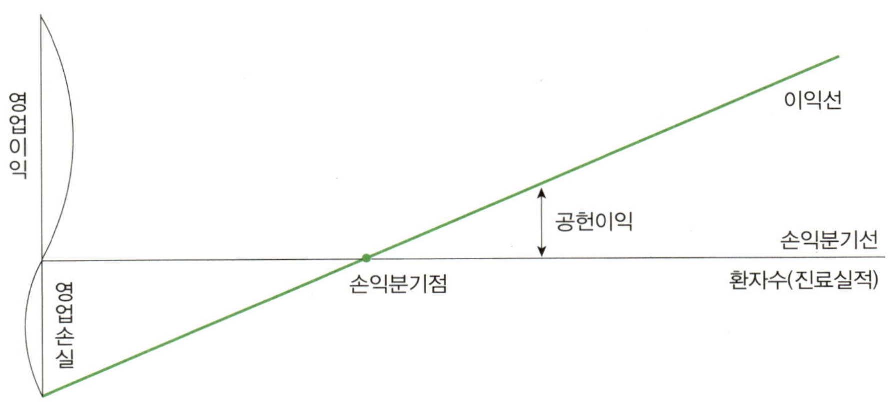

이 도표에서 이익선은 세로축의 절편인 음의 총고정비에서 출발하고 있으며, 이것은 조업도가 '0'인 경우에 고정비가 전부 의료손실이 된다는 것을 의미한다. 즉 조업도가 0인 경우에는 고정비를 회수할 수 있는 공헌이익이 0이라는 것이다. 이익선의 기울기는 단위당 공헌이익이 되고, 손익분기점의 환자수는 이익선과 가로축(손익분기선)이 만나는 점이다. 그리고 이익선과 손익분기선 간의 수직거리는 특정환자수에서의 예상의료이익 또는 예상의료손실을 나타낸다. 여기서 두 직선 간의 수직거리는 종축의 의료이익 또는 의료손실의 금액으로 쉽게 파악할 수 있다.

PV도표의 장점은 조업도의 변동에 따른 이익의 변동을 CVP도표보다 훨씬 더 일목요연하게 보여 준다는 점이다. 즉 이 도표는 총수익선에서의 총비용선을 차감할 필요 없이 특정조업도에서의 의료이익 또는 의료손실을 직접적으로 구할 수 있다는 것이다. 반면에 단점은 의료이익이나 의료손실을 계산하는 데 필요한 의료수익과 총비용에 대한 정보를 제공하지 못한다는 점이다.

다음의 사례를 통하여 CVP분석을 하여 보자.

예제 16-1

병원경영자인 김경영 씨는 다음과 같은 비용 및 수익에 관한 자료를 근거로 하여 이익계획을 수립하고자 한다. 김경영 씨는 환자가 몇 명이어야 손익분기점에 도달할 수 있는가? 그리고 그 때의 의료수익은 얼마인가?

| 풀이 |

환자 1인당 진료비(판매단가)=₩16,000
환자 1인당 변동원가=₩10,000
건물임대료를 포함한 고정원가=₩48,000,000

단위당 공헌이익은 ₩6,000(₩16,000－₩10,000)이므로
손익분기점 환자수=총고정비/단위당 공헌이익
=₩48,000,000/₩6,000
=8,000명

또 공헌이익률은 0.375(₩6,000÷₩16,000)이므로
손익분기점 의료수익=총고정비/공헌이익률
=₩48,000,000/0.375
=₩128,000,000

또는
손익분기점 의료수익=8,000명×₩16,000

즉, 8,000명이 내원해야 손익분기점이 되며, 이때 의료수익은 ₩128,000,000이 된다.

이상의 내용을 도표법으로 나타내면 아래에서 보는 바와 같이 다음의 7단계로 이루어진다.

① **제1단계:** 금액을 나타내는 세로축과 판매량을 나타내는 가로축의 그래프를 준비한다.

② **제2단계:** 가로축과 수평으로 고정비선을 긋는다.

③ **제3단계:** 조업도에 맞는 총비용을 계산(위의 사례에서 8,000명 내원 시에 128,000,000원)하여 점을 산출한다.

④ **제4단계:** 변동비선을 그리는데, 이 선은 제3단계에서 산출된 점(A)과 고정비선과 종축선이 교차하는 점(그림에서 48,000,000원)을 통과하도록 그린다. 그렇게 하면 결국 이 선은 총비용을 나타내는 선이 된다.

⑤ **제5단계:** 환자수(진료실적)를 선택하여 총매출액(총의료수익)을 산출한다. 사례에서 조업도를 6,000명을 선택하면 96,000,000원(6,000명×16,000원)의 점(B)이 된다.

⑥ **제6단계:** 총의료수익선을 그린다. 이 선은 제5단계에서 산출된 점(B)과 원점을 통과하는 선이 된다. 이 선은 총매출액선, 즉 총의료수익선이 된다.

⑦ **제7단계:** 아래 그림에서 보이는 바와 같이 의료수익과 총비용선이 교차하는 점이 손익분기점이며(break－even point), 이때의 환자수는 8,000명, 총비용과 총수익은 128,000,000원으로 같고, 순이익은 0인 점이 된다. 도표상의 손익분기점(A)의 우측부분은 순이익 영역(profit area)이 되고, 좌측부분은 순손실 영역(loss area)이 된다.

그림 16-3 CVP분석 예

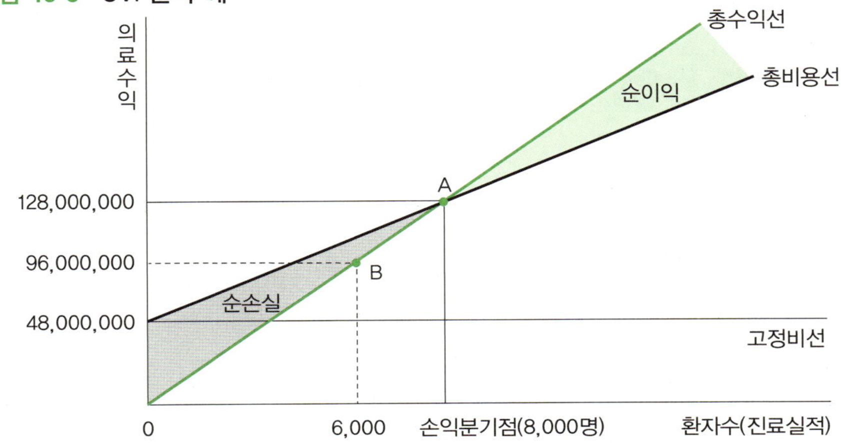

2. 목표이익을 고려한 모형

병원은 이익획득을 목적으로 하기 때문에 CVP분석에서는 손익분기점은 물론 목표이익(target income)을 달성할 수 있는 환자수(진료실적, 의료수익)를 구하는 것이 무엇보다도 중요하다. 병원에 목표이익을 달성하는 데 필요한 내원 환자수나 의료수익을 구하고자 하는 경우에도 앞의 손익분기점 공식을 적용할 수 있다. 따라서 목표이익을 달성하려면 손익분기점 환자수(의료수익)에 그 목표이익 달성을 위한 환자수(의료수익)를 추가하여 판매하면 된다. 목표이익은 총수익에서 총비용을 차감한 금액이므로 다음 식이 성립한다.

(환자 1인당 공헌이익×환자수)－총고정비＝이익

위 식의 이익을 목표이익이라고 보면 내원환자수는 목표이익 달성을 위한 내원환자수(Q)로 이를 고려하면 '환자 1인당 공헌이익×Q－총고정비＝목표이익'이므로 목표이익을 달성하기 위한 환자수나 의료수익은 다음과 같이 계산된다.

$$\text{목표이익 달성을 위한 환자수(Q)} = \frac{\text{총고정비} + \text{목표이익}}{\text{환자 1인당 공헌이익}}$$

$$\text{목표이익 달성을 위한 의료수익} = \frac{\text{총고정비} + \text{목표이익}}{\text{공헌이익률}}$$

예제 16-2

앞의 [예제 16－1]에서 병원경영자인 김경영 씨는 앞의 사례와 동일한 조건하에서 3,600,000원의 목표이익을 추구하고자 한다. 목표이익을 달성하기 위한 환자수와 그때의 의료수익은 얼마인가?

| 풀이 |

$$\text{목표이익을 위한 내원환자수} = \frac{\text{총고정비} + \text{목표이익}}{\text{환자 1인당 공헌이익}}$$

$$= \frac{₩48,000,000 + ₩3,600,000}{₩6,000} = 8,600\text{명}$$

$$\text{목표이익을 위한 의료수익} = \frac{\text{총고정비} + \text{목표이익}}{\text{공헌이익률}}$$

$$= \frac{₩48,000,000 + ₩3,600,000}{0.375} = ₩137,600,000$$

결과적으로 목표이익 3,600,000원을 확보하기 위해서는 8,600단위의 매출량, 즉 8,600명의 환자수를 확보하여야 하며, 이때의 의료수익은 137,600,000원이 된다.

학교주변에서 있을 수 있는 현실적인 사례를 들어보자.

〈손익분기점분석의 사례〉

의무행정과 여학생 세 명은 친목을 위하여 금번 축제에 멀티미디어관 앞 그늘에서 간이분식점을 해보고자 한다. 메뉴는 제일 편하고 간단한 라면 하나로 단순화한다.

라면 1인분을 만들려면 할인점에서 라면구입비(500원)+가스 기타비(100원)=총 600원이 소요되고, 천막 자리비를 총학생회에 100,000원 납부하여야 한다. 라면의 판매가격은 1,000원이다.

따라서 600원은 단위당 변동비이고, 100,000원은 고정비이므로 가격은 1,000원, 단위변동비는 600원, 단위당 공헌이익은 400원, 고정비는 100,000원이 되므로 병원회계에서 배운 손익분기점분석을 활용해 보기로 하였다.

$$\text{BEP가 되는 판매량} = \frac{\text{고정비}}{\text{가격} - \text{단위당 변동비}} = \frac{\text{고정비}}{\text{단위당 공헌이익}}$$

$$\text{BEP가 되는 매출액} = \frac{\text{고정비}}{1 - \text{변동비율}} = \frac{\text{고정비}}{\text{공헌이익률}}$$

사례를 식에 대입하여 보니 다음과 같이 계산된다.

$$\text{손익분기점 판매수량} = \frac{₩100,000}{400} = 250\text{개}$$

$$\text{손익분기점 판매금액} = \frac{₩100,000}{0.4} = ₩250,000(\text{0.4는 공헌이익률 } 400/1,000)$$

따라서 이 사업이 가능하려면 라면 250개 이상, 금액은 250,000원어치가 판매되어야 한다. 예상수를 어림하여 보니 5일 동안에 적어도 1,000개 이상 판매된다는 계산이 나왔다.

여학생들은 기꺼이 분식점을 하기로 하이파이브를 하고 준비에 들어갔다. 하루 장사하고 나니 600개나 팔렸다. 여학생들은 쾌재를 올리고, 잘하면 금년 여름에 조촐한 휴가비라도 나올지도 모른다는 생각을 하였다.

3인의 여름휴가비는 최소 1,100,000원이 나온다. 비용을 제하고 1,100,000원을 벌려면 몇 개나 팔아야 할까?

고정비는 100,000원, 목표이익은 1,100,000원, 단위당 공헌이익은 400원이므로 계산은 다음과 같다.

$$\text{목표이익 확보 매출량} = \frac{(\text{고정비} + \text{목표이익})}{\text{단위당 공헌이익}}$$

$$= \frac{₩100,000 + ₩1,100,000}{₩400} = 3,000\text{개}$$

즉 3,000개 이상을 판매해야 한다. 오늘 하루의 실적을 토대로 600개×5일=3,000개가 나왔으므로 여학생들은 콧노래를 부르며 판매유인책으로 음악감상을 추가하여, 5일 동안 3,500개나 판매하여 모든 비용을 제하고도 매출액(3,500,0000원)－변동비(3,500개×600원)－고정비(100,000원)=1,300,000원을 벌게 되었고, 덤으로 맥주와 음료수를 팔아 무려 750,000원의 추가이익을 얻게 되었다. 여학생들은 금년 축제기간에 대학생활 중 최고의 추억과 낭만을 가지게 되었다.

벌써부터 풍성한 여름휴가를 생각하며 가슴이 설렌다.

객관식 연습문제

01. A병원의 고정비는 90억원이며 환자당 재료비는 20,000원 환자당 수가는 50,000원이다. 손익분기점 1일당 환자수는 몇 명인가? (단 변동비는 재료비에 한정하고 연간 외래진료일수는 300일로 한다)

① 500명 ② 1,000명
③ 1,500명 ④ 2,000명

02. 손익분기점에 관한 설명 중 옳은 것은 무엇인가?

① 다른 조건이 같고 고정비가 커지면 손익분기점은 낮아진다.
② 환자 1인당 의료수익이 커지면 손익분기점은 높아진다.
③ 환자 1인당 변동비가 커지면 손익분기점은 높아진다.
④ 목표이익이 커지면 손익분기점은 낮아진다.

03. W대학병원은 최근 MRI장비를 구입하였다. 아래 보기를 참고로 하여 최소한 1일 몇 건 이상 촬영해야 손익분기점이 되는가?

• 장비구입 및 유지고정비 14억원	• 변동비 6만원
• 촬영건당 수익 30만원	• 연간 외래진료일수 300일

① 10건 ② 15건
③ 18건 ④ 19건
⑤ 20건

04. 손익분기점에 관한 설명 중 맞는 것은 무엇인가?

① 손익분기점은 매우 정확하게 구할 수 있다.
② 손익분기점은 순이익 판단 시 유용하게 쓰이지 않는다.
③ 손익분기점은 어느 한계 내에서만 비교적 정확하게 계산된다.
④ 고정비와 변동비는 일정하기 때문에 매우 정확하다.

05. 의료변동비용에 해당하는 것은 무엇인가?

① 감가상각비 ② 보험료
③ 임차료 ④ 약품비

06. 손익분기점분석에 관한 설명 중 옳지 않은 것은 무엇인가?

① 병원의 이익계획을 수립하는 데 주로 사용된다.
② 직원들의 급여와는 관련이 없으나 꼭 필요한 분석이다.
③ 실제병원의 이익계획을 수립할 때는 더 광범위한 원가, 조업도, 이익분석을 하므로 원가, 조업도, 이익분석이라 총칭된다.
④ 손익분기점분석에서 원가는 의료서비스를 제공하는 과정에서 소비된 의료원가와 의료관리비를 말하며 조업도의 변화에 따라 분류하여 변동원가와 고정원가로 구분한다.

07. 공헌이익에 관한 설명 중 옳지 않은 것은 무엇인가?

① 수익이 고정비를 회수하고 이익을 창출하는 데 얼마만큼 공헌했는지를 나타낸다.
② 고정비를 보상하고 고정비가 모두 회수된 이후에 이익에 공헌할 수 있는 금액이다.
③ 일상적인 경영활동의 계획설정이나 특별의사결정문제의 분석에서 중요한 역할을 한다.
④ 단위당 공헌이익률은 단위당 판매가격을 단위당 공헌이익으로 나눈 것이다.

08. 환자 1인당 진료비는 16,000원, 환자 1인당 변동비는 10,000원, 건물임대료를 포함한 고정비는 48,000,000원이다. 손익분기점 내원환자수는 몇 명인가?

① 7,000명 ② 8,000명
③ 6,000명 ④ 10,000명

09. 위의 문제에서 손익분기점 의료수익은 얼마인가?

① 126,000,000원 ② 120,000,000원
③ 128,000,000원 ④ 130,000,000원

10. 병원경영자인 김경영 씨는 8번 문제와 동일한 조건하에서 3,600,000원의 목표이익을 추구하고자 한다. 목표이익을 달성하기 위한 내원환자수와 의료수익은 무엇인가?

① 내원환자수 8,000명, 의료수익 128,000,000원
② 내원환자수 8,600명, 의료수익 137,600,000원
③ 내원환자수 9,000명, 의료수익 137,000,000원
④ 내원환자수 8,600명, 의료수익 140,000,000원

객관식 연습문제 정답

01. ② (90억원/50000－20,000＝300,000/300＝1,000명) 02. ③
03. ④ (14억원/300,000－60,000＝5,833/300＝19명) 04. ③ 05. ④ 06. ② 07. ④
08. ② (48,000,000/6,000)
09. ③ (8,000명×16,000＝128,000,000)
10. ② (48,000,000＋3,600,000/6,000＝8,600명), (48,000,000＋3,600,000/0,375＝137,600,000)

CHAPTER 17 병원세무회계

제1절 세무회계의 기초

제2절 병원의 세무

제1절 세무회계의 기초

1. 조세의 정의와 기능

조세에 대한 정의를 한마디로 이것이 정석이다 할 수는 없다. 일반적으로 조세는 국가 또는 지방자치단체가 필요로 하는 재정수요를 충족하기 위하여 국민으로부터 아무런 반대급부 없이 법률이 정하는 바에 따라 강제적으로 부과·징수하는 금전급부이다라고 정의된다.

위의 정의에 따른 특징을 살펴보면 국가지방자치단체가 필요로 하는 재정수요란 국민에게 공공서비스를 제공하기 위해 필요한 자금을 조달하기 위해 법령에 의해 반대급부 없이 부과징수한다. 법령에 의하기 때문에 일방적으로 징수하고 이에 불응하면 강제징수하고 처벌도 가능하다. 국가 및 지방자치단체의 조세부과 처분에 불복하면 일반소송절차가 아닌 「국세기본법」에 정해진 이의신청, 심사청구, 심판청구의 불복절차를 거친다.

조세의 기능은 광의적으로 보면 국가자원의 최적배분을 추진하는 정책적 수단이라고 할 수 있다. 달리 표현하면 재정수입목적과 사회적·경제적 정책목적의 기능을 갖는다.

구체적으로 살펴보면 공공수요를 충족시켜야 할 자금조달, 국민 간의 위화감을 가져올 수 있는 지나친 소비나 사치를 억제시키기 위한 특별소비세, 특수한 산업을 육성하고 중소기업을 육성하기 위한 조세감면, 소득재분배를 위한 누진세율제도, 경제의 안정과 성장을 위한 증세와 감세정책 등, 국가 또는 지방자치단체가 부과·징수하는 조세의 기능은 국가경제 전체에 영향을 미친다.

2. 조세의 분류

1) 국세와 지방세

국세는 중앙정부의 행정관서인 국세청에서 부과·징수하며 국방·치안·교육 등과 같은 국민 전체의 이익을 위해 사용된다.

국세는 다시 수출입 여부에 따라 내국세와 관세로 나누어진다.

지방세는 지방자치단체인 특별시·광역시 도·시·군·구가 자치단체를 운영하는 데 필요한 자금을 조달하기 위해서 부과하는 세금이다. 특별시·광역시가 부과하는 지방세는 특별시세·광역시세가 되며 도에서 부과하는 세는 도세이다. 광역시의 구청에서 부과하는 세는 구세, 시나 군에서 부과하는 세는 시세 또는 군세이다.

2) 인세와 물세

소득이나 재산이 귀속되는 사람을 중심으로 과세하는 조세를 인세(personal tax)라 하고 소득세·상속세·급여세 등이 이에 해당하며 재산이나 수입 자체를 중심으로 과세하는 세금을 물세라 하고 재산세·자동차세 등이 이에 속한다.

3) 보통세와 목적세

조세수입의 용도가 정해지지 않은 일반적 재정수요를 충족하기 위하여 부과하는 조세를 보통세(ordinary tax)라 하고 특정한 목적에 충당하기 위하여 부과하는 조세를 목적세라 한다. 교육비·교통세·농어촌특별세·도시계획세 등이 이에 속한다.

4) 종가세와 종량세

과세표준의 기준이 가격이면 종가세, 물량이면 종량세이다. 종량세는 골프장, 카지노 등에 관한 조세와 지방세 중 담배소비세가 이에 속한다. 종가세는 과세표준이 화폐단위로 대부분의 세금은 종가세이다.

5) 비례세와 누진세

과세표준의 금액크기에 상관없이 일정률의 같은 세율로 부과되는 부가가치세·주세·특별세 등이 있다. 누진세는 과세표준이 증가함에 따라 적용되는 세율이 점차 증가하는 소득세·상속세·증여세·법인세 등이 있다.

6) 직접세와 간접세

조세는 그 부담의 전가성에 따라 납세의무자와 실질적인 부담자가 일치하는 것으로 조세법이 예상하는 조세를 직접세라 하고 일치하지 않는 조세를 간접세라 한다.

간접세는 실질적으로 주세를 내는 사람은 술값에 포함된 술을 사서 마시는 사람이 담세자이지만 세무서에 납부하는 사람은 주류회사의 대표자이다. 소득이나 재산에 대하여 납부의무자와 담세자가 일치하는 소득세 · 법인세 · 상속세 · 증여세가 직접세이다.

3. 조세의 체계

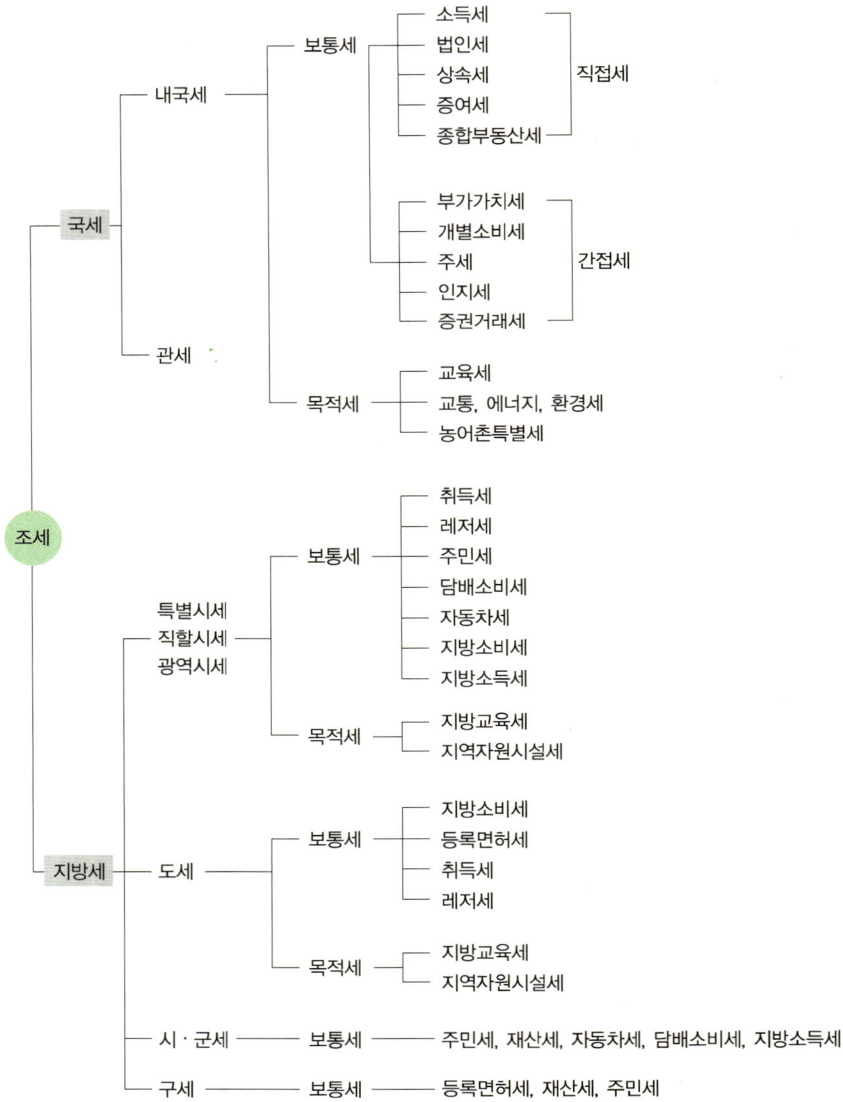

4. 조세부과의 기본원칙

1) 실질과세의 원칙

형식과 실질이 다른 경우에는 실질에 따라 과세해야 과세형평에 맞는 조세행정이 이루어짐에 따라 세부적으로 귀속에 관한 실질과비, 거래내용에 관한 실질과세, 조세회피 방지를 위한 실질과세가 있다.

2) 신의성실의 원칙

납세의무자가 그 의무를 이행할 때에는 신의에 따라 성실하게 하여야 하며 세무공무원이 직무를 수행할 때에도 또한 같다. 이는 납세자와 과세관청의 신뢰이익을 보호하기 위한 것이다. 이를 어겼을 경우 가산세와 감면혜택의 배제가 뒤따른다.

3) 근거과세의 원칙

납세의무자가 세법에 의하여 장부를 비치·기장하고 있는 때에는 당해 국세의 과세표준의 결정은 비치·기장한 그 장부와 이에 관계되는 증빙자료에 의하여야 한다는 원칙이다.

4) 조세감면의 사후관리

조세의 주목적은 국가재정수입의 확보에 있으나 부차적으로 재정정책이나 사회정책적으로 이용되기도 한다. 특히 수출진흥, 중소기업육성, 인구집중의 분산, 기술개발의 촉진, 기업의 재무구조개선 등을 위하여 조세를 감면하거나 면세 또는 비과세하는 경우를 들 수 있다.

이러한 조세감면은 공정과세에 위배되는 것이기는 하지만 그보다 국가발전의 중요성을 더 강조하는 부분이다. 조세감면을 무조건 해주는 것이 아니기 때문에 이를 위반할 때에는 감면을 취소하고 추징할 수 있다.

5. 조세적용의 원칙

1) 과세공평의 원칙

국내 기본법에서는 세법해석기준으로 "세법의 해석적용에 있어서 과세의 형평과 조항의 합목적성에 비추어 납세자의 재산권이 부당히 침해되지 아니하도록 한다"고 규정하고 있다. 이는 세법해석과 적용에 있어 조세공평주의와 조세법률주의의 선언이라 할 수 있다. 조세법률주의는 앞에서 가능한 바와 같이 개인의 재산권이 부당히 침해되지 않도록 합법적, 합목적성의 절차적인 측면을 표현한 것이고 과세형평이란 조세는 정당하고 공정한 기준에 따라 부담되어야 한다는 조세공평주의 원칙이다. 이는 헌법상의 평등권이 원천이 된다. 가난한 사람보다는 부유한 사람에게 더 많은 조세를 부담시키는 것이 공평하다는 것이다.

2) 소급과세금지의 원칙

이 원칙은 과세 당시에 법률규정이 없어서 존재하지 아니하였던 것을 추후 새로 규정된 법률에 의하여 소급하여 과세하는 것을 금지한다는 원칙으로 납세의무에 대한 법적 안전성과 예측가능성을 보장하는 데 목적이 있다.

이 원칙은 헌법 제13조 2항의 소급입법의 금지와도 맥을 같이 하고 있다.

3) 과세공무원 재량권 한계의 원칙

세무공무원에게 주어진 재량권에 대하여 세법에서는 한계를 정하고 있다. 국세기본법 제19조에서는 "세무공무원이 그 재량에 의해서 직무를 수행함에 있어서는 과세의 형평과 당해 세법의 목적에 비추어 일반적으로 적당하다고 인정되는 한계를 엄수하여야 한다"고 명문화하고 있다.

4) 기업회계의 존중

국세기본법 제20조에서는 "국세의 과세표준을 조사 결정함에 있어서 당해 납세의무자가 계속하여 적용하고 있는 기업회계의 기준 또는 관행으로서 일반적으로 공정, 타당하다고 인정되는 것은 이를 존중하여야 한다. 다만 세법에 특별한 규정이 있는 경우에는 그러하지 아니한다"고 규정하고 있다.

6. 신고와 납부제도

1) 신고납부제도

신고납부제도란 각 세법이 정하는 과세요건이 충족되는 시점, 즉 특정시기에 특정사실 또는 상태가 존재함으로써 과세대상이 납세의무자에게 귀속되어 세법이 정하는 바에 따라 과세표준의 산정 및 세율을 적용하여 신고함으로써 조세채무를 확정하는 것이다.

2) 부과과세제도

정부가 세법에 의거 과세표준과 세액을 결정함으로써 납세의무를 확정하는 방식이다. 소득세 중 양도소득세·상속세·증여세·부당이득세·재산세·농지세 등이 이에 해당된다.

3) 원천징수제도

원천징수란 소득(돈)을 지급하는 자 또는 기업(원천징수의무자)이 근로자에게 소득을 지급하기 전 원천징수세액을 차감하고 소득을 지급하는 제도로 원천징수의무자는 원천징수신고자이기도 하다.

조세의 원천징수의무자가 정당한 사유 없이 그 세금을 징수하지 아니하거나 징수한 세금을 납부하지 아니한 때에는 1년 이하의 징역 또는 그 징수하지 아니하였거나 납부하지 아니한 세액에 상당하는 벌금에 처한다. 이자소득·배당소득·갑종근로소득금액·퇴직소득·사업소득·법인세·급여 등이 원천징수대상이다.

7. 세무회계와 재무회계의 비교 및 세무조정

1) 세무회계와 재무회계의 비교

재무회계는 기업의 자산·부채·자본의 증감 변동을 기록하고 분류하고 요약·정리하여 기업이나 개인의 이해관계자집단에게 유용한 정보를 제공함으로써 합리적인 판단과 의사결정을 할 수 있도록 하는 데 목적을 두고 있다.

세무회계는 재무회계에서 산출된 정보를 바탕으로 세법에 따라 과세소득과 세액을 계산하는 회계이다. 세법에 따른 과세소득과 세액의 계산 시 필요한 실무와 계산절차 방법 등에 관한 회계가 세무회계이다.

따라서 세무회계는 다음과 같은 특성을 갖는다.

첫째, 재무회계는 일반보고목적의 회계이지만 세무회계는 세법에 관련된 세무회계로서 특수회계분야이다.

둘째, 재무회계는 일반적으로 인정된 회계원칙과 기업회계기준을 준수하여 실행되는 회계지만 세무회계는 세법의 강제에 의한 회계이다.

셋째, 재무회계가 재무상태와 기간손익 파악이 목적이라면 세무회계는 세원의 발굴과 과세표준의 계산 및 파악을 주목적으로 한다.

2) 세무조정

위에서 살펴본 바와 같이 세무회계와 재무회계는 목적이 다르기 때문에 두 영역에 대한 조정이 필요하다. 즉 재무회계를 기초로 세법을 적용하여 과세소득을 계산하고 세금을 확정해야 하는 중요한 절차를 세무조정이라 한다. 이는 재무회계상 수익과 비용을 세무회계에서는 익금, 비용은 손금이라 하는데 재무회계의 수익을 세무회계에서는 전액 인정해 주지 않기 때문에 세무조정이 꼭 필요하다. 반대로 재무회계에서 수익이나 비용이 아닌 것이 세무회계에서는 익금과 손금이 될 수 있다.

예를 들어 기업이나 병원이 접대비를 지출하는 것은 회사경영자의 자유의사에 따라 지출할 수 있지만 정부는 산업구조를 건전하게 하고 자본축적을 유도하기 위해 정책적으로 소비성 경비에 대해 세제상 불이익을 주고 있다. 또한 고액의 접대비 지출을 억제하기 위해 접대비 실명제를 도입·운영하고 있다.

정부 입장에서도 접대비를 무제한손금으로 인정해 주면 거둬들이는 세금이 줄어들어 정부재정에도 영향을 줄 수 있기 때문에 접대비 허용한도를 두고 있다. 즉 일정금액 이상은 손금에 접대비를 산입할 수 없게 하여 세수의 안정적 확보를 기하고 있다.

[사업연도 소득산출과정]

기업회계	세무조정	세무회계
총수익	[+익금산입]	=익금총액
−	[−익금불산입]	−
총비용	[+손금산입]	=손금총액
=	[−손금불산입]	=
당기순이익	[+익금산입, 손금불산입]	=사업연도소득×세율
	[−손금산입, 익금불산입]	=납부할 세금

(1) 익금산입

재무회계상의 수익이라고는 할 수 없지만 세법상의 익금(수입)이 되는 항목을 기업회계상의 당기순손익에 가산하는 것을 말하며, 예를 들면 가지급금이 있다. 구체적인 용도 없이 가지급금이 인출되면 가져간 사람은 무이자로 자금을 사용하게 되는 것이다. 해당 자금을 예금하면 이자수익이 발생하게 되어 기업에 실질적으로 이익이 되므로 특수관계자가 가지급금을 사용하는 기간 동안 이자금액을 계산하여 익금에 산입하도록 한다. 이를 인정이자라 한다.

(2) 익금불산입

재무회계상의 수익이었지만 세법상의 익금(수익)이 아닌 항목으로서 당기순손익에서 공제하는 것을 말하며, 예를 들면 단기매매증권평가이익을 들 수 있다. 재무회계상 단기매매증권은 기말에 공정가액으로 평가하여 회계처리해야 한다. 그러나 세법에서는 단기매매증권을 원가법에 따라 처리하여야 한다. 따라서 결산 시 공정가액평가에 의해 단기매매증권평가이익이 100원 계상되었다 하더라도 세법에서는 인정할 수 없으므로 과세표준을 구하기 위해서는 당기순이익에서 단기매매증권평가이익 100원을 차감한다.

(3) 손금산입

재무회계상의 비용은 아니었지만 세법상의 손금(비용)이 되는 항목을 기업회계상의 당기순손익에서 공제하는 것을 말하며, 예를 들면 재고자산평가증을 들 수 있다. 세법상 재고자산가액은 재무회계기준으로 평가한 금액이 아닌 세법상 평가금액을 적용하여 회계처리하도록 되어 있다. 결산상 재고자산가액이 세법상 재고자산가액보다 100원이 많다면 과세표준을 구하기 위해서는 당기순이익에서 재고자산평가증인 100원을 차감해야 한다.

(4) 손금불산입

재무회계상의 비용이었지만 세법상 손금(비용)이 아닌 것으로 당기순손익에 가산하는 것을 말하며, 예를 들면 벌금, 과태료, 기부금 및 접대비 한도초과액 등이다. 세법에 따르면 접대비는 일정한도액만 손금으로 인정하도록 되어 있다. 재무회계에서 접대비로 계상한 금액이 세법상의 한도를 초과하면 한도초과액은 손금불산입하여야 한다. 따라서 과세표준을 구하기 위해서는 당기순이익에서 접대비 초과액만큼 더해 주어야 한다.

제2절 병원의 세무

1. 우리나라의 병원형태

우리나라 병원의 형태는 공공병원, 법인형태의 민간병원, 민간개인병원으로 나눌 수 있다. 우리나라의 전체 병원수는 6,500여 개 정도인데 그 중 공공병원은 200여 개가 있으며 일반인들이 이용할 수 있는 지역 공공병원은 분원을 포함해서 40여 곳이다.

공공병원은 중앙정부나 지방자치단체가 설립하고 재원조달의 원천에 따라 국가가 재원을 지원하는 국립병원과 지방정부가 재원을 조달하는 시·도립병원·지방공사의료원 및 특별법에 근거를 두고 중앙정부의 보조를 받는 특수법인병원이 있다.

공공병원의 설립지는 주로 의료 취약지역에서 민간의료가 수행하지 못하는 의료행위와 민간의료의 혜택을 받기 어려운 지역주민에게 공공의료를 수행하기 위한 지역에 위치한다. 전국의 지방의료원, 대한적십자병원 등이 대표적이며 중앙정부의 국립의료원, 국립재활원, 국립경찰병원, 국립암센터, 국립소록도병원이 공공병원에 해당한다.[1)]

법인형태의 민간병원은 영리법인병원과 비영리법인병원으로 나눌 수 있는데 우리나라의 영리법인병원은 2015년 4월 제주도에 중국 부동산개발업체 녹지그룹이 녹지국제병원을 설립하겠다고 신청한 상태지만 아직 개원하지 못하고 있다. 따라서 영리법인병원은 존재하지 않으며 비영리법인병원만 존재한다. 비영리법인병원은 학교법인에서 설립한 전국대학병원, 재단에서 설립한 삼성의료원, 아산병원 등이 있다.

의료법에서는 의료기관을 개설한 비영리법인은 의료업을 행함에 있어 공중위생에 기여하여야 하며 영리를 추구하여서는 안 된다라고 명시하고 있다. 따라서 법인형태의 병원은 의료이익이 발생해도 설립자나 이해관계자가 배당이나 상여 등의 방법으로 이익을 분배할 수 없게 되어 있다. 따라서 세금을 제외한 의료이익은 병원 내에 유보하여야 한다.

민간개인병원은 우리 주변에 흔히 볼 수 있는 병원으로 사람의 생명을 다루기 때문에 공공성이 없을 수는 없지만 상법상 개인사업자가 되어 세금이 과세되고 이익의 분배도 자유롭다.

우리나라에서는 의료법상 의료법인을 개설하려고 하는 자는 「의료법」 제33조 개설 등에 의거 보건복지부령으로 정하는 바에 따라 시·도지사는 개설하려는 의료기관이 제36조 준수사항에 따른 시설기준에 맞지 아니하는 경우에는 개설허가를 할 수 없다. 중요사항의 변경도 마찬가지이다. 또한 의료법인은 그 재산을 처분하거나 정관을 변경하고자 할 때에도 시·도지사의 허가를 받아야 하며 일정조건을 위반했을 때에는 그 설립허가를 취소할 수 있다.

2. 병원형태별 세무회계

병원형태별 세무회계는 국세와 지방세로 나누어 볼 수 있는데 국세는 소득세, 법인세, 상속세, 특별부가세 또는 양도소득세가 해당되며 지방세는 재산세, 종합토지세, 면허세, 취득세, 등록세, 사업소세가 있다.

---

1) 국립대학교병원도 공공병원으로 분류되지만 여기서는 제외한다.

1) 법인세 과세소득의 범위: 비영리 내국법인

「법인세법」 제3조 과세소득의 범위는 제1호 및 제3호의 소득에 대하여만 법인세를 부과한다.

1호는 각 사업연도의 소득, 3호는 제55조의 2 및 제95조의 2에 따른 토지 등 양도소득을 말한다. 동법 제3조 3항에서는 각 사업연도의 소득은 다음 각호의 사업 또는 수입(이하 수익사업)에서 생기는 소득으로 한다([개정 2017.12.19., 시행 2018.1.1.]).

1. 제조업, 건설업, 도매업, 소매업, 소비자용품수리업, 부동산임대 및 사업서비스업 등의 사업으로 대통령령이 정하는 것
2. 소득세법 제16조 1항에 따른 이자소득
3. 소득세법 제17조 1항에 따른 배당소득
4. 주식, 신주인수권 또는 출자자분의 양도로 인하여 생기는 수입
5. 고정자산의 처분으로 인하여 생기는 수입, 다만 고유목적사업에 직접 사용하는 고정자산의 처분으로 인하여 생기는 대통령령으로 정하는 수입은 제외한다.
6. 소득세법 제34조 제1항 제2호 및 제4호에 따른 자산의 양도로 인하여 생기는 수입
7. 제1조부터 6조까지의 규정 외에 대가를 얻는 계속적 행위로 인하여 생기는 수입으로서 대통령령으로 정하는 것

2) 법인세법에 의한 과세표준과 세율

내국법인의 각 사업연도의 소득에 대한 법인세는 제13조에 따른 과세표준에 다음 표의 세율을 적용하여 계산한 금액 제55조의 2에 따른 토지 등 양도소득에 대한 법인세액, 제56조에 따른 미환류소득에 대한 법인세액 및 「조세특례제한법」 제100조의 32에 따른 투자·상생협력 촉진을 위한 과세특례를 적용하여 계산한 법인세액이 있으면 이를 합한 금액으로 한다.

과세표준	세율
2억원 이하	과세표준의 100분의 10
2억원 초과	2천만원+(2억원을 초과하는 금액의 100분의 20)
200억원 이하	
200억원 초과	39억 8천만원+(200억원을 초과하는 금액의 100분의 22)
3,000억원 이하	100분의 22
3,000억원 초과	655억 8천만원+(3,000억원을 초과하는 금액의 100분의 25)

※ 과세표준은 법인세법 제13조에 의거 산출

3) 공공병원의 세무회계

국세와 지방세 중 공공병원은 국세인 법인세만 부과된다. 공공병원은 국민건강증진 사업자로서 법인세 납세의무가 있으며 이에 해당되는 공공병원은 200여 개가 있으나 일반국민들이 쉽게 이용할 수 있는 지역거점 공공병원은 40개 병원으로 아래와 같다.

지역거점 공공병원

서울의료원, 강남분원, 부산의료원, 대구의료원, 인천의료원, 백령분원, 경기도의료원 이천병원, 경기도의료원 수원병원, 경기도의료원 포천병원, 경기도의료원 안성병원, 경기도의료원 의정부병원, 경기도의료원 파주병원, 원주의료원, 강릉의료원, 속초의료원, 영월의료원, 삼척의료원, 청주의료원, 충주의료원, 천안의료원, 공주의료원, 홍성의료원, 서산의료원, 군산의료원, 남원의료원, 진안군의료원, 순천의료원, 목포시의료원, 포항의료원, 안동의료원, 김천의료원, 울진군의료원, 마산의료원, 제주도의료원, 서귀포의료원, 서울적십자병원, 상주적십자병원, 인천적십자병원, 통영의료원, 거창의료원

주로 지방공기업법 및 지방공사·시·도 의료병원 설치에 관한 조례에 의하여 설립된 지방공사·시·도 의료원이다. 직접 운영하는 것이 아니라 별도의 법인격을 가지고 설립된 비영리법인병원이므로 법인세의 과세대상이다. 여기에서 주의할 점은 시·도립병원·국립경찰병원 등과 같이 국가와 지방자치단체가 직접 운영하는 국·공립병원은 법인세를 과세하지 않는다.

4) 법인형태의 민간병원 세무회계

다음은 법인형태의 민간병원에 대한 해당 국세와 지방세이다.

<table>
<tr><th rowspan="2"></th><th colspan="2">국세</th><th colspan="6">지방세</th></tr>
<tr><th>법인세</th><th>양도
소득세</th><th>등록세</th><th>취득세</th><th>면허세</th><th>재산세</th><th>통합
토지세</th><th>사업
소세</th></tr>
<tr><td>학교법인병원</td><td>○</td><td>×</td><td rowspan="3">특별시·
광역시·
도청소재지의
시 취득
부동산만 해당</td><td>×</td><td>×</td><td>×</td><td>×</td><td>×</td></tr>
<tr><td>사회복지법인
병원</td><td>○</td><td>×</td><td>×</td><td>×</td><td>×</td><td>×</td><td>○</td></tr>
<tr><td>의료법인병원</td><td>○</td><td>○</td><td>×</td><td>×</td><td>×</td><td>×</td><td>○</td></tr>
<tr><td>재단법인병원</td><td>○</td><td>○</td><td>○</td><td>○</td><td>○</td><td>○</td><td>○</td><td>○</td></tr>
<tr><td>사단법인병원</td><td>○</td><td>○</td><td>○</td><td>○</td><td>○</td><td>○</td><td>○</td><td>○</td></tr>
</table>

① 「사립학교법」 제10조에 의거 설치한 학교법인의 회계는 동법 제29조 1항 그가 설치·경영하는 회계와 법인의 업무에 속하는 회계로 구분한다고 되어 있으며 의료업의 소득에 대하여 법인세를 부과한다. 또한 특별시·광역시·도청소재지의 시에서 취득한 부동산에 대하여 지방세인 등록세를 납부해야 한다.

② 「사회복지사업법」 제16조 법인의 설립허가에 따라 사회복지법인을 운영하려는 자는 대통령령으로 정하는 바에 따라 시·도·지사의 허가를 받아야 한다. 소득에 대하여 법인세 납세의무와 특별시·광역시·도청소재지의 시에서 취득한 부동산에 대해서 등록세를 납부해야 한다. 그러나 법인세법에 의한 법인세 납부 시 법인세법 시행령 제2조 2항에 따라 보건 및 사회복지사업 중 다음 각목의 어느 하나에 해당하는 사회복지시설에서 제공하는 사회복지사업은 수입사업에서 제외한다.

〈법인세법 시행령 제2조 4항〉

보건 및 사회복지사업 중 다음 각목의 어느 하나에 해당하는 사회복지시설에서 제공하는 사회복지사업

가. 「사회복지사업법」 제34조에 따른 사회복지시설 중 사회복지관, 부랑인·노숙인시설 및 결핵·한센인시설

나. 「국민기초생활보장법」 제15조의 2 제1항 및 제16조 제1항에 따른 중앙자활

센터 및 지역자활센터

다. 「아동복지법」 제52조 제1항에 따른 아동복지시설

라. 「노인복지법」 제31조에 따른 노인복지시설(노인전문병원은 제외한다.)

마. 「노인장기요양보험법」 제2조 제4호에 따른 장기요양기관

바. 「장애인복지법」 제58조 제1항에 따른 장애인복지시설

사. 「한부모가족지원법」 제19조 제1항에 따른 한부모가족복지시설

아. 「영유아보육법」 제10조에 따른 어린이집

자. 「성매매방지 및 피해자보호 등에 관한 법률」 제6조 제2항 및 제10조 제2항에 따른 지원시설 및 성매매피해상담소

차. 「정신보건법」 제3조 제4호 및 제5호에 따른 정신질환자 사회복귀시설 및 정신요양시설

카. 「성폭력방지 및 피해자보호 등에 관한 법률」 제10조 제2항 및 제12조 제2항에 따른 성폭력피해상담소 및 성폭력피해자보호시설

타. 「입양특례법」 제20조 제1항에 따른 입양기관

파. 「가정폭력방지 및 피해자보호 등에 관한 법률」 제5조 제2항 및 제7조 제2항에 따른 가정폭력 관련 상담소 및 보호시설

하. 「다문화가족지원법」 제12조 제1항에 따른 다문화가족지원센터

③ 「의료법」 제49조에 의하면 의료법인의 의료법은 의료법 소득에 대하여 국세인 법인세를 부과하며 특별시·광역시·도청소재지의 시에서 취득한 부동산에 대하여 지방세인 등록세를 납부해야 한다.

④ 재단법인병원과 사단법인병원은 국세 중 법인세와 양도세, 지방세 중 등록세·취득세·면허세·재산세·종합토지세·사업소세를 납부해야 한다.

5) 민간개인병원

상법상 개인사업자로서 민간개인병원은 국세 중 소득세와 상속세, 지방세 중 등록세·취득세·면허세·재산세·종합토지세·사업소세를 납부해야 한다. 개인사업자이므로 모든 소득이 과세대상이다.

6) 비영리 내국법인의 각 사업연도의 소득에 대한 과세표준과 신고

「법인세법」 제60조는 과세표준 등의 신고에 관한 법률로 1항 납세의무가 있는 내국법인은 사업연도의 종료일이 속하는 달의 말일부터 3개월 이내에 대통령령으로 정하는 바에 따라 그 사업연도의 소득에 대한 법인세의 과세표준과 세액을 납세지 관할 세무서장에게 신고하여야 한다.

제2항은 각 신고서류 첨부에 관한 것으로 재무상태표, 포괄손익계산서 및 이익잉여금처분계산서(또는 결손금처리계산서를 말한다) 이외에 대통령령으로 정한 세무조정계산서와 대통령령에 의한 서류가 포함된다.

제3항은 내국법인으로서 각 사업연도의 소득금액이 없거나 결손금이 있는 법인의 경우에도 제60조 1항을 준수하여 신고하여야 한다.

「법인세법」 제13조는 과세표준에 관한 것으로 제13조(과세표준) 내국법인의 각 사업연도의 소득에 대한 법인세의 과세표준은 각 사업연도의 소득의 범위에서 다음 각호에 따른 금액과 소득을 차례로 공제한 금액으로 한다.

1. 각 사업연도의 개시일 전 10년 이내에 개시한 사업연도에서 발생한 결손금으로서 그 후의 각 사업연도의 과세표준 계산을 할 때 공제되지 아니한 금액. 이 경우 결손금은 제14조 제2항의 결손금으로서 제60조에 따라 신고하거나 제66조에 따라 결정·경정되거나, 「국세기본법」 제45조에 따라 수정신고한 과세표준에 포함된 결손금만 해당한다.
2. 이 법 및 다른 법률에 따른 비과세소득
3. 이 법 및 다른 법률에 따른 소득공제액

[전문개정 2010.12.30.]

「법인세법」 제14조는 사업연도의 소득에 관한 것으로 제14조(각 사업연도의 소득) ① 내국법인의 각 사업연도의 소득은 그 사업연도에 속하는 익금(益金)의 총액에서 그 사업연도에 속하는 손금(損金)의 총액을 공제한 금액으로 한다. ② 내국법인의 각 사업연도의 결손금은 그 사업연도에 속하는 손금의 총액이 그 사업연도에 속하는 익금의 총액을 초과하는 경우에 그 초과하는 금액으로 한다.

[전문개정 2010.12.30.]

7) 이자소득에 대한 과세와 신고

일반적으로 의료기관은 현금 유동성이 좋은 편이다. 따라서 보유현금을 예·적금형태로 가지고 있다. 이때 발생하는 이자소득은 「법인세법」 제73조 원천징수에 따라 배당소득과 같이 100분의 14, 비영업대금의 이익인 경우에는 100분의 25의 세율을 적용하여 계산한 금액에 상당하는 법인세를 원천징수하여 그 징수일이 속하는 달의 다음달 10일까지 납세지 관할세무서 등에 납부하여야 한다.

이와 같이 원천징수된 이자소득에 대해서는 제60조 1항에도 불구하고 과세표준신고를 하지 아니할 수도 있다. 이 경우 과세표준신고를 하지 아니한 이자소득은 제14조에 따른 각 사업연도의 소득금액을 계산할 때 포함하지 아니한다(제62조 1항).

제2항은 비영리 내국법인의 이자소득에 대한 법인세의 과세표준신고와 징수에 필요한 사항은 대통령령으로 정한다고 되어 있다.

또한 「법인세법」 제62조 1항의 규정에 의하여 과세표준신고를 하지 아니한 이자소득에 대하여는 수정신고, 기한후신고 또는 경정 등에 의하여 이를 과세표준에 포함시킬 수 없다(개정 2010.2.18.).

8) 접대비지출에 대한 세무회계

「법인세법」 제25조와 「법인세법」 시행령 제42조의 내용을 따른다.

세법상 접대비는 원칙적으로 손금에 해당하지만 접대비의 과다지출은 한도를 규제하여 인정하고 있지 않다.

일반적으로 인정된 접대비의 지출은 다음과 같다.

① 접대비와 관련하여 공제받지 못한 부가가치세 매입세액
② 거래처와의 약정에 의하여 포기한 매출채권
③ 인력공급업체의 파견직원에게 지출한 복리후생비: 계약에 의하지 않은 경우 접대비이고 계약에 의하면 용역의 대가임
④ 거래처에 대한 사업상 증여에서 법인이 부담한 매출세액에 상당하는 지출
⑤ 통상 회의비를 초과하는 회의비와 유흥에 지출된 금액

9) 접대비 유사비용의 회계처리

(1) 접대비와 기부금

기업활동과 직접 관련된 거래 상대방에게 금전 또는 물품을 기증한 경우에 그 금품의 가액은 접대비로 회계처리하며 직접 관련이 없는 상대방에게 금전 또는 물품 등을 기증한 경우에 그 물품의 가액은 거래형태별로 다음의 기준에 따른다.

접대비에 해당하지 않는 금품은 기부금으로 회계처리하고 업무와 관련되면 접대비로 회계처리한다.

(2) 노동조합에 지출한 비용의 회계처리

노동조합은 법인으로 간주하는 단체에 해당하므로 노동조합에 지출한 복리시설비는 접대비에 해당된다. 하지만 법인이 아닌 일반모임, 동호회, 자원봉사회에 지출한 복리비는 접대비에 해당하지 않는다.

(3) 광고선전비와 접대비

아래의 지출은 접대비의 성격을 갖는 지출이지만 접대비로 인정되지 않고 광고선전비로 인식한다.

① 판매촉진활동에 소비된 1건당 10,000원 이하의 사은품을 제공하는 경우: 연간 3만원을 초과하여도 광고선전비

② 특정인에게 지출한 비용이 연간 3만원 이하인 경우: 즉 불특정다수에게 기증하는 금품의 가액은 광고선전비로 하여 전액 손금산입한다. 그러나 특정인이나 특정거래처를 상대로 금품을 기증하는 경우 접대비로 회계처리한다.

10) 기부금의 세무회계

기부금이란 법인 혹은 개인의 사업과 직접 관련이 없이 자유로운 의사결정에 따라 특수관계가 없는 자에게 무상으로 제공하는 재산적 증여의 가액을 칭한다. 비영리법인은 기부금의 수혜자이면서 동시에 기부금의 제공자이기도 하다. 법인세법은 기부금의 종류에 따라 일정한도 내에서만 손금에 산입하고 일정한도를 초과하면 손금산입하지 않는 기부금도 있다.

(1) 기부금의 범위

① 법정기부금과 지정기부금

② 학회·협회에 대한 특별회비

③ 비영리법인의 고유목적사업비 지출액: 학교법인이나 의료법인 등의 비영리법인이 수익사업에서 발생한 소득을 고유목적사업 지출에 대해서만 지정기부금으로 인정

④ 의제기부금

법인세법 제35조의 기부금의 범위에는 다음과 같이 의제기부금에 대하여 규정하고 있다.

〈법인세법 시행령 제35조 1항·2항〉

제35조(기부금의 범위) 법 제24조 1항의 규정에 의한 기부금은 제36조의 규정에 의한 지정기부금과 다음 각호의 어느 하나에 해당하는 것으로 한다. 〈개정 2012.2.2.〉

1. 법인이 제87조에 따른 특수관계인 외의 자에게 당해 법인의 사업과 직접 관계없이 무상으로 지출하는 재산적 증여의 가액
2. 법인이 제87조에 따른 특수관계인 외의 자에게 정당한 사유 없이 자산을 정상가액보다 낮은 가액으로 양도하거나 정상가액보다 높은 가액으로 매입함으로써 그 차액 중 실질적으로 증여한 것으로 인정되는 금액. 이 경우 정상가액은 시가의 100분의 30을 가산하거나 100분의 30을 차감한 범위 안의 가액으로 한다.

(2) 기부금의 유형

① 법정기부금: 법정기부금은 당해 사업연도의 소득금액에서 이월결손금을 차감한 금액의 50% 범위에서 손금으로 인정한다.

법정기부금 한도액=(소득금액−이월결손금)×50%

국방헌금·국군장병위문금품·이재민구호품가액·대학의 시설비·교육비·장학금·연구비·사회복지사업·그 밖의 사회복지활동에 필요한 재원의 모집·배분하는 것을 주된 목적으로 하는 비영리법인으로서 법인세법 제24조에 규정된 기부금을 말한다.

② 고유목적사업준비금 범위에서 손금인정기부금(지정기부금): 법인세법 제29조 1

항에서는 비영리 내국법인이 각 사업연도에 그 법인의 고유목적사업이나 지정기부금에 지출하기 위하여 고유목적사업준비금을 손금으로 계상한 경우에는 다음 각호의 금액을 합한 금액(제4호에 따른 수익사업에서 결손금이 발생한 경우에는 제1호부터 제3호까지의 소득금액을 합한 금액에서 그 결손금을 차감한 금액을 말한다)의 범위에서 그 사업연도의 소득금액을 계산할 때 이를 손금에 산입한다.

「의료법」에 의한 의료법인·「사회복지사업법」에 의한 사회복지법인·「민법」 제32조에 따라 주무관청의 허가를 받아 설립된 비영리법인 중 다음의 요건을 모두 충족한 것으로 주무관청의 추천을 받아 기획재정부장관이 지정한 법인에 대한 지출을 말한다.

③ 비지정기부금: ①과 ②의 기부금 이외의 모든 기부금은 비지정기부금이다.
따라서 전액 손금으로 인정되지 않으며 다음을 비지정기부금으로 규정하고 있다. 법인이 특수관계자 외의 자에게 정당한 사유 없이 자산을 정상가액보다 낮게 양도하거나 높은 가액으로 매입함으로써 그 차액 중 실질적으로 증여한 것으로 인정되는 금액, 이 경우 정상가액은 시가의 30%를 가산하거나 30%를 차감한 범위의 가액을 말한다. 또한 법인이 특수관계자 이외의 자에게 당해 법인의 사업과 직접적인 관계가 없이 무상으로 지출하는 재산적 증여의 가액을 비지정기부금이라 한다.

(3) 비영리법인에 적용되는 기부금

비영리법인이 기부금으로 지출할 수 있는 가액은 영리법인과 비교해 볼 때 각 사업연도의 소득금액에서 차지하는 가액이 크다.

① 소득금액의 범위 내에서 50% 손금으로 인정되는 기부금: 법정기부금
② 고유목적사업준비금의 범위 내에서 지출할 수 있는 기부금: 지정기부금

11) 고유목적사업준비금의 손금인정

(1) 고유목적사업준비금의 정의

학교법인이나 사회복지법인은 각기 설립목적이 있다. 학교법인은 교육사업, 사회복지법인은 사회복지사업이 고유목적사업에 해당하며 이 목적사업 수행에 필요한 운영

비를 조달하기 위하여 수익사업을 하는 경우에 그 수익사업에서 발생한 소득의 전부 또는 일부를 목적사업에 사용하기 위하여 적립하는 적립금을 고유목적사업준비금이라 한다.

세법에서는 비영리법인이 고유목적사업에 지출하기 위하여 고유목적사업준비금을 설정하는 경우에 사업연도 소득금액의 일정부분을 손금에 산입하여 세금혜택을 주고 있다.

(2) 고유목적사업준비금의 손금인정

법인세법에서는 모든 비영리법인이 고유목적사업준비금을 설정할 수 있는 것은 아니며 다음에 열거한 비영리단체만 고유목적사업준비금을 설정할 수 있으며 여기에 열거되지 않은 비영리법인은 고유목적사업준비금을 설정할 수 없고 일반영리법인과 같이 소득금액의 10%만 지정기부금으로 인정받을 수 있다.

① 「법인세법」 시행령 제36조 1항 1호에 해당하는 지정기부금수령가능단체로, 예를 들면 「사회복지사회법」에 따른 사회복지법인·「유아교육법」에 따른 유치원, 「초중등교육법」에 따른 학교, 「근로자직업능력개발법」에 따른 기능대학, 「평생교육법」에 따른 평생교육시설, 학술연구단체, 장학단체, 문화예술단체, 종교단체, 「의료법」에 의한 의료법인 등으로 동법 36조에 잘 나타나 있다.

② 법령에 따라 설치된 기금

③ 공동주택의 입주자대표회의 또는 자치관리기구

(3) 손금설정한도

병원형태별 고유목적사업준비금 설정한도는 다음과 같다.

형태	설정한도
개인병원	설정할 수 없음
의료법인, 사단법인, 재단법인	금융소득의 100%와 기타수익사업에서 발생한 소득의 50%의 합계액
학교법인, 국립대학교병원, 사회복지법인, 지방의료원, 국립암센터, 적십자병원 등	수익사업에서 발생한 소득의 100%
인구 30만 이하의 대학병원이 없는 시·군에 소재하는 의료법인	금융소득의 100%와 기타수익사업에서 발생한 소득의 80%의 합계액

(4) 고유목적사업준비금의 의료기관 적용특례

앞의 고유목적사업준비금의 사용에서 살펴본 바와 같이 정관에 규정된 목적사업이 수익사업에 해당한다면 고유목적사업준비금을 그 수익사업에 사용할 수 없으나 의료업은 비영리 공공성을 갖는 사업이면서 법인세법에서 규정한 수익사업이기도 하다.

따라서 법인세법 제56조 6항 3호에 의거 의료업을 영위하는 내국법인(이하 의료법인이라 한다)이 지출하는 다음 각목의 어느 하나에 해당하는 금액은 고유목적사업준비금의 사용을 손금으로 인정한다.

가. 의료기기 등 기획재정부령으로 정하는 고정자산을 취득하기 위하여 지출하는 금액

나. 「의료해외진출 및 외국인환자 유치지원에 관한 법률」 제2조 1호에 따른 의료해외진출을 위하여 기획재정부령으로 정하는 용도로 지출하는 금액

고정자산을 취득하기 위한 지출에서 제56조 6항 3호의 고정자산이란 법인세법 시행규칙 제29조 2의 의료기기 등의 범위는 다음과 같다.

1. 병원건물 및 부속토지
2. 의료기기법에 따른 의료기기
3. 보건의료법에 따른 보건의료정보의 관리를 위한 정보시스템·설비

1.의 병원건물 및 부속토지에 연수원, 기숙사, 사택 등은 포함되지 않는다.

(5) 고유목적사업준비금의 회계처리

고유목적사업준비금을 사용하였을 때의 회계처리 시 공인회계사의 외부감사를 받는 법인을 제외한 모든 비영리법인은 고유목적사업준비금을 결산에 반영하여야 손금에 산입할 수 있다.

고유목적사업준비금의 손금산입방법은 결산조정방법과 신고조정방법이 있다.

가. 결산조정방법

고유목적사업준비금을 사용하여 의료기기 등의 고정자산을 구입할 경우 의료발전회계로 구분경리하여야 한다.

① 고유목적사업준비금의 설정 시 회계처리

(차) 고유목적사업금 전입액 ××× (대) 고유목적사업준비금 ×××

② 지정기부금을 지출하거나 고유목적사업에 전출하는 경우

(차) 기부금(전출금) ××× (대) 현금 및 현금등가물 ×××
　　고유목적사업준비금 ××× 　　기부금(전출금) ×××

③ 고유목적사업회계가 수익사업에서 전출한 금액을 수령했을 때

전입수령 시

(차) 현금 및 현금등가물 ××× (대) 수익사업전입금 ×××

고유목적사업에 사용 시

(차) 기숙사 건축비 ××× (대) 현금 및 현금등가물 ×××

④ 고정자산의 취득: 의료업을 하는 비영리법인이 법인세법 29조 2에서 규정한 의료기기 등의 고정자산을 취득하기 위하여 지출하는 가액을 고유목적사업준비금으로 사용하면 그 금액을 의료발전회계로 구분하여 구분·경리해야 한다.

병원회계(수익사업회계)	의료발전회계
전입 시(100) (차) 고유목적사업준비금전입 100 (대) 고유목적사업준비금 100	
구입 시(100) (차) 자　산 100 (대) 현　금 100 　의료발전준비금 100 　의료발전준비금환입 100	(차) 자　산 100 (대) 의료발전준비금 100
감가상각(30) (차) 감가상각비 30 (대) 감가상각누계액 30 　의료발전준비금 30 　의료발전준비금환입 30	(차) 의료발전준비금 30 (대) 자　산 30
처분(60) (차) 현　금 60 (대) 자　산 100 　감가상각누계액 30 　의료발전준비금환입 70 　처분손실 10 　의료발전준비금 70	(차) 의료발전준비금 70 (대) 자　산 70

나. 신고조정방법

법인세법 제61조(준비금의 손금계상특례)에서는 다음과 같이 정하고 있다.

① 내국법인이 「조세특례제한법」에 따른 준비금은 세무조정계산서에 계상하거나 「주식회사 등의 외부감사에 관한 법률」 제2조 7호 및 제9조에 따른 감사인의 회계감사를 받는 비영리 내국법인이 제29조에 따른 고유목적사업준비금을 세무조정계산서에 계상한 경우로서 그 금액에 상당하는 금액이 해당 사업연도의 이익처분에 있어서 그 준비금의 적립금으로 적립되어 있는 경우 그 금액은 손금으로

계상한 것으로 본다([개정 2017.10.31.] 제15022호(주식회사 등의 외부감사에 관한 법률[시행일 2018.11.1.]).

② 제1항에 따른 준비금의 손금계상 및 그 금액의 처리에 필요한 사항은 대통령령으로 정한다([전문개정 2010.12.30.]).

(6) 고유목적사업준비금의 사용

비영리법인이 관련법에 의거, 손금산입한 고유목적사업준비금은 이후 5년 이내에 정관에 규정된 설립목적을 수행하는 고유목적사업에 지출하거나 지정기부금으로 사용해야 한다. 고유목적사업준비금의 지출은 순수한 비영리사업에만 해당되므로 비영리법인이 운영하는 수익사업에 고유목적사업준비금을 사용할 수는 없다. 의료법은 법인세법에서 수익사업으로 보기 때문에 고유목적사업준비금으로 의료업을 수행하면서 발생한 차입금의 상환이나 이자지급은 고유목적사업비의 지출로 인정한다.

K-IFRS를 반영한 병원행정사 시험 대비
병원회계

부록

1. 병원행정사 시험 기출문제분석 실전확인 모의고사
2. 재무제표 양식
3. 화폐시간가치의 부표

부록 1 병원행정사 시험 기출문제분석 실전확인 모의고사

기출문제분석 실전확인 모의고사 1회

01. 2017년 1월 1일에 1억원을 지출하여 의료기기를 구입하였다. 그 장비의 내용연수는 5년이고 5년 후 잔존가액은 1천만원이다. 유형자산에 대한 감가상각평가방법으로 정액법을 적용하고 있다면, 2017년 결산시점(12월 31일)에서 해당 의료기기의 장부가액은 얼마인가?

① 9,000만원
② 8,200만원
③ 7,000만원
④ 6,200만원

02. 국내법인형태의 의료기관은 (　　　) 대신 기본금변동계산서를 주로 사용한다. (　　　)에 해당하는 것은?

① 대차대조표
② 손익계산서
③ 이익잉여금처분계산서
④ 현금흐름표

03. 다음의 재무비율 중 부채의존도를 의미하며 기업의 장기채무에 대한 원금 및 이자상환 지급능력을 나타내는 비율은?

① 유동성비율(liquidity ratio)
② 레버리지비율(leverage ratio)
③ 효율성비율(efficiency ratio)
④ 수익성비율(profitability ratio)

04. 비영리법인 의료기관 세무회계의 특징으로 옳은 것은?

① 비영리법인 의료기관은 배당이 허용된다.
② 회계처리 시 의료기관회계기준규칙을 준수하여 처리한다.
③ 일반적인 영리기업에 적용되는 기업회계와 동일하게 처리한다.
④ 손익계산서와 대차대조표를 작성할 필요가 없다.

05. 다음 중 계속기록법에 대한 설명으로 틀린 것은?

① 고가 의약품이나 진료재료 등의 경우에 적절하다.
② 장부금액은 실제재고조사에 의한 재고액과 비교되기 때문에 재고 감모손실을 산출하는 데 유용하다.
③ 장부상의 계속기록으로 정확한 재고기록이 유지가능하다.
④ 실무상 비교적 간단히 처리가능하다.

06. 기업외부의 이해관계자를 위해 재무적 정보를 제공하기 위해 GAAP를 준수해야 하는 회계는?

① 세무회계　　② 원가회계
③ 관리회계　　④ 재무회계

07. 다음 중 옳지 않은 것은?

① 현금흐름표는 일정기간 동안 현금의 유입과 유출에 관한 정보를 제공한다.
② 기본금변동계산서는 이월이익잉여금의 수정사항과 당기이익잉여금의 처분사항을 명확하게 보고하기 위해 작성하는 재무제표이다.
③ 대차대조표는 일정기간 동안 경제적 실체의 재정성과를 나타내는 보고서이다.
④ 손익계산서는 한 회계기간 동안 발생한 비용항목과 수익항목을 기재하여 당해 기간의 순이익 혹은 순손실을 표시하는 재무제표이다.

08. 재무상태표계정항목으로 바르게 구성된 것은?

① 자산수증이익, 현금 및 현금등가물, 약품, 감가상각누계액, 재료비
② 재고자산, 대손충당금, 장기대여금, 선수수익, 퇴직급여충당금
③ 외래미수금, 퇴직보험예치금, 의료장비, 이연법인세대, 복리후생비
④ 단기매매증권, 재고자산, 영업권, 의료수익

09. 12월 5일에 입원하여 12월 15일 퇴원한 환자 김철수 씨의 진료비 총액은 6,000,000원이다. 이 중 본인부담금 2,000,000원은 납부를 하였으며 나머지 금액에 대해서는 병원에서 보험자단체에게 청구를 하였을 때의 회계처리방법은?

①	현금 및 현금등가물	2,000,000원 /	의료수익	6,000,000원
	의료미수	4,000,000원		
②	의료수익	5,000,000원 /	현금 및 현금등가물	2,000,000원
			의료미수	3,000,000원

③ 현금 및 현금등가물	2,000,000원 /	진 료 비	5,000,000원
의료수익	3,000,000원		
④ 진료비	5,000,000원 /	현금 및 현금등가물	2,000,000원
		청구액	3,000,000원

10. 현금흐름표에 대한 설명으로 옳지 않은 것은?

① 포괄손익계산서상의 당기순이익과 영업활동으로 인한 현금흐름이 차이가 나는 원인에 대한 정보를 제공한다.

② 기업의 경영성적, 배당금지급능력, 부채상환능력, 외부자금의 조달능력에 관한 정보를 제공한다.

③ 기업의 자산, 부채, 자본의 변동사항에 대한 정보를 제공한다.

④ 기업의 미래현금흐름의 창출능력에 관한 정보를 제공한다.

11. 다음 중 영리법인과 비영리법인에 대한 설명으로 바른 것은?

① 영리법인은 잉여금이나 잔여재산을 지분참여자 등 구성원에게 분배할 수 있으나, 비영리법인은 잉여금이나 잔여재산을 기본금 지분참여자 등 구성원에게 분배할 수 없다.

② 비영리법인은 수익금 전액에 대해 법인세와 소득세가 부과되지 않으며, 영리법인은 수익금 전액에 대해 법인세가 부과된다.

③ 의료법인 및 학교법인은 비영리법인으로 분류되며, 총수익금의 30%까지 고유목적사업준비금 설정으로 손금인정을 받을 수 있다.

④ 고유목적사업준비금은 손금산입한 사업연도 종료일 이후 7년이 되는 날까지 고유목적사업에 사용하여야 한다.

12. 원광병원의 유동자산은 200억원, 유동부채는 160억원이다. 그런데 비유동부채 중 20억원은 1년 이내에 상환해야 할 부채이다. 이 병원의 유동비율은?

① 90%　　② 91.8%

③ 111.1%　　④ 121.3%

13. 다음 원광병원의 자료에 의한 경상이익은 얼마인가?

의료수익 100억원, 의료비용 85억원, 의료외수익 10억원, 의료외비용 10억원

① 15억원　　② 20억원

③ 25억원　　④ 40억원

14. 회계공준에서 청산의 명확한 증거가 없는 한 실체는 경영활동을 영속적으로 수행한다고 보는 가정은 무엇인가?

① 화폐평가의 공준 ② 계속기업의 공준
③ 기업실체의 공준 ④ 회계기간의 공준

15. 다음 항목 중 유동자산에 속하지 않은 것은?

① 약품재고 ② 미지급급여
③ 진료미수금 ④ 현금

16. 재고자산평가방법 중 나중에 매입된 것을 먼저 판매되는 것으로 가정하여 계산하는 방식은 무엇인가?

① 선입선출법 ② 이동평균법
③ 후입선출법 ④ 평균재고법

17. 비유동자산의 감가상각을 하는 방법 중에서 감가상각대상자산의 잔존금액에 일정한 상각률을 곱하여 매년 감가상각을 계산하는 방법은 무엇인가?

① 정액법 ② 생산량비례법
③ 연수합계법 ④ 정률법

18. 다음과 같은 재무상태표 금액이 있을 때 자본금은 얼마인가?

자산총액 1,092,000원, 부채총액 851,000원, 유동자산 550,000원

① 241,000원 ② 1,752,000원
③ 1,111,000원 ④ 605,000원

19. 손익계산서상 의료기관 의료비용의 3대 요소가 아닌 것은?

① 관리비 ② 재료비
③ 인건비 ④ 홍보비

20. 다음 중 자산에 대한 설명 중 옳지 않은 것은?

① 과거 사건의 결과로 기업이 통제하고 있는 것이다.
② 미래의 경제적 효익이 기업에 유입될 것으로 기대되는 자원이다.
③ 미소멸원가이다.
④ 잔여지분이다.

기출문제분석 실전확인 모의고사 1회 풀이

01. 감가상각비$=\frac{\text{취득원가}-\text{잔존가치}}{\text{내용년수}}=\frac{\text{1억원}-\text{1천만원}}{\text{5년}}=\frac{\text{9천만원}}{5}=$1,800만원

장부가액=1억원−800만원=8,200만원

02. 비영리법인이므로 이익잉여금을 처분할 수 없음

03. 레버리지비율은 부채비율이라고도 함

04. 기업회계와 동일하지 않고 배당이 허용되지 않으며 대차대조표, 손익계산서는 꼭 작성해야 함

05. 계속기록법은 매입, 매출을 계속적으로 장부에 기록하므로 간단하지 않음

06. 관리회계는 내부이해관계자, 원가회계는 관리회계와 재무회계 양편에 다 사용됨. 세무회계는 정부와 납세자의 회계

07. 대차대조표는 일정기간이 아니라 일정시점임

08. 암기해서 맞히기 어려운 문제이므로 계정과목의 성격을 파악해야 한다. 그래도 수험생 입장에서는 어려운 문제이다.

- 자산
  - 유동자산
    - 당좌자산: 단기매매증권, 대손충당금, 의료미수금, 외래미수금, 현금 및 현금등가물
    - 재고자산: 약품, 진료재료, 급식재료, 저장품, 의료부대물품
  - 비유동자산
    - 유형자산: 의료장비, 감가상각누계액, 토지, 건물, 구축물, 기계장치, 차량운반구
    - 무형자산: 영업권
    - 투자자산: 이연법인세차, 퇴직보험예치금, 장기대여금

부채 : 비유동부채: 퇴직급여충당금 이연법인세대

수익 : 의료수익, 외래수익, 기부금수익, 기타의료수익

의료외수익: 의료부대수익, 이자수익, 배당수익, 임대료수익, 기부금수익 등

특별이익 : 자산수금이익, 채무변제이익, 보험이익

비용 : 복리후생비, 재료비

10. 현금흐름표는 주식발행, 감가상각비, 배당금, 순이익 등에 관한 정보도 포함되므로 ③번이 틀림. 현금흐름표는 재무활동, 영업활동, 투자활동에 관한 정보가 포함되어 있음.

11. ③ 설정한도액은 50~100%까지

- 고유목적사업준비금한도: (이자소득+배당소득+융자금 이자금액)×100%+(수익사업소득−이자소득−배당소득−융자금 이자금액−이월결손금−법정기부금 손금인정액)×50%
- 조세특례제한법 제74조: 학교법인, 사회복지법인, 비영리의료법인, 도서관과 박물관을 운영하는 비영리법인 등은 모든 수익사업의 100%를 고유목적사업준비금으로 설정할 수 있음

② 비영리법인의 수익 중 고유목적사업 이외의 수익사업에서 발생한 수익에 대해서만 법인세를 부과, 영리법인도 조세정책적·사회정책적 목적을 위해 비과세·감면이 있음

④ 5년 이내에 고유목적사업이나 지정기부금에 사용해야 함

12. $\frac{\text{유동자산}}{\text{유동부채}} \times 100$, 고정부채 20억원을 유동부채에 포함시켜야 함

13. 의료수익－의료비용＋의료외수익－의료외비용＝경상이익

14. 계속기업의 공준: 기업은 예상가능한 미래기간 동안 영업을 계속할 것이며, 미리 계획된 청산시점이 없다는 가정

15. 미지급임금은 부채, 약품재고는 유동자산 중 재고자산임

17. 정확한 문제는 잔존금액이 아니라 장부가액에 상각률을 곱함

18. 유동자산은 자산총액에 포함되어 있으므로 '자산총액－부채총액'
1,092,000－851,000＝241,000원

19. 3대 비용: 인건비, 재료비, 관리비

기출문제분석 실전확인 모의고사 1회 정답

01. ②	02. ③	03. ②	04. ②	05. ④	06. ④	07. ③	08. ②	09. ①	10. ②
11. ①	12. ③	13. ①	14. ②	15. ②	16. ③	17. ④	18. ①	19. ④	20. ④

기출문제분석 실전확인 모의고사 2회

01. 재무회계의 특징으로 가장 옳은 것은?

① 대체로 일정한 형식에 따라 회계처리해야 한다.
② 수시로 필요에 따라 보고해야 한다.
③ 자본금, 자본잉여금, 이익잉여금으로 통합표시한다.
④ 병원내부의 경영자를 위한 보고가 목적이다.

02. 재무상태표의 작성기준으로 옳은 것은?

① 자본, 부채 및 이익으로 구분표시한다.
② 계정항목은 총액기준에 따라 기재한다.
③ 자본금, 자본잉여금, 이익잉여금으로 통합표시한다.
④ 계정과목별로 유동성이 낮은 것부터 배열한다.

03. 유동자산으로 옳지 않은 것은?

① 미지급급여 ② 약품
③ 급식재료 ④ 의료미수금

04. 비유동장기적합률은 얼마인가?

• 비유동자산: 90억원	• 기본재산: 60억원
• 유동자산: 20억원	• 비유동부채: 30억원

① 40% ② 100%
③ 200% ④ 200%

05. 다음 중 기타의료수익으로 계상되는 것은?

① 제증명료수익 ② 영안실직영수익
③ 임대료수익 ④ 이자수익

06. 손익계산서비용계정과목 중 현금지출 없이 비용으로 인정되는 것으로만 묶여진 것은?

가. 감가상각비	나. 외화환산 손실
다. 대손상각비	라. 보험료
마. 복리후생비	

① 가, 나, 다　　② 가, 나, 라
③ 가, 나, 다, 라　　④ 가, 나, 라, 마

07. 2015년도 1월 1일에 20억원을 지출하여 MRI를 구입하였다. 내용연수는 5년이고, 5년 후의 잔존가액은 4억원이다. 감가상각평가방법으로 정액법을 적용할 경우 2015년 12월 31일 기말결산시점에서 해당 MRI에 대한 감가상각비는?

① 3억 2천만원　　② 8억원
③ 6억 4천만원　　④ 2억원

08. 감가상각을 할 수 있는 자산으로만 구성된 것은?

① 의료장비, 토지, 재고자산
② 자동차, 건물, 유휴설비자산, 의료장비
③ 재고자산, 자동차, 투자자산, 유형자산
④ 건축 중인 자산, 유휴설비자산, 의료장비

09. 재고자산에 대한 ABC관리방법에 대한 설명으로 옳은 것은?

① 전체 품목 사용량 중 가장 많은 품목 30%만을 중점관리하는 방법이다.
② 노력과 비용이 적게 드는 단점이 있다.
③ 전체 자산 비중의 80~90%를 희생시키는 관리방법이다.
④ 물품 단가가 큰 품목 순으로 상위 10~20%에 해당하는 품목만을 중점관리하는 방법이다.

10. 2015년도 재고약품에 대한 약품비 소모액은?

> 원광병원에서 타이레놀 3,000정(Tab)을 2015년도 10월 31일 단가 10원을 지급하고 구매하였으며, 추가로 12월 10일 단가 20원에 4,000정(Tab)을 구입하였다. 연말결산 시 사용하고 남은 재고수량은 2,000정(Tab)이었다. 단 원광병원은 재고자산평가방법으로 선입선출법(FIFO)을 이용하고 있다.

① 40,000원　　② 50,000원
③ 60,000원　　④ 70,000원

11. 의료외비용이 아닌 것은?

① 의료사회사업비　　② 의료부대비용
③ 이자비용　　④ 외환차손

12. 고정원가를 회수하고 기간이익에 도움을 줄 수 있는 금액을 무엇이라 하는가?

① 순이익　② 손익분기점 매출액
③ 소요변동비　④ 공헌이익

13. 원광병원은 고정비가 60억원이며 환자당 변동비가 3만원, 환자당 수가가 9만원이라고 할 때, 손익분기점상의 총수익은?

① 65억원　② 70억원
③ 90억원　④ 80억원

14. 의료미수금에 해당하는 것은?

① 받을어음　② 단기대여금
③ 대손상각비　④ 미수채권

15. 경영성적계산을 위해 유형고정자산의 취득원가를 그 자산의 영업목적에 공헌하는 만큼 각 회계기간에 배분하여 비용화하는 회계적 절차는?

① 원가배분　② ABC원가
③ 손익분기　④ 감가상각

16. A환자의 진료비 총액 2,000,000원 중 본인부담금이 1,200,000원이고 보험자단체에 청구하여야 할 금액이 800,000원인 경우 회계처리방법은?

	차변	금액	대변	금액
①	현 금	1,200,000	의료수익	2,000,000
	진료미수금	800,000		
②	의료수익	2,000,000	현 금	1,000,000
			진료미수금	1,000,000
③	현 금	1,200,000	의료수익	2,000,000
	미수수익	800,000		
④	의료수익	1,200,000	현 금	400,000
			진료미수금	800,000

17. 병원회계에서 손익을 구분하는 기준을 잘못 설명한 것은?

① 의료손익＝그 기간에 속하는 의료부대사업수익－의료비용
② 경상손익＝의료손익＋(의료외수익－의료외비용)
③ 법인세 차감전 손익＝경상손익＋(특별이익－특별손실)
④ 당기순이익＝법인세 차감전 순손익－법인세 및 주민세

18. 기업에서 현금흐름의 활동이 아닌 것은?

① 영업활동　　② 기업활동
③ 경제활동　　④ 재무활동

19. 다음은 영리법인과 비영리법인의 과세소득에 대한 설명이다. 옳은 것은?

① 비영리법인은 수익사업소득이 있더라도 법인세 의무는 없다.
② 영리법인은 소득원천에 관계없이 당해 사업연도에 증가한 순자산을 기준으로 과세한다.
③ 영리법인은 당기순이익이 있으며 세무상 공제가능한 이월결손금이 더 많더라도 납부할 세액이 발생한다.
④ 비영리법인은 비수익사업의 소득에 대해서도 납세의무를 진다.

20. 활동기준원가계산절차는 크게 세 단계로 구성되는데 올바른 순서는?

> 가. 제품의 제조작업에 수행되는 활동을 구분하고 각 활동별로 제조원가를 집계한다.
> 나. 각 원가직접대상에서 사용된 활동수에 원가동률을 곱하여 원가를 계산한다.
> 다. 활동별로 원가동인을 이용하여 제조간접원가를 각 원가집적대상에 배분하기 위하여 원가동률을 결정한다.

① 가 - 나 - 다　　② 나 - 가 - 다
③ 가 - 다 - 나　　④ 다 - 나 - 가

기출문제분석 실전확인 모의고사 2회 풀이

01. 재무회계는 일정한 형식에 따라 보고해야 이해관계자들이 다양한 이해관계회사의 재무제표를 보고 의사결정을 할 수 있기 때문이다.

02. 재무상태표 작성기준

① 자산·부채·자본은 총액에 의해 기재하고 상계함으로써 그 전부 또는 일부를 제외해서는 안 됨

② 1년기준으로 유동자산, 고정자산(비유동자산), 유동부채, 고정부채(비유동부채)로 구분

③ 유동성이 높은 순으로 배열

④ 가지급금, 가수금 등의 미결산항목은 적절한 과목으로 기재

03. 자산은 크게 유동자산과 비유동자산으로 나뉘는데 유동자산은 다시 당좌자산과 재고자산으로 나뉜다. 급식재료와 약품은 재고자산, 의료미수금은 당좌자산, 선수금은 부채임

04. '고정장기적합률'이란 자기자본과 고정부채가 고정자산에 어느 정도 투입되어 있는가를 나타내는 비율로 병원이 필요한 자산을 자기자본과 장기부채로 구입할 경우 재무적 압박은 크지 않다. 100% 미만이면 재무적 안전성이 보장된다.

※ 고정부채는 '비유동부채'로, 고정자산은 '비유동자산'으로 바뀌어도 된다.

※ 고정장기적합률은 비유동장기적합률과 같은 의미이므로 위의 용어정리에 따라

$$\text{비유동장기적합률} = \frac{\text{비유동자산}}{\text{자기자본} + \text{비유동부채}} \times 100$$

05. 기타의료수익: 건강진단수익, 수탁검사수익, 직원급식수익, 제증명료수익, 구급차운영수익

의료외수익: 임대료수익, 이자수익, 의료부대수익(영안실, 매점, 주차장직영수익)

06. 보험료, 복리후생비는 현금지출비용임

07. $\text{감가상각비} = \frac{\text{취득원가} - \text{잔존가치}}{\text{내용년수}} = \frac{20\text{억원} - 4\text{억원}}{5\text{년}} = \frac{16\text{억원}}{5\text{년}}$

$= 3\text{억 } 2\text{천만원}$

08. ① 토지는 감가상각 불가

③ 투자자산은 감가상각 불가

④ 건설중인 자산은 감가상각 불가

09. 단가가 커서 총매출액 상위 10~20% 품목을 집중관리하는 방법

10. 2015년 10월 31일: 3,000×10=30,000/ 11월 10일: 4,000×20=80,000, 기말재고 2,000정

※ 판매가능수량 7,000정 중 2,000정이 남아 있고 선입선출법이므로 총 5,000정 중 10월 31일 3,000정×10원이 소비되고 12월 10일에 2,000정×20원이 소비됨

따라서 30,000원+40,000원=70,000원

11. 의료사회사업비는 의료비용임

12. ※ 손익분기점 매출량(내원환자수)=고정비용을 단위당 공헌이익(의료수가－의료변동비)으로 나눈 값

※ 순이익은 손익분기점을 지나서 환자수와 의료수가에 따라 증가하기 시작함
※ 공헌이익은 환자 1인당 수가－환자 1인당 변동원가(의료변동비)
제공한 의료서비스에 대한 수익(의료수가)이 고정비를 회수하고 이익을 창출하는 데 얼마만큼 공헌했는지를 나타냄

13. 내원환자수 $= \dfrac{\text{고정비}}{\text{환자당 수가} - \text{변동비}} = \dfrac{\text{60억원}}{\text{9만원} - \text{3만원}}$

$= \dfrac{\text{60억원}}{\text{6만원}} = 100{,}000\text{원} \times 9 = 9{,}000{,}000{,}000\text{원}$

14. 당좌자산: 대손충당금, 단기대여금, 받을어음
미수채권: 유형자산매각미수금, 환급미수금
의료미수금: 진료행위로 인하여 발생된 의료미수금, 받을어음, 부도어음

15. 감가상각을 가치감소분에 대한 회계라 하였으나 정확한 의미는 기간비용배분임

16. 의료수익은 대변이다. 미수금은 채권으로 자산의 증가이므로 차변계정과목임

17. ① 의료사업수익이라는 계정과목 없음
④ 주민세는 관리운영비 중 세금과공과 계정과목에 포함되어 의료비용에 포함됨

18. 기업의 3대 활동은 영업활동, 투자활동, 재무활동

19. ① 있다.
② 법인세법상 영리법인의 과세대상소득은 포괄주의를 표방하여 법인의 순자산을 증가시키는 거래로 인하여 발생하는 모든 수익금액에 대하여 과세한다.
③ 이월결손금이 많으면 납부세액은 없다.
④ 수익사업만 납세의무가 있다.

기출문제분석 실전확인 모의고사 2회 정답

01. ①	02. ②	03. ①	04. ②	05. ①	06. ①	07. ①	08. ②	09. ④	10. ④
11. ①	12. ④	13. ③	14. ①	15. ④	16. ①	17. ①, ④	18. ②, ③	19. ②	20. ③

기출문제분석 실전확인 모의고사 3회

01. 재무제표에 대한 설명으로 맞는 것은?

① 재무상태표는 일정시점(결산기말)의 병원, 기업 등 경제실체의 재무상태를 명확히 표시하는 결산보고서이다.

② 손익계산서(Income Statement)는 기업, 병원 등의 일정기간의 자산, 부채, 자본을 명확히 표시한 결산보고서이다.

③ 이익잉여금(또는 결손금)처리계산서는 잉여금 또는 결손금의 처리내용을 명백히 표시하는 계산서로 병원회계에서는 시산표 작성으로 대체가 가능하다.

④ 현금흐름표(Statement of cash flow)는 일정시점의 현금상태를 제공하여 주는 재무제표이다.

02. 재무상태표의 기본방정식은?

① 자산=부채-자본
② 자산=부채+자본
③ 자본=부채+자산
④ 자본=부채-자산

03. 재무상태표의 작성기준으로 맞는 것을 모두 고르시오.

가. 총액주의원칙	나. 유동성배열법	다. 잉여금구분기준
라. 1년 구분원칙	마. 통합표기원칙	

① 가, 나
② 가, 나, 다
③ 가, 나, 다, 라
④ 가, 나, 다, 라, 마

04. 2018년도 결산 시 재고약품평가액은 얼마인가?

> 원광병원에서 타이레놀 3,000정(Tab)을 2018년도 10월 31일 단가 10원을 지급하고 구매하였으며, 추가로 12월 10일 단가 20원에 4,000정(Tab)을 구입하였다. 연말결산 시 사용하고 남은 재고수량은 2,000정(Tab)이었다. 단 원광병원은 재고자산평가방법으로 선입선출법(FIFO)을 이용하고 있다.

① 40,000원
② 50,000원
③ 60,000원
④ 70,000원

05. 다음 계정과정 중 감가상각대상이 되는 자산으로만 구성된 것은?

① 의료장비, 건물, 토지, 자동차
② 건축 중인 자산, 의료장비, 자동차
③ 자동차, 건물, 의료장비
④ 자동차, 투자자산, 유형자산, 의료장비

06. 원광병원은 2018년 1월 1일에 1천만원을 지출하여 MRI장비를 구입하였다. MRI의 내용연수는 5년이고 5년 후 잔존가액은 없다. 단 원광병원은 유형자산에 대한 감가상각평가방법을 정액법으로 적용하고 있다면, 2018년도 결산시점(12월 31일)에서 해당 의료장비의 순장부가액은 얼마인가?

① 700만원
② 800만원
③ 900만원
④ 600만원

07. 비유동자산 중에서 1년 이상의 장기투자목적으로 보유하고 있는 유가증권이나 특정의 장기성예금을 무엇이라고 하는가?

① 투자자산
② 유형자산
③ 무형자산
④ 금융자산

08. 유동부채가 아닌 것은?

① 선수금
② 미지급금
③ 매입채무
④ 임대보증금

09. 자본적 지출과 수익적 지출에 대한 설명으로 옳지 않은 것은?

① 자본적 지출은 유형자산의 내용연수를 연장시키거나 가치를 실질적으로 증가시키는 지출을 말한다.
② 자본적 지출로 처리된 경우 감가상각의 대상이 되며, 자산장부가의 증대를 가져온다.
③ 수익적 지출은 유형자산의 원상을 회복시키거나 현재의 경제적 효익을 유지시키기 위한 지출이다.
④ 수익적 지출은 유형자산의 취득 후 소비되는 지출을 자산으로 처리하는 것을 말한다.

10. 손익계산서의 작성기준이 아닌 것은?

① 발생주의와 실현주의기준
② 수익과 비용을 대응시키는 기준
③ 구분표시기준
④ 수익항목과 비용항목 직접상계를 통한 순액기준

11. 발생주의원칙에 따른 회계처리과정에서 의료수익을 인식하는 기준시점은?

① 환자로부터 진료비를 받았을 때이다.
② 환자가 부담금을 납부하였을 때이다.
③ 본인부담금을 받았을 때와 청구하였을 때이다.
④ 병원에서 환자에게 의료서비스를 제공한 때이다.

12. 원광병원의 2018년도 의료수익 100억원, 의료비용 90억원, 의료외수익 10억원, 의료외비용 10억원이다. 원광병원의 경상이익은 얼마인가?

① 5억원 ② 10억원
③ 15억원 ④ 20억원

13. 손익계산서의 비용계정과목 중 현금지출 없이 비용으로 인정되는 것으로만 묶여진 것은?

가. 감가상각비	나. 외화환산 손실	다. 보험료
라. 재료비	마. 복리후생비	

① 가, 나, 다 ② 가, 나
③ 가, 나, 다, 라 ④ 가, 나, 라, 바

14. 재무비율분석에 대한 설명이다. 옳지 않은 것은?

① 유동비율은 단기채무 지급능력을 나타내며, 유동비율, 당좌비율 등으로 측정한다.
② 레버리지비율은 부채의존도를 나타내는 재무비율로서 부채비율, 경영자본 순이익률 등으로 측정된다.
③ 활동성비율분석은 자산의 이용능률을 나타내는 재무비율로서 총자산회전율, 유형자산회전율, 의료미수금회전율 등으로 측정된다.
④ 성장성비율분석은 의료수익증가율, 총자본증가율, 순이익증가율 등으로 측정되며, 병원이 성장기회를 충분히 이용하고 있는가를 측정한다.

15. 이자보상율 손실에 대한 설명 중 옳은 것은?

① 병원의 규모에 비해 지급이자에 대한 부담이 상대적으로 크다는 것이다.
② 병원의 이익규모에 비해 지급이자에 대한 부담이 상대적으로 작다는 것이다.
③ 병원의 의료외수익규모에 비해 지급이자에 대한 부담이 상대적으로 크다는 것이다.
④ 병원의 의료수익규모에 비해 지급이자에 대한 부담이 상대적으로 작다는 것이다.

16. 원광병원의 당기순이익은 7억원, 법인세 등 세금은 2억원, 이자비용은 3억원이다. 이 병원의 이자보상률은 몇 배인가?

① 2.4배　　② 5배
③ 3.6배　　④ 4배

17. 다음에서 입원환자기준 조정환자수는?

- 입원환자 1인당 1일 평균부담진료비 400,000원
- 외래환자 1인당 1일 평균부담진료비 100,000원
- 총재원일수(연입원환자수) 100,000일(명)
- 연외래환자수 400,000명

① 200,000명　　② 300,000명
③ 400,000명　　④ 190,000명

18. 화폐의 시간적 가치에서 현재가치란?

① 미래의 현금흐름을 일정한 이자율로 나눈 값을 말한다.
② 미래의 현금흐름을 일정한 이자율로 곱한 값을 말한다.
③ 미래의 현금흐름을 일정한 이자율로 할인한 값을 말한다.
④ 현재의 현금흐름을 일정한 이자율로 곱한 값을 말한다.

19. 손익분기점에 관한 설명 중 옳은 것은?

① 다른 조건이 같고 변동비가 커지면 손익분기점은 낮아진다.
② 환자 1인당 의료수익이 커지면 손익분기점은 높아진다.
③ 환자 1인당 변동비가 커지면 손익분기점은 높아진다.
④ 공헌이익이 커지면 손익분기점은 높아진다.

20. 비영리법인병원 설명으로 맞지 않는 것은?

① 잉여금이나 잔여재산을 기본금 제공자 등 구성원에게 분배할 수 없다.
② 학교법인 부속병원은 수익사업에서 얻은 소득의 100%까지 고유목적사업준비금 설정으로 손금인정을 받을 수 있다.
③ 고유목적사업준비금 설정액의 사용기한은 손금산입일이 속하는 사업연도 종료일 이후 5년 이내 사용해야 한다.
④ 수익사업에서 발생한 소득, 양도차익 등에 대하여 납세의무를 질 필요가 없다.

기출문제분석 실전확인 모의고사 3회 풀이

01. ② 수익과 비용
③ 현금의 유입과 유출을 나타내는 보고서
④ 시산표 작성으로 대체불가능

04. 10월 31일 3,000정×10원=30,000원
12월 10일 4,000정×20원=80,000원
12월 31일 기말재고는 20원짜리 2,000정이 남아있음
그러므로 2,000정×20원=40,000원

05. ① 토지, ② 투자자산, ④ 건축 중인 자산은 감가상각할 수 없음

06. $감가상각비=\frac{1천만원-0}{5년}=2,000,000원$
장부가액=8,000,000원

07. ① 투자자산은 투자목적

08. 고유목적사업준비금은 비유동부채

09. ④ 자산 ⇒ 비용으로 처리

10. ④ 직접상계해서는 안 되고 수익과 비용은 총액기준임

11. ① 현금주의, ② 퇴원주의, ③ 발생주의

12. 의료수익(100억원) − 의료비용(90억원) = 의료이익(10억원)
의료이익(10억원) + 의료외수익(10억원) − 의료외비용(10억원) = 경상이익 10억원

13. 기출문제분석 실전확인 모의고사 2회 6번 참조

14. 경영자본 순이익률은 수익성비율임

15. $이자보상비율=\frac{이자비용+법인세\ 차감전\ 순이익}{이자비용}\times 100$
병원의 이익규모에 비해 지급이자가 작으면 보상률은 높음

16. $\frac{이자비용+법인세\ 차감전\ 순이익}{이자비용}=\frac{3+9}{3}=4배$

17. $조정환자수=연입원환자수+연외래환자수\times\frac{외래환자\ 1인당\ 일평균진료비}{입원환자\ 1인당\ 일평균진료비}$

18. 미래가치: 현재의 화폐가 미래에 얼마의 가치를 갖는가.
현재가치: 미래의 현금을 현재가치로 할인한 값

19. ① 손익분기점은 높아진다.
② 의료수익이 커지면 낮아진다.
④ 낮아진다.

20. ④ 수익사업과 양도차익은 납세의무가 있음

기출문제분석 실전확인 모의고사 3회 정답

01. ①	02. ②	03. ③	04. ①	05. ③	06. ②	07. ①	08. ④	09. ④	10. ④
11. ④	12. ②	13. ②	14. ②	15. ②	16. ④	17. ①	18. ③	19. ③	20. ④

기출문제분석 실전확인 모의고사 4회

01. 회계의 일반원칙으로 잘못 조합된 것은?

① 신뢰성의 원칙, 중요성의 원칙
② 계속성의 원칙, 명료성의 원칙
③ 안정성의 원칙, 중요성의 원칙
④ 경제성의 원칙, 신속성의 원칙

02. 손익계산서공식으로 옳지 않은 것은?

① 경상손익 = 의료수익 − 의료비용
② 의료손익 = 의료수익 − 의료비용
③ 법인세 차감전 순손익 = 경상손익 + (특별이익 − 특별손실)
④ 당기순이익 = 법인세 차감전 순손익 − 법인세(주민세 포함)

03. 재무비율 식 중 옳지 않은 것은?

① 당좌비율 = $\frac{\text{유동자산} - \text{재고자산}}{\text{유동부채}} \times 100$

② 부채비율 = $\frac{\text{총부채}}{\text{자기자본}} \times 100$

③ 자기자본비율 = $\frac{\text{자기자본}}{\text{총자본}} \times 100$

④ 비유동비율 = $\frac{\text{비유동자산}}{\text{총자본}} \times 100$

04. 다음의 거래로 올바른 분개는?(비용계상법)

1월 1일: 1년분 보험료 120,000원을 현금으로 지급하다.

① (차) 현　　금　120,000 / (대) 선급보험료　120,000
② (차) 현　　금　120,000 / (대) 보 험 료　120,000
③ (차) 보 험 료　120,000 / (대) 현　　금　120,000
④ (차) 선급보험료　120,000 / (대) 현　　금　120,000

05. 의료수익에 대한 설명으로 옳지 않은 것은?

① 의료수익은 입원수익, 외래수익, 기타의료수익으로 구분할 수 있다.
② 의료수익의 인식시기는 환자가 현금이나 카드 등 의료비를 정산한 날에 인식한다.
③ 회계상 의료수익은 발생주의로 인식하나, 세무상 의료수익은 권리의무 확정주의에 따라 인식한다.
④ 의료수익은 의료서비스용역을 제공한 시점에 계상해야 한다.

06. 원광병원의 손익계산서이다. 경상이익은?

원광병원 손익계산서 요약표	
• 의료수익: 5억원	• 의료비용: 3억원
• 의료외수익: 2억원	• 의료외비용: 2억원
• 법인세: 1천만원	

① 7천만원 ② 2억원
③ 9천만원 ④ 1억원

07. 재무비율 중 단기지급능력, 신용도 및 단기적 자금조달 등을 판단하는 데 이용되는 재무비율분석은?

① 안정성비율 ② 유동성비율
③ 활동성비율 ④ 수익성비율

08. 재무상태표계정과목이 아닌 것은?

① 현금과 현금성자산 ② 재고자산
③ 유형고정자산 ④ 감가상각비

09. 유동자산과 비유동자산, 유동부채와 비유동부채의 구분기준은?

① 3년 ② 2년
③ 1년 ④ 10년

10. 재고자산단가 계산에서 먼저 들어온 재고자산부터 순서대로 소비된다고 가정해서 가격을 계산하는 방법은?

① 선입선출법 ② 후입선출법
③ 이동평균법 ④ 총평균법

11. 감가상각방법에 대한 설명으로 옳지 않은 것은?

① 정률법: 감가상각대상자산의 매년 감가상각액이 일정하다.
② 정률법: 감가상각대상자산의 잔존금액에 일정한 감가상각률을 곱하여 매년도 감가상각액을 산출하는 방법이다.
③ 생산량비례법: 내용년수를 기준으로 하지 않고 자산의 이용 정도에 비례하여 감가상각액을 산출하는 방법이다.
④ 정액법: 내용연수 5년인 고정자산(구입가 1억원, 잔존가치 0원)의 3년차 감가상각액은 2천만원이다.

12. 손익분기점에 대한 설명으로 옳은 것은?

① 미래시점의 금액을 시장이자율로 할인해 현재의 일정시점의 가치로 환산한 것이다.
② 투자된 각종 자산들과의 관계를 측정하여 자산이 얼마나 효율적으로 이용되는가를 평가하는 것이다.
③ 의료기관의 분석에서 외부환경의 거시적 환경분석에 주로 사용하는 방법이다.
④ 의료수익과 의료비용이 일치하는 점으로서 의료서비스량 또는 의료수익의 두 가지로 나타낼 수 있다.

13. 순운전자본(net working capital)을 의미하는 것은?

① 유동자산－유동부채
② 고정자산＋고정부채
③ 비유동자산－고정부채
④ 유동자산＋유동부채

14. 재무적 측면에서의 비영리의료기관의 목표로 옳지 않은 것은?

① 병원의 사회적 책임
② 매출액의 극대화
③ 주식 배당가치 증가
④ 병원의 생존

15. 임차인이 원하는 시설장비를 임대인이 새로이 취득하거나 대여받아 대여시설 이용자에게 대통령이 정하는 일정기간 이상 사용하게 하고 일정대가를 지급받는 방식으로 투자하는 방법은?

① 직접투자
② 현금투자
③ 벤처캐피탈
④ 리스투자

16. 재고수량의 결정공식 중 옳은 것은?

① 실제재고조사법: (전기이월량＋당기매입량)－기말재고량＝당기소모량
② 계속기록법: (전기이월량＋당기매입량)－기말재고량＝당기소모량

③ 실제재고조사법: (전기이월량+기말소모량)-당기매입량=당기소모량
④ 계속기록법: (전기이월량+당기소모량)+기말재고량=당기소모량

17. 다음 중 틀린 것은?

① 손익분기점이란 병원이 병상규모(의료서비스 생산능력) 범위 내에서 의료비용을 회수하는 데 필요한 최소한의 조업도를 의미한다.
② 변동의료비용은 약품 및 진료재료, 성과급급여 등이 이에 속한다.
③ 단위당 공헌이익은 의료서비스를 1단위 제공할 때 고정의료비용을 회수하거나 의료이익에 기여하는 크기를 의미한다.
④ 고정의료비용에 감가상각비는 포함되지 않는다.

18. 투자안의 평가방법 중 미래에 발생할 현금유입의 현재가치에서 현금유출의 현재가치를 뺀 값을 기준으로 하는 방법은?

① 평균수익률법 ② 내부수익률법
③ 수익성지수법 ④ 순현재가치법

19. 다음 사항에서 당해연도 결산시점(12월 31일) 의료기기의 순장부가액은?

> "원광병원은 2018년 1월 1일 2천만원의 의료기기를 구입하였다. 그 기계의 내용연수는 5년이고, 5년 후 잔존가액은 없다. 단 원광병원은 유형자산에 대한 감가상각평가방법은 정액법을 적용하고 있다."

① 1,000만원 ② 1,800만원
③ 500만원 ④ 1,600만원

20. 법인세법상 영리법인과 비영리법인에 대한 설명으로 맞지 않은 것은?

① 영리법인은 영리목적으로 설립된 법인이며, 비영리법인은 학술·종교, 의료법인 등 영리가 아닌 사업목적의 법인을 말한다.
② 영리법인은 상법상 설립된 합명회사, 합자회사, 주식회사, 유한회사 등을 말한다.
③ 영리내국법인은 국내외 모든 소득에 대해 과세하고, 비영리내국법인은 국내외 수익사업에서 생긴 소득에 대해 과세한다.
④ 영리법인과 비영리법인 모두 청산 시는 청산소득을 계산하여 법인세를 과세한다.

기출문제분석 실전확인 모의고사 4회 풀이

01. 신뢰성원칙, 명료성원칙, 충분성원칙, 계속성원칙, 중요성원칙, 안전성원칙, 회계관습의 존중

02. ① 의료수익－의료비용＝의료손익
④ 실무에서 법인세에는 주민세가 포함되어 계산함

03. ④ 고정비율은 고정자산을 자기자본으로 나눈 비율로 자본의 유동성을 나타낸다. 고정자산은 환금할 수 없고 자산의 회수도 기간이 오래 걸리므로 가급적 자기자본으로 조달하고 타인자본에 의지하지 않는 게 좋다.
총자본＝타인자본＋자기자본

05. ②는 현금주의

06. 의료수익(5억원)－의료비용(3억원)＝의료이익(2억원)
의료이익(2억원)＋의료외수익(2억원)－의료외비용(2억원)＝경상이익 2억원(특별이익, 특별손실이 없으므로 법인세 차감전 순이익도 2억원－법인세 1천만원＝순이익＝9천만원)

07. ① 안정성비율은 레버리지비율로 재무안전성을 나타내는 부채비율, 이자보상비율이 있음
③ 활동성비율은 자산은 얼마나 능률적으로 사용했는가를 측정하는 비율
④ 수익성비율은 기업의 경영성과를 측정하는 비율

08. 감가상각비는 비용임

09. 1년기준

11. ① 감가상각률은 $1-\sqrt[n]{\frac{잔존가액}{취득원가}}$ 으로 감가상각률을 곱하여 감가상각비를 산정하므로 일정하지 않다.

13. ① 유동자산이란 1년 이내에 현금화할 것으로 예측되며 유동부채는 1년 이내에 상환해야 하므로 유동자산을 가지고 유동부채를 상환하고 남은 돈이 순운전자본

14. ① 비영리법인인 법인병원은 주식을 발행할 수 없음

16. 실제재고조사법: 분기별 또는 월별로 창고에 가서 실제수량을 조사해서 그 남아있는 숫자를 재고로 보아 당기소모량을 산출하는 방법
계속기록법: 거래가 발생할 때마다 연속적으로 상세하게 기록하여 기말재고수량과 판매수량을 파악하는 방법

17. 고정의료비용은 감가상각비, 임차료, 고정급급여, 보험료, 재산세 등이 이에 속한다.

18. ① 수익성지수법: NPV법의 변형으로 미래의 현금흐름을 현재가치로 환산하여 최초투자금액으로 나누는 투자안의 평가방법이다. 수익성지수(PI)를 구한 다음 수익성지수가 1보다 큰 (PI＞1) 투자안을 채택하는 방법
② 내부적 수익률법: NPV와 밀접한 관계가 있고 1RR은 투자안이 제공하는 기대수익률이 얼마인가를 나타낸다. 투자안의 현금유입을 할인한 값이 투자비용과 일치하게 하는 할인율

을 말한다. 이때 일치하는 할인율이면 NPV=0

③ 평균수익률법(회계적 이익): 화폐의 시간가치를 고려하지 않고 투자안의 내용연수 동안의 세후 평균순이익을 투자의 평균장부가치, 즉 평균투자액으로 나눈 것임$\left(\dfrac{\text{세후 평균순이익}}{\text{평균투자액}}\right)$

20. ④ 비영리법인과 외국법인은 청산소득에 대한 납세의무를 지지 않는다. 영리법인의 청산 시 보유부동산 처분은 청산소득

기출문제분석 실전확인 모의고사 4회 정답

01. ④	02. ①	03. ④	04. ③	05. ②	06. ②	07. ②	08. ④	09. ③	10. ①
11. ①	12. ④	13. ①	14. ③	15. ④	16. ①	17. ④	18. ④	19. ④	20. ④

기출문제분석 실전확인 모의고사 5회

01. 고정자산 투자결정방법 중에서 화폐의 시간가치를 고려하지 않는 방법은?

① 평균회계이익률법
② 수익성지수법
③ 순현재가치법
④ 내부수익률법

02. 보조부문비를 제조부문에 배부하는 방법 중 상호배부법에 대한 설명으로 가장 옳은 것은?

① 보조부문 상호 간의 용역수수관계를 불완전하게 인식하는 방식이다.
② 보조부문의 배부순서를 고려할 필요가 없다.
③ 보조부문 상호 간의 용역수수관계가 중요하지 않을 경우에 적합하다.
④ 배부절차가 다른 방법에 비해 비교적 간편하다.

03. 원광의료원은 2017 회계연도에 120억원의 수익을 올리고 40억원의 비용이 발생했으나 수익은 아직 현금으로 입금되지 않았고 비용은 아직 지출되지 않았다. 다음 중 발생주의에 따라 회계처리된 사례로 옳은 것은?

① 수익: 120억원, 비용: 0원, 이익: 120억원
② 수익: 0원, 비용: 40억원, 손익: −40억원
③ 수익: 120억원, 비용: 40억원, 이익: 80억원
④ 수익: 0원, 비용: 0원

04. 비영리법인의 고유목적사업준비금 설정 시 설정한도액으로 옳지 않은 것은?

① 일반비영리법인의 이자소득에 대해서는 100% 적용한다.
② 일반비영리법인의 기타수익사업에 대해서는 50%를 적용한다.
③ 지방시・군 소재 비영리법인에 대해서는 사업소득의 80%를 적용한다.
④ 사회복지법인과 같은 특례법인의 사업소득에 대해서는 30%를 적용한다.

05. 병원장비를 리스구입할 때의 장점에 해당되지 않는 것은?

① 자금운용상 효과가 있으며 현금유동성에는 유리하다.
② 초기투자되는 비용이 적다.
③ 절세효과 등 세제상 혜택이 있다.
④ 많은 환자유치를 위한다면 리스보다 현금구입이 유리하다.

06. 감가상각을 할 수 있는 자산은?

① 의료장비, 건물, 토지, 자동차
② 자동차, 건물, 의료장비

③ 건설중인 자산, 건물, 의료장비 ④ 재고자산, 자동차, 의료장비, 토지

07. 재고관리 중에서 안전재고에 대한 설명 중 옳은 것은?

① 환자안전에 관한 물품을 의미한다.
② 화재 등 비상상태를 대비하여 준비한 물품을 의미한다.
③ 재고자산 중에서 보다 안전한 곳에 보관한 물품을 의미한다.
④ 병원재고의 조달 시 불확실한 수요에 대비하여 예측된 수량 이상의 재고량을 말한다.

08. 외국에서 병원 관련 물품을 수입할 때 관세가 감면되는 경우가 아닌 것은?

① 대학 학술연구용품
② 국내제작 곤란품목으로 지정된 용품
③ 공공의료기관의 학술연구용품
④ 병원수술용품

09. 활동기준원가계산에 대한 설명으로 옳지 않은 것은?

① 전통적인 원가계산에 비해 배부기준의 수가 많은 편이다.
② 활동을 분석하고 원가동인을 파악하는 데 시간과 비용이 많이 발생하여 비효율적이다.
③ 활동기준원가기준에 의하면 활동이 경영자원을 소비한다고 가정한다.
④ 활동기준원가계산과 전통적인 원가계산 모두 원가를 고정비와 변동비로 구분한다.

10. 장부상 먼저 입고된 것부터 순차적으로 출고되는 것으로 간주하여 출고단가를 결정하는 재고자산 출고단가 결정방법은?

① 총평균법 ② 계속기록법
③ 실지재고조사법 ④ 선입선출법(FIFO)

11. 재무제표(Financial Statement)에 대한 설명으로 옳지 않은 것은?

① 재무상태표는 결산일 현재 병원의 자산·부채·자본의 상태를 보여준다.
② 손익계산서는 지난 1년 동안의 병원의 경영성과를 보여준다.
③ 현금흐름표는 1년 동안 병원의 현금의 유입과 유출 내역을 보여준다.
④ 재무상태표와 기본금변동계산서 모두 병원의 자산·부채·수익에 관한 정보를 제공한다.

12. 재고자산의 대부분은 소모되면 재료비로 나타나는데 소모 시 비용의 성격이 다른 것은?

① 일반약품비 ② 진료재료비

③ 급식재료비 ④ 연료비

13. 다음 중 현금계정이 아닌 것은?

① 국공채 ② 배당금지급통지표
③ 만기가 도래한 국채이자표 ④ 송금수표

14. 일정시점에서의 재무상태를 나타내는 것은?

① 재무상태표 ② 손익계산서
③ 현금흐름표 ④ 이익잉여금처분계산서

15. 기본재무제표가 아닌 것은?

① 재무상태표 ② 손익계산서
③ 매출채권보고서 ④ 현금흐름표

16. 손익계산서항목과 관련된 항목이 아닌 것은?

① 의료수익 ② 유동자산
③ 재료비 ④ 법인세

17. 재무상태표(대차대조표)와 관련된 항목이 아닌 것은?

① 재고자산 ② 유동자산
③ 당기순손익 ④ 자본잉여금

18. 재고자산의 기말평가 시 K-IFRS에서는 저가법을 적용한다. 이때 공정가액은 다음 중 어느 것인가?

① 순실현가능가액 ② 회수가능가액
③ 현행대체원가 ④ 현금흐름할인가치

19. 재고단가 결정방법으로 옳지 않은 것은?

① 선입선출법 ② 후입선출법
③ 총평균법 ④ 이동총액법

20. 매매업자가 분양하는 병원건물과 토지의 올바른 계정과목은?

① 재고자산 ② 유형자산
③ 투자자산 ④ 당좌자산

기출문제분석 실전확인 모의고사 5회 풀이

01. 수익성지수법, 내부수익률법, 순현재가치법은 현재가치를 고려하고 회수기간법과 평균회계수익률법은 화폐의 시간가치를 고려하지 않음

02. ② 배부순서는 고려하지 않음

03. ③ 복식부기에서 원칙적으로 수입이라는 개념은 없음

04. ④ 학교법인, 사회복지법인, 비영리의료법인, 도서관, 박물관을 운영하는 비영리법인 등은 모든 수익사업의 100%를 고유목적사업준비금으로 설정할 수 있다. 고유목적사업준비금은 비영리 내국법인의 수익사업에서 발생한 소득에 대하여 법인세법 또는 조특법에 따른 비과세, 면제, 준비금의 송금산입, 소득공제, 세액감면(세액공제 제외)을 적용받는 경우에는 적용을 제외한다. 다만 고유목적사업준비금만을 적용받는 것으로 수정신고할 경우는 제외한다.

② 기타수익사업소득금액은 50% 적용하지만 특정비영리법인은 60~100%를 적용한다.
농협중앙회, 수협중앙회, 산림조합중앙회: 60%

③ 고유목적사업 또는 지정기부금에 대한 지출액 중 50% 이상의 금액을 장학금으로 지출한 법인: 80%

① 조특법에서 정하고 있는 100% 한도액적용대상 비영리법인: 100%

05. ①, ②, ③은 장점이지만 ④는 관련 없음

06. ① 토지, ③ 건설중인 자산, ④ 재고자산은 감가상각할 수 없음

08. (관세법 제90조 시행규칙 제37조 1항 2호)

12. ④ 연료비는 관리운영비임

13. 국·공채는 금융자산으로 채무증권임

16. ② 유동자산은 자산으로서 재무상태표 과목

17. ③ 당기순손익은 손익계산서 과목

19. 재고자산의 단가결정방법은 선입선출법, 후입선출법, 총평균법, 이동평균법, 개별법이 있음

기출문제분석 실전확인 모의고사 5회 정답

01. ①	02. ②	03. ③	04. ④	05. ④	06. ②	07. ④	08. ④	09. ④	10. ④
11. ④	12. ④	13. ①	14. ①	15. ③	16. ②	17. ③	18. ①	19. ④	20. ①

기출문제분석 실전확인 모의고사 6회

01. 재무제표 중 수익과 비용을 측정하여 일정기간 동안의 경영성과를 나타내는 보고서는?

① 재무상태표 ② 현금흐름표
③ 손익계산서 ④ 자본변동표

02. 병원의 자산은 4,000만원, 자본은 1,000만원이라고 할 경우 부채는?

① 1,000만원 ② 2,000만원
③ 3,000만원 ④ 4,000만원

03. 재무상태표에 대한 설명으로 옳지 않은 것은?

① 부채는 자산에서 자본을 차감한 것이다.
② 자산과 부채를 합하면 자본이 된다.
③ 재무상태란 자산, 부채, 자본의 상태를 말한다.
④ 부채는 상환해야 할 빚을 말한다.

04. 거래의 분개방식으로 옳은 것은?

① 자산의 증가에 해당하는 거래는 대변에 기입한다.
② 자산의 감소에 해당하는 거래는 대변에 기입한다.
③ 자본의 증가에 해당하는 거래는 차변에 기입한다.
④ 수익의 증가에 해당하는 거래는 차변에 기입한다.

05. 다음은 원광병원의 경영실적이다. 원광병원의 경상이익은?

• 의료수익: 20억원	• 의료비용: 7억원
• 의료외수익: 2억원	• 의료외비용: 2억원

① 12억원 ② 13억원
③ 14억원 ④ 15억원

06. 동일한 금액이라 하더라도 화폐는 시간의 흐름에 따라 각 시점별로 그 가치가 달라지는데, 이러한 화폐의 시간적 가치를 가장 잘 반영하는 척도는?

① 이자율(할인율) ② 성장률
③ 감가상각률 ④ 이익률

07. 다음 설명 중 병원 유형자산의 감가상각목적을 가장 잘 설명한 것은?

① 자산가치의 재평가
② 유형자산 취득원가의 체계적 배분
③ 미래의 수선을 위한 예비비
④ 자산 교체 시 자금 확보

08. 현금의 시재액이 장부상 시재액보다 50,000원 적은 것이 발견된 경우 가장 타당한 회계 처리방법은?

① 잡손실로 처리한다.
② 메모만 해둔다.
③ 가지급금으로 처리한다.
④ 현금과부족계정에 우선 대체한다.

09. 손익분기점에 관한 설명으로 옳지 않은 것은?

① 다른 조건이 같고 변동비가 증가하면 손익분기점은 높아진다.
② 다른 조건이 같고 환자 1인당 의료이익이 커지면 손익분기점은 높아진다.
③ 다른 조건이 같고 환자 1인당 고정비가 커지면 손익분기점은 높아진다.
④ 다른 조건이 같고 환자 1인당 총비용이 커지면 손익분기점은 높아진다.

10. 투자자산이 아닌 것은?

① 장기금융상품
② 장기대여금
③ 보증금
④ 예수보증금

11. 재고자산이 아닌 것은?

① 진료재료
② 급식재료
③ 의료장비
④ 저장품

12. 계속기록법에 의한 재고자산평가방법은?

① 전기이월재고수량+당기매입량−당기소모량=기말재고수량
② 전기이월재고수량−당기소모량−전기이월량=당기소모량
③ 전기이월재고수량+당기소모량−당기매입량=기말재고수량
④ 전기이월재고수량−당기매입량+기말재고수량=당기소모량

13. 원광병원은 2017년도 1월 1일에 20억원을 지출하여 CT를 구입하였다. 그 장비의 내용연수는 5년이고 5년 후의 잔존가액은 5억원이라고 간주하였다. 정액법에 의한 감가상각을 할 경우 2017년 12월 31일 결산시점에서의 감가상각비는?

① 2억원
② 3억원
③ 11억원
④ 13억원

14. 유동부채와 비유동부채를 구분하는 기준은?

① 1년 ② 2년
③ 3년 ④ 4년

15. 기말재고자산의 단가를 결정하는 방법 중 먼저 입고된 재고자산을 먼저 출고하는 방식은?

① 선입선출법 ② 이동평균법
③ 총평균법 ④ 후입선출법

16. 회계의 목적으로 옳지 않은 것은?

① 기업의 내외부 정보이용자의 의사결정에 유용한 정보를 제공한다.
② 기업의 현금흐름을 평가하는 데 유용한 정보를 제공한다.
③ 각종 조세의 부과를 회피하기 위하여 작성한다.
④ 기업의 자산 상태와 경영성적에 관한 정보를 제공한다.

17. 의료수익은?

① 입원수익 ② 임대료수익
③ 이자수익 ④ 기부금수익

18. 병원원가의 3대 요소가 아닌 것은?

① 인건비 ② 재료비
③ 관리비 ④ 연구비

19. 발생주의회계에서 의료수익의 인식기준은?

① 보호자로부터 진료비를 받았을 때
② 환자가 퇴원하였을 때
③ 조합에 진료비를 청구한 때
④ 병원에서 환자에게 의료서비스를 제공한 때

20. 2017년 현재의 의료기관회계규칙을 준수해야 하는 종합병원의 규모는?

① 100병상 미만 ② 100병상 이상
③ 300병상 미만 ④ 300병상 이상

기출문제분석 실전확인 모의고사 6회 풀이

03. ② 자산－부채＝자본

04. ① 자산의 증가는 차변에 기입한다.
③ 자본의 증가는 대변에 기입한다.
④ 수익의 증가는 대변에 기입한다.

05. 의료수익(20억원)－의료비용(7억원)＝의료이익(13억원)
의료이익(13억원)＋의료외수익(2억원)－의료외비용(2억원)＝경상이익 13억원

06. ① 이자율은 할인율이다. 할인율로 미래가치를 현재가치로 환산한다.

07. 원가배분목적

09. 환자 1인당 의료이익이 커지면 손익분기점이 낮아짐

10. 예수보증금은 부채로 유동부채임

11. 의료장비는 유형자산임

12. 계속기록법은 장부에 입고와 출고를 계속적으로 기장하기 때문에 당기소모량을 알 수 있다.
따라서 전기이월재고＋당기매입－당기소모를 하면 기말재고를 알 수 있다.

13. $\frac{\text{취득원가} - \text{잔존가액}}{\text{내용년수}} = \frac{20\text{억} - 5\text{억}}{5\text{년}} = \frac{15}{5}$ =3억원

16. 회계는 조세회피와는 관련이 없음

17. 의료수익: 입원수익, 외래수익, 기타의료수익
의료외수익: 이자수익, 임대료수익, 기부금수익, 연구수익, 의료부대수익

18. 3대 요소는 인건비, 관리비, 재료비

19. 진료비를 받았을 때는 현금주의이며 퇴원하였을 때는 퇴원주의임
발생주의는 의료서비스를 제공한 때임

기출문제분석 실전확인 모의고사 6회 정답

01. ③	02. ③	03. ②	04. ②	05. ②	06. ①	07. ②	08. ④	09. ②	10. ④
11. ③	12. ①	13. ②	14. ①	15. ①	16. ③	17. ①	18. ④	19. ④	20. ②

부록 2 재무제표 양식

다음은 이 기준서의 내용에 따라 작성된 재무제표 및 주석으로 기재하는 포괄손익계산서 양식의 예시이다.

1. 재무상태표 양식

재무상태표

제×기 20××년 ×월 ×일 현재
제×기 20××년 ×월 ×일 현재

회사명 (단위: 원)

과　　　목	당 기	전 기
자산		
유동자산		
현금및현금성자산	×××	×××
매출채권 및 기타채권	×××	×××
기타금융자산	×××	×××
재고자산	×××	×××
기타자산	×××	×××
유동자산 계	×××	×××
비유동자산		
대여금 및 수취채권	×××	×××
기타금융자산	×××	×××
관계기업투자	×××	×××
투자부동산	×××	×××
유형자산	×××	×××
무형자산	×××	×××
영업권	×××	×××
기타자산	×××	×××
비유동자산 계	×××	×××
매각예정자산	×××	×××
자산총계	×××	×××

과 목	당 기	전 기
부채		
유동부채		
매입채무	×××	×××
기타금융부채	×××	×××
충당부채	×××	×××
미지급법인세	×××	×××
기타부채	×××	×××
유동부채 계	×××	×××
비유동부채		
금융부채	×××	×××
퇴직급여부채	×××	×××
이연법인세부채	×××	×××
기타부채	×××	×××
비유동부채 계	×××	×××
매각예정자산과 관련된 부채	×××	×××
부채총계	×××	×××
자본		
지배기업소유주지분	×××	×××
납입자본	×××	×××
이익잉여금	×××	×××
기타자본요소	×××	×××
매각예정자산과 관련된 자본항목	×××	×××
비지배지분	×××	×××
자본총계	×××	×××
부채와 자본총계	×××	×××

2-1. 포괄손익계산서 양식(중단사업손익이 있을 경우)

포괄손익계산서(성격별 분류법)

제×기 20××년 ×월 ×일부터 20××년 ×월 ×일까지
제×기 20××년 ×월 ×일부터 20××년 ×월 ×일까지

회사명 (단위: 원)

과 목	당 기	전 기
수익(매출액)	×××	×××
기타수익	×××	×××
제품과 재공품의 변동	(×××)	(×××)
원재료와 소모품사용액	(×××)	(×××)
종업원급여	(×××)	(×××)
감가상각비와 기타상각비	(×××)	(×××)
이자비용	(×××)	(×××)
기타비용	(×××)	(×××)
법인세비용차감전손익	×××	×××
법인세비용	(×××)	(×××)
계속영업손익	×××	×××
중단영업손익	×××	×××
당기순손익	×××	×××
기타포괄손익		
매도가능금융자산평가손익	×××	×××
해외사업환산손익	×××	×××
파생상품평가손익	×××	×××
재평가잉여금	×××	×××
보험수리적손익	×××	×××
기타포괄손익과 관련된 법인세	(×××)	(×××)
세후기타포괄손익	×××	×××
총포괄손익	×××	×××
당기순손익의 귀속		
지배기업소유주	×××	×××
비지배지분	×××	×××
총포괄손익의 귀속		
지배기업소유주	×××	×××
비지배지분	×××	×××
주당손익		
기본주당계속사업손익	×××	×××
기본주당순손익	×××	×××
희석주당계속사업손익	×××	×××
희석주당순손익	×××	×××

포괄손익계산서(기능별 분류법)

제×기 20××년 ×월 ×일부터 20××년 ×월 ×일까지
제×기 20××년 ×월 ×일부터 20××년 ×월 ×일까지

회사명 (단위: 원)

과 목	당 기)	전 기
수익	×××	×××
매출원가	(×××)	(×××)
매출총이익	×××	×××
기타수익	×××	×××
물류비	(×××)	(×××)
일반관리비	(×××)	(×××)
마케팅비용	(×××)	(×××)
이자비용	(×××)	(×××)
기타비용	(×××)	(×××)
법인세비용차감전손익	×××	×××
법인세비용	(×××)	(×××)
계속영업손익	×××	×××
중단영업손익	×××	×××
당기순손익	×××	×××
기타포괄손익		
매도가능금융자산평가손익	×××	×××
해외사업환산손익	×××	×××
파생상품평가손익	×××	×××
재평가잉여금	×××	×××
보험수리적손익	×××	×××
기타포괄손익과 관련된 법인세	(×××)	(×××)
세후기타포괄손익	×××	×××
총포괄손익	×××	×××
당기순손익의 귀속		
지배기업소유주	×××	×××
비지배지분	×××	×××
총포괄손익의 귀속		
지배기업소유주	×××	×××
비지배지분	×××	×××
주당손익		
기본주당계속사업손익	×××	×××
기본주당순손익	×××	×××
희석주당계속사업손익	×××	×××
희석주당순손익	×××	×××

2-2. 포괄손익계산서 양식(중단사업손익이 없을 경우)

포괄손익계산서(성격별 분류법)

제×기 20××년 ×월 ×일부터 20××년 ×월 ×일까지
제×기 20××년 ×월 ×일부터 20××년 ×월 ×일까지

회사명 (단위: 원)

과 목	당 기	전 기
수익(매출액)	×××	×××
기타수익	×××	×××
제품과 재공품의 변동	(×××)	(×××)
원재료와 소모품사용액	(×××)	(×××)
종업원급여	(×××)	(×××)
감가상각비와 기타상각비	(×××)	(×××)
이자비용	(×××)	(×××)
기타비용	(×××)	(×××)
법인세비용차감전손익	×××	×××
법인세비용	(×××)	(×××)
당기순손익	×××	×××
기타포괄손익		
매도가능금융자산평가손익	×××	×××
해외사업환산손익	×××	×××
파생상품평가손익	×××	×××
재평가잉여금	×××	×××
보험수리적손익	×××	×××
기타포괄손익과 관련된 법인세	(×××)	(×××)
세후기타포괄손익	×××	×××
총포괄손익	×××	×××
당기순손익의 귀속		
지배기업소유주	×××	×××
비지배지분	×××	×××
총포괄손익의 귀속		
지배기업소유주	×××	×××
비지배지분	×××	×××
주당손익		
기본주당계속사업손익	×××	×××
기본주당순손익	×××	×××
희석주당계속사업손익	×××	×××
희석주당순손익	×××	×××

포괄손익계산서(기능별 분류법)

제×기 20××년 ×월 ×일부터 20××년 ×월 ×일까지
제×기 20××년 ×월 ×일부터 20××년 ×월 ×일까지

회사명 (단위: 원)

과 목	당 기	전 기
수익	×××	×××
매출원가	(×××)	(×××)
매출총이익	×××	×××
기타수익	×××	×××
물류비	(×××)	(×××)
일반관리비	(×××)	(×××)
마케팅비용	(×××)	(×××)
이자비용	(×××)	(×××)
기타비용	(×××)	(×××)
법인세비용차감전손익	×××	×××
법인세비용	(×××)	(×××)
당기순손익	×××	×××
기타포괄손익		
매도가능금융자산평가손익	×××	×××
해외사업환산손익	×××	×××
파생상품평가손익	×××	×××
재평가잉여금	×××	×××
보험수리적손익	×××	×××
기타포괄손익과 관련된 법인세	(×××)	(×××)
세후기타포괄손익	×××	×××
총포괄손익	×××	×××
당기순손익의 귀속		
지배기업소유주	×××	×××
비지배지분	×××	×××
총포괄손익의 귀속		
지배기업소유주	×××	×××
비지배지분	×××	×××
주당손익		
기본주당계속사업손익	×××	×××
기본주당순손익	×××	×××
희석주당계속사업손익	×××	×××
희석주당순손익	×××	×××

3. 자본변동표 양식

자본변동표

제×기 20××년 ×월 ×일부터 20××년 ×월 ×일까지
제×기 20××년 ×월 ×일부터 20××년 ×월 ×일까지

회사명 (단위: 원)

구 분	납입자본	이익잉여금	자본유지조정	기타포괄손익누계액	일반적립금	합계	비지배지분	자본총계
20××.×.×(보고금액)	×××	×××	×××	×××	×××	×××	×××	×××
회계정책변경누적효과		×××				×××	×××	×××
전기오류수정		×××				×××	×××	×××
수정후 기초잔액		×××				×××	×××	×××
전기이익처분								
임의적립금의 이입		×××			(×××)			×××
연차배당		(×××)				(×××)	(×××)	(×××)
기타이익잉여금처분		(×××)	×××		×××		(×××)	(×××)
기타변동사항								
중간배당		(×××)				(×××)		(×××)
유상증자	×××					×××	×××	×××
자기주식취득	(×××)					(×××)		(×××)
기타포괄손익의 대체		×××		(×××)				
총포괄손익		×××		×××		×××		×××
20××.×.×(보고금액)	×××	×××	×××	×××	×××	×××	×××	×××
회계정책변경누적효과		×××				×××	×××	×××
전기오류수정		×××				×××	×××	×××
수정후 기초잔액		×××				×××	×××	×××
전기이익처분								
임의적립금의 이입		×××			(×××)			×××
연차배당		(×××)				(×××)	(×××)	(×××)
기타이익잉여금처분		(×××)	×××		×××		(×××)	(×××)
기타변동사항								
중간배당		(×××)				(×××)		(×××)
유상증자	×××					×××	×××	×××
자기주식취득	(×××)					(×××)		(×××)
기타포괄손익의 대체		×××		(×××)				
총포괄손익		×××		×××		×××		×××
20××.×.×	×××	×××	×××	×××	×××	×××	×××	×××

4. 현금흐름표

현금흐름표(직접법)

제×기 20××년 ×월 ×일부터 20××년 ×월 ×일까지
제×기 20××년 ×월 ×일부터 20××년 ×월 ×일까지

회사명 (단위: 원)

과 목	당 기	전 기
영업활동현금흐름		
고객으로부터 수취한 현금	×××	×××
공급자에게 지급한 현금	(×××)	(×××)
기타영업활동으로 수취한 현금	×××	×××
기타영업활동으로 지급한 현금	(×××)	(×××)
영업에서 창출된 현금	×××	×××
이자수입	×××	×××
이자지급	(×××)	(×××)
법인세지급	(×××)	(×××)
영업활동순현금흐름	×××	×××
투자활동현금흐름		
금융자산취득	(×××)	(×××)
금융자산처분	×××	×××
유형자산취득	(×××)	(×××)
유형자산처분	×××	×××
무형자산취득	(×××)	(×××)
투자활동순현금흐름	×××	×××
재무활동현금흐름		
차입금차입	×××	×××
차입금상환	(×××)	(×××)
주식발행	×××	×××
배당금지급	(×××)	(×××)
재무활동순현금흐름	×××	×××
현금및현금성자산의 환율변동효과	×××	×××
현금및현금성자산의 증가(감소)	×××	×××
기초의 현금및현금성자산	×××	×××
기말의 현금및현금성자산	×××	×××

현금흐름표(간접법)

제×기 20××년 ×월 ×일부터 20××년 ×월 ×일까지
제×기 20××년 ×월 ×일부터 20××년 ×월 ×일까지

회사명 (단위: 원)

과 목	당 기	전 기
영업활동현금흐름		
법인세비용차감전이익	×××	×××
가감		
영업현금흐름과 관련 없는 손익제거	×××	×××
영업활동과 관련된 자산·부채의 증감	×××	×××
영업에서 창출된 현금	×××	×××
이자수입	×××	×××
이자지급	(×××)	(×××)
법인세지급	(×××)	(×××)
영업활동순현금흐름	×××	×××
투자활동현금흐름		
금융자산취득	(×××)	(×××)
금융자산처분	×××	×××
유형자산취득	(×××)	(×××)
유형자산처분	×××	×××
무형자산취득	(×××)	(×××)
투자활동순현금흐름	×××	×××
재무활동현금흐름		
차입금차입	×××	×××
차입금상환	(×××)	(×××)
주식발행	×××	×××
배당금지급	(×××)	(×××)
재무활동순현금흐름	×××	×××
현금및현금성자산의 환율변동효과	×××	×××
현금및현금성자산의 증가(감소)	×××	×××
기초의 현금및현금성자산	×××	×××
기말의 현금및현금성자산	×××	×××

부록 3 화폐시간가치의 부표

부표 1 ₩1의 미래가치표(복리종가표)

$$f = (1+i)^n$$

(i = 이자율, n = 기간수)

기간수 (n)	2%	$2\frac{1}{2}$%	3%	4%	5%	6%	7%	8%	9%
1	1.02000	1.02500	1.03000	1.04000	1.05000	1.06000	1.07000	1.08000	1.09000
2	1.04040	1.05063	1.06090	1.08160	1.10250	1.12360	1.14490	1.16640	1.18810
3	1.06121	1.07689	1.09273	1.12486	1.15763	1.19102	1.22504	1.25971	1.29503
4	1.08243	1.10381	1.12551	1.16986	1.21551	1.26248	1.31080	1.36049	1.41158
5	1.10408	1.13141	1.15927	1.21665	1.27628	4.33823	1.40255	1.46933	1.53862
6	1.12616	1.15969	1.19405	1.26532	1.34010	1.41852	1.50073	1.58687	1.67710
7	1.14869	1.18869	1.22987	1.31593	1.40710	1.50363	1.60578	1.71382	1.82804
8	1.17166	1.21840	1.26677	1.36857	1.47746	1.59385	1.71819	1.85093	1.99256
9	1.19509	1.24886	1.30477	1.42331	1.55133	1.68948	1.83846	1.99900	2.17189
10	1.21899	1.28008	1.34392	1.48024	1.62889	1.79085	1.96715	2.15892	2.36736
11	1.24337	1.31209	1.38423	1.53945	1.71034	1.89830	2.10485	2.33164	2.58043
12	1.26824	1.34489	1.42576	1.60103	1.79586	2.01220	2.25219	2.51817	2.81266
13	1.29361	1.37851	1.46853	1.66507	1.88565	2.13293	2.40985	2.71962	3.06580
14	1.31948	1.41297	1.51259	1.73168	1.97993	2.26090	2.57853	2.93719	3.34173
15	1.34587	1.44830	1.55797	1.80094	2.07893	2.39656	2.75903	3.17217	3.64248
16	1.37279	1.48451	1.60471	1.87298	2.18287	2.54035	2.95216	3.42594	3.97031
17	1.40024	1.52162	1.65285	1.94790	2.29202	2.69277	3.15882	3.70002	4.32763
18	1.42825	1.55966	1.70243	2.02582	2.40662	2.85434	3.37993	3.99602	4.71712
19	1.45681	1.59865	1.75351	2.10685	2.52695	3.02560	3.61653	4.31570	5.14166
20	1.48595	1.63862	1.80611	2.19112	2.65330	3.20714	3.86968	4.66096	5.60441
21	1.51567	1.67958	1.86029	2.27877	2.78596	3.39956	4.14056	5.03383	6.10881
22	1.54598	1.72157	1.91610	2.36992	2.92526	3.60354	4.43040	5.43654	6.65860
23	1.57690	1.76461	1.97359	2.46472	3.07152	3.81975	4.74053	5.87146	7.25787
24	1.60844	1.80873	2.03279	2.56330	3.22510	4.04893	5.07237	6.34118	7.91108
25	1.64061	1.85394	2.09378	2.66584	3.38635	4.29187	5.42743	6.84848	8.62308

기간수 (n)	10%	11%	12%	14%	15%	16%	18%	20%	22%
1	1.10000	1.11000	1.12000	1.14000	1.15000	1.16000	1.18000	1.20000	1.22000
2	1.21000	1.23210	1.25440	1.29960	1.32250	1.34560	1.39240	1.44000	1.48840
3	1.33100	1.36763	1.40493	1.48154	1.52088	1.56090	1.64303	1.72800	1.81585
4	1.46410	1.51807	1.57352	1.68896	1.74901	1.81064	1.93878	2.07360	2.21533
5	1.61051	1.68506	1.76234	1.92541	2.01136	2.10034	2.28776	2.48832	2.70271
6	1.77156	1.87041	1.97382	2.19497	2.31306	2.43640	2.69955	2.98598	3.29730
7	1.94872	2.07616	2.21068	2.50227	2.66002	2.82622	3.18547	3.58318	4.02271
8	2.14359	2.30454	2.47596	2.85259	3.05902	3.27841	3.75886	4.29982	4.90771
9	2.35795	2.55804	2.77308	3.25195	3.51788	3.80296	4.43545	5.15978	5.98740
10	2.59374	2.83942	3.10585	3.70722	4.04556	4.41144	5.23384	6.19174	7.30463
11	2.85312	3.15176	3.47855	4.22623	4.65239	5.11726	6.17593	7.43008	8.91165
12	3.13843	3.49845	3.89598	4.81790	5.35025	5.93603	7.28759	8.91610	10.87221
13	3.45227	3.88328	4.36349	5.49241	9.15279	6.88579	8.59936	10.69932	13.26410
14	3.79750	4.31044	4.88711	6.26135	7.98752	7.07571	10.14724	12.83918	16.18220
15	4.17725	4.78459	5.47357	7.13794	8.13706	9.26552	11.97375	15.40702	19.74229
16	4.59497	5.31089	6.13039	8.13725	9.35762	10.74800	14.12902	18.48843	24.08559
17	5.50447	5.89509	6.86604	9.27646	10.76126	12.46768	16.67225	22.18611	29.38442
18	5.55992	6.54355	7.68997	10.57517	12.37545	14.46251	19.67325	26.62333	35.84899
19	6.11591	7.26334	8.61276	12.05569	14.23177	16.77652	23.21444	31.94800	43.73577
20	6.72750	8.06231	9.64629	13.74349	16.36654	19.46076	27.39303	38.33760	53.35764
21	7.40025	8.94917	10.80385	15.66758	18.82152	32.32378	46.00512	21.64475	65.09632
22	8.14027	9.83357	12.10031	17.86104	26.18640	38.14206	55.20614	24.89146	79.41751
23	8.95430	11.02627	13.55235	20.36158	30.37622	45.00763	66.24737	28.62518	96.88936
24	9.84973	12.23916	15.17863	23.21221	35.23642	53.10901	79.49685	32.91895	118.20502
25	10.83471	13.58546	17.00006	26.46192	40.87424	62.66863	95.39622	22.57448	144.21013

부표 2 ₩1의 현재가치표(복리현가표)

$$P = \frac{1}{(1+i)^n} = (1+i)^{-n}$$

(i = 이자율, n = 기간수)

기간수 (n)	1%	2%	3%	4%	5%	6%	7%	8%	9%
1	.98039	.97561	.97087	.96154	.95238	.94340	.93458	.92593	.91743
2	.96117	.95181	.94260	.92456	.90703	.89000	.87344	.85734	.84168
3	.94232	.92860	.91514	.88900	.86384	.83962	.81630	.79383	.77218
4	.92385	.90595	.88849	.85480	.82270	.79209	.76290	.73503	.70843
5	.90573	.88385	.86261	.82193	.78353	.74726	.71299	.68058	.64993
6	.88797	.86230	.83748	.79031	.74622	.70496	.66634	.63017	.59627
7	.87056	.84127	.81309	.75992	.71068	.66506	.62275	.58349	.54703
8	.85349	.82075	.78941	.73069	.67684	.62741	.58201	.54027	.50187
9	.83676	.80073	.76642	.70259	.64461	.59190	.54393	.50025	.46043
10	.82035	.78120	.74409	.67556	.61391	.55839	.50835	.46319	.42241
11	.80426	.76214	.72242	.64958	.58468	.52679	.47509	.42888	.38753
12	.78849	.74356	.70138	.62460	.55684	.49697	.44401	.39711	.35553
13	.77303	.72542	.68095	.60057	.53032	.46884	.41496	.36770	.32618
14	.75788	.70773	.66112	.57748	.60507	.44230	.38782	.34046	.29925
15	.74301	.69047	.64186	.55526	.48102	.41727	.36245	.31524	.27454
16	.72845	.67362	.62317	.53391	.45811	.39365	.33873	.29189	.25187
17	.71416	.65720	.60502	.51337	.43630	.37136	.31657	.27027	.23107
18	.70016	.64117	.58739	.49363	.41552	.35034	.29586	.25025	.21199
19	.68643	.62553	.57029	.47464	.39573	.33051	.27651	.23171	.19449
20	.67297	.61027	.55368	.45639	.37689	.31180	.25842	.21455	.17843
21	.65978	.59539	.53755	.43883	.35894	.29416	.24151	.19866	.16370
22	.64684	.58086	.52189	.42196	.34185	.27751	.22571	.18394	.15018
23	.63416	.56670	.50669	.40573	.32557	.26180	.21095	.17032	.13778
24	.62172	.55288	.49193	.39012	.31007	.24698	.19715	.15770	.12640
25	.60953	.53939	.47761	.37512	.29530	.23300	.18425	.14602	.11597

기간수 (n)	10%	11%	12%	14%	15%	16%	18%	20%	22%
1	.90909	.90090	.89286	.87719	.85957	.86207	.84746	.83333	.81967
2	.82645	.81126	.79719	.76947	.75614	.74316	.71818	.69444	.67186
3	.75131	.73119	.71178	.67497	.65752	.64066	.60863	.57870	.55071
4	.68301	.65873	.63552	.59208	.57175	.55229	.51579	,48225	.45140
5	.62092	.59345	.56743	.51937	.49718	.47611	.43711	.40188	.37000
6	.56447	.53464	.50663	.45559	.43233	.41044	.37043	.33490	.30328
7	.51316	.48166	,45235	.39964	.37594	.35383	,31393	.27908	.24859
8	.46651	.43393	.40388	.35056	.32690	.30503	.26604	.23257	.20376
9	.42410	.39092	.36061	.30751	.28426	.26265	.22546	.19381	.16702
10	.38554	.35218	.32197	.26974	.24718	.22668	.19106	.16151	.13690
11	.35049	.31728	.28748	.23662	.21494	.19542	.16192	.13459	.11221
12	.31863	.28584	.25668	.20756	.18691	.16846	.13722	.11216	.09198
13	.28966	.25751	.22917	.18207	.16253	.14523	.11629	.09346	.07539
14	.26333	.23199	.20462	.15971	.14133	.12520	.09855	.07789	.06180
15	.23939	.20900	.18270	.14010	.12289	.10793	.08352	.06491	.05065
16	.21763	.18829	.16312	.12289	.10686	.09304	.07078	.05409	.04152
17	.19784	.16963	.14564	.10780	.09293	.08021	.05998	.04507	.03403
18	.17986	.15282	.13004	.09456	.08081	.06914	.05083	.03756	.02789
19	.16351	.13768	.11611	.08295	.07027	.05961	.04308	.03130	.02286
20	.14864	.12403	.10367	.07276	.06110	.05139	.03651	.02608	.01874
21	.13513	.11174	.09256	.06382	.05313	.04430	.03094	.02174	.01536
22	.12285	.10067	.08264	.05599	.04620	.03819	.02622	.01811	.01259
23	.11168	.09069	.07379	.04911	.04017	.03292	.02222	.01509	.01032
24	.10153	.08170	.06588	.04308	.03493	.02838	.01883	.01258	.00846
25	.09230	.07361	.05882	.03779	.03038	.02447	.01596	.01048	.00693

부표 3 ₩1의 정상연금의 미래가치표(기말복리연금종가)

$$F_0 = \frac{(1+i)^n - 1}{i}$$

(i = 이자율, n = 기간수)

기간수 (n)	2%	2$\frac{1}{2}$%	3%	4%	5%	6%	7%	8%	9%
1	1.00000	1.00000	1.00000	1.00000	1.00000	1.00000	1.00000	1.00000	1.00000
2	2.02000	2.02500	2.03000	2.04000	2.05000	2.06000	2.07000	2.08000	2.09000
3	3.06040	3.07563	3.09090	3.12160	3.15250	3.18360	3.21490	3.24640	3.27810
4	4.12161	4.15252	4.18363	4.24646	4.31013	4.37462	4.43994	4.50611	4.57313
5	5.20404	5.25633	5.30914	5.41632	5.52563	5.63709	5.75074	5.86660	5.98471
6	6.30812	6.38774	6.46841	6.63298	6.80191	6.97532	7.15329	7.33593	7.52333
7	7.43428	7.54753	7.66246	7.89829	8.14201	8.39384	8.65402	9.92280	9.20043
8	8.58297	8.73612	8.89234	9.21423	9.54911	9.89747	10.25980	10.63663	11.02847
9	9.75453	9.95452	10.15911	10.58280	11.02656	11.49132	11.97799	12.48756	13.02104
10	10.94972	11.20338	11.46388	12.00611	12.57789	13.18079	13.81645	14.48656	15.19293
11	12.16872	12.48347	12.80780	13.48635	14.20679	14.97164	15.78360	16.64549	17.56029
12	13.41209	13.79555	14.19203	1502581	15.91713	16.86994	17.88845	18.97713	20.14072
13	14.68033	15.14044	15.61779	16.62684	17.71298	18.88214	20.14064	21.49530	22.95338
14	15.97394	16.51895	17.08632	18.29191	19.59863	21.01507	22.55049	24.21492	26.01919
15	17.29342	17.93193	18.59891	20.02359	21.57856	23.27597	25.12902	27.15211	29.36092
16	18.63929	19.38022	20.15688	21.82453	23.65749	25.67253	27.88805	30.32428	33.00340
17	20.01207	29.86473	21.76159	23.69751	25.84037	28.21288	30.84022	33.75023	36.97370
18	21.41231	22.38635	23.41444	25.64541	28.13238	30.90565	33.99903	37.45024	41.30134
19	22.84056	23.94601	25.11687	27.67123	30.53900	33.75999	37.37896	41.44626	46.01846
20	24.29737	25.54466	26.87037	29.77808	33.06595	36.78559	49.99549	45.76196	51.16012
21	25.78332	27.18327	28.67649	31.96920	35.71925	39.99273	44.86518	50.42292	56.76453
22	27.29898	28.86286	30.53678	34.24797	38.50521	43.39229	49.00574	55.45676	62.87334
23	38.84496	30.58443	32.45288	36.61789	41.43048	46.99583	53.43614	60.89330	69.53194
24	30.42186	32.34904	34.42647	39.08260	44.50200	50.81558	58.14667	66.76476	76.78981
25	32.03030	34.15776	36.45926	41.64591	47.72710	54.86451	63.24904	73.10594	84.70090

기간수 (n)	10%	11%	12%	14%	15%	16%	18%	20%	22%
1	1.00000	1.00000	1.00000	1.00000	1.00000	1.00000	1.00000	1.00000	1.00000
2	2.10000	2.11000	2.12000	2.14000	2.15000	2.16000	2.18000	2.20000	2.22000
3	3.31000	3.34210	3.37440	3.43960	3.47250	3.50560	3.57240	3.64000	3.70840
4	4.64100	4.70973	477933	4.92114	4.92114	5.06650	5.21543	5.36800	5.52425
5	6.10510	6.22780	6.35285	6.61010	6.61010	6.87714	7.15421	7.44160	7.73958
6	7.71561	7.91286	8.11519	8.53552	8.75374	8.97748	9.44197	9.92992	10.44229
7	9.48717	9.78327	10.08901	10.73049	11.06680	11.41387	12.14152	12.91590	13.73959
8	11.43589	11.85943	12.29969	13.23276	13.72682	14.24009	15.32700	16.49908	17.76231
9	13.57948	14.16397	14.77566	16.08535	16.78584	17.51851	19.08585	20.79890	22.67001
10	15.93742	16.72201	17.54874	19.33730	20.30372	21.32147	23.52131	25.95868	28.65742
11	18.53117	19.56143	20.65458	23.04452	24.34928	25.73290	28.75514	32.15042	35.96205
12	21.38428	22.71319	24.13313	27.27075	29.00167	30.85017	34.93107	39.58050	44.87370
13	24.52271	26.21164	28.02911	32.08865	34.35192	36.78620	42.21866	48.49660	55.74591
14	27.97498	30.09492	32.39260	37.58107	40.50471	43.67199	50.81802	59.19592	69.01001
15	31.77248	34.40536	37.27971	43.84241	47.58041	51.65951	60.96527	72.03511	85.19221
16	35.94973	39.18995	42.75328	50.98035	55.71747	60.92503	72.93901	87.44213	104.93450
17	40.54470	44.50084	48.88367	59.11760	65.07509	71.67303	87.06804	105.93056	129.02009
18	45.59917	50.39594	55.74971	68.39407	75.83636	84.14072	103.74028	128.11667	158.40451
19	51.15909	56.93949	63.43968	78.96923	88.21181	98.60323	123.41353	154.74000	194.25350
20	57.27500	64.20283	72.05244	91.02493	102.44358	115.37975	146.62797	186.68800	237.98927
21	64.00250	72.26514	81.69874	104.76842	118.81012	134.84051	174.02100	225.02560	291.34691
22	71.40275	81.21431	92.50258	120.43600	137.63164	157.41499	206.34479	271.03072	356.44323
23	79.54302	91.14788	104.60289	138.29704	159.27638	183.60138	244.48685	326.23686	435.86075
24	88.49733	102.17415	118.15524	158.65862	184.16784	213.97761	289.49448	392.48424	532.75011
25	98.34706	114.41331	133.33387	181.87083	212.79302	249.21402	342.60349	471.98108	650.95513

부표 4 ₩1의 정상연금의 현재가치표(기말복리연금현가)

$$P_0 = \frac{1-\dfrac{1}{(1+i)^n}}{i} = \frac{1-P}{i}$$

(i = 이자율, n = 기간수)

기간수 (n)	2%	2½%	3%	4%	5%	6%	7%	8%	9%
1	.98039	.97561	.97087	.96154	.95238	.94340	.93458	.92593	.91743
2	1.94156	1.92742	1.91347	1.88609	1.85941	1.83339	1.80802	1.78326	1.75911
3	2.88388	2.85602	2.83861	2.77509	2.72325	2.67301	2.62432	2.57710	2.53129
4	3.80773	3.76197	3.71710	3.62990	3.54595	3.46511	3.38721	3.31213	3.23972
5	4.71346	4.64583	4.57971	4.45182	4.32948	4.21236	4.10020	3.99271	3.88965
6	5.60143	5.50813	5.41719	5.24214	5.07569	4.91732	4.76654	4.62288	4.48592
7	6.47199	6.34939	6.23028	6.00205	5.78637	5.58238	5.38929	5.20637	5.03295
8	7.32548	7.17014	7.01969	6.73274	6.46321	6.20979	5.97130	5.74664	5.53482
9	8.16224	7.97087	7.78611	7.43533	7.10782	6.80169	6.51523	6.24689	5.99525
10	8.98259	8.75206	8.53020	8.11090	7.72173	7.36009	7.02358	6.71008	6.41766
11	9.78685	9.51421	9.25262	8.76048	8.30641	7.88687	7.49867	7.13896	6.80519
12	10.57534	10.25776	9.95400	9.38507	8.86325	8.38384	7.94269	7.53608	7.16073
13	11.34837	10.98316	10.63496	9.98565	9.39357	8.85268	8.35765	7.90378	7.48690
14	12.10625	11.69091	11.29607	10.56312	9.89364	9.29498	8.74547	8.24424	7.78615
15	12.84926	12.38138	11.93794	11.11839	10.37966	9.71225	9.10791	8.55948	8.06069
16	13.57771	13.05500	12.56110	11.65230	10.83777	10.19590	9.44665	8.85137	8.31256
17	14.29187	13.71220	13.16612	12.16567	11.27407	10.47726	9.76322	9.12164	8.54363
18	14.99203	14.35336	13.75351	12.65930	11.68959	10.82760	10.05909	9.37189	8.75563
19	15.67846	14.97889	14.32380	13.13394	12.08532	11.15812	10.33560	9.60360	8.95011
20	16.35143	15.58916	14.87747	13.59033	12.46221	11.46992	10.59401	9.81815	9.12855
21	17.01121	16.18455	15.41502	14.02916	12.82115	11.76408	10.83553	10.01680	9.29224
22	17.65805	16.76541	15.93692	14.45112	13.16300	12.04158	11.06124	10.20074	9.44243
23	18.29220	17.33211	16.44361	14.85684	13.48857	12.30338	11.27219	10.37106	9.58021
24	18.91393	17.88499	16.93554	15.24696	13.79864	12.55036	11.46933	10.52876	9.70661
25	19.52346	18.42438	17.41315	15.62208	14.09394	12.78336	11.65358	10.67478	9.82258

기간수 (n)	10%	11%	12%	14%	15%	16%	18%	20%	22%
1	.90909	.90090	.89286	.87719	.86957	.86207	.84746	.83333	.81967
2	1.73554	1.71252	1.69005	1.64666	1.62571	1.60523	1.56564	1.52778	1.49153
3	2.48685	2.44371	2.40183	2.32163	2.28323	2.24589	2.17427	2.10648	2.04224
4	3.16987	3.10245	3.03735	2.91371	2.85498	2.79818	2.69006	2.58873	2.49364
5	3.79079	3.69590	3.60478	3.43308	3.35216	3.27429	3.12717	2.99061	2.86364
6	4.35526	4.23054	4.11141	3.88867	3.78448	3.68474	3.49760	3.32551	3.16692
7	4.86842	4.71220	4.56376	4.28830	4.16042	4.03857	3.81153	3.60459	3.41551
8	5.33493	5.14612	4.96764	4.63886	4.48732	4.34359	4.07757	3.83716	3.61927
9	5.75902	5.53705	5.32825	4.94637	4.77158	4.60654	4.30302	4.03097	3.78628
10	6.14457	5.88923	5.065022	5.21612	5.01877	4.83323	4.49409	4.19247	3.92318
11	6.49506	6.20652	5,.93770	5.45273	5.23371	5.02864	4.65601	4.32706	4.03540
12	6.81369	6.49236	6.19437	5.66029	5.42062	5.19711	4.79322	4.43922	4.12737
13	7.10336	6.74987	6.42355	5.84236	5.58315	5.34233	4,.90951	4.53268	4.20277
14	7.36669	6.98187	6.62817	6.00207	5.72448	5.46753	5.00806	4.61057	4.26456
15	7.60608	7.19087	6.81086	6.14217	5.84737	5.57546	5.09158	4.67547	4.31522
16	7.82371	7.37916	6.97399	6.26506	5.95423	5.66850	5.16235	4.27956	4.35673
17	8.02155	7.54879	7.11963	6.37286	6.04716	5.74870	5.22233	4.77463	4.39077
18	8.20141	7.70162	7.24967	6.46742	6.12797	5.81785	5.27316	4.81219	4.41866
19	8.36492	7.83929	7.36578	6.55037	6.19823	5.87746	5.31624	4.84350	4.44152
20	8.51356	7.96333	7.46944	6.62313	6.25933	5.92884	5.35275	4.86958	4.46027
21	8.64869	8.07507	7.56200	6.68696	6.31246	5.97314	5.38368	4.89132	4.47563
22	8.77154	8.17574	7.64465	6.74294	6.35866	6.01133	5.40990	4.90943	4.48822
23	8.88322	8.26643	7.71843	6.79206	6.39884	6.04425	5.43212	4.92453	4.49854
24	8.98474	8.34814	7.78432	6.83514	6.43377	6.07263	5.45095	4.93710	4.50700
25	9.07704	8.42174	7.84314	6.87293	6.46415	6.09709	5.46691	4.94759	4.51393

찾아보기

| 저자소개 |

이학렬

- 1992년 원광대학교에서 경영학 박사학위를 받았다.
- 1987년 첫 강의를 시작으로 여러 대학에서 강의를 하다 원광보건대학 경영정보과에 정착한 후 현재 의무행정과에 재직 중이다.
- '인공지능 기반 회계감사 전문가시스템 구축'으로 박사학위를 취득하였다(1992년).
- 회계와 정보시스템에 관심이 많아 JAVA기반 한국통신(현, KT) 홈페이지 '고객의 소리' 부분을 직접 프로그래밍하였으며(2000년 9월), JAVA Program 강의와 SPSS, SAS를 활용한 연구방법론 강의를 수년간 하기도 했다.
- 사회봉사활동은 메니페스토 공약 평가위원, 의정비 심의위원, 참여연대 운영위원, 지방세 심의위원, 중소기업연합회 대외협력위원장, 신용보증기금 고객자문위원, 교육부 교육과정 심의위원, 문화원 전문위원을 하였다.
- 학회활동은 1984년 한국상업교육학회 창립간사를 시작으로 한국경영교육학회, 국제회계학회 한국회계정보학회 영구회원으로 부회장을 맡고 있다.

저서

게임 경영론(웅보출판사), 회계정보 시스템(한솔출판사), 병원 재무와 회계(광일사), 경영의사결정(광일사) 등이 있다.

논문

석사논문: "상업계산의 학문적 정립을 위한 사적고찰", "교육용 전자 상거래 시스템 구축에 관한 연구", "ABC에 의한 물류원가 산정모형의 구축에 관한 연구", "전문가 시스템의 지식표현에 관한 연구", "CRM 특성이 활용성과에 미치는 영향에 있어 고객지향성의 매개효과", "정보시스템의 고객에 관한 품질이 성과에 미치는 영향에 관한 연구", "이익 예측과 판매관리비 원가 행태에 관한 연구", "균형성과와 미션의 영향관계에 관한 연구", "균형성과 관점에서 정보시스템의 특성과 고객지향성이 성과에 미치는 영향", "고객관계관리가 BSC 성과에 미치는 영향에 관한 연구", "ABC에 의한 물류원가 산정모형의 구축에 관한 연구", "CRM특성이 활용성과에 미치는 영향에 있어 고객지향성의 매개효과", "정보시스템 품질 변수가 성과에 미치는 영향에 관한 연구", "비영리 조직의 BSC 도입방안에 관한 연구", "의료기관 구성원의 신뢰와 직무만족이 균형성과 관점에 미치는 영향", "비대칭적 원가행태에 관한 연구 –국제회계 기준을 중심으로–" 외 수십 편의 논문이 있다.

취미로 배드민턴과 서각을 열심히 하고 있으며 배드민턴은 우리동네 A급이다. 올바른 가치관을 가진 자녀(2남 1녀)와 언제나 편안함을 주는 아내의 도움을 받아 이 책을 쓰게 되었고 우둔한 나는 잘 살고 있다.

K-IFRS를 반영한 병원행정사 시험 대비
병원회계

2018년 8월 25일 1판 1쇄 인쇄
2018년 8월 30일 1판 1쇄 발행

저 자 | 이학렬
발행인 | 이수영
발행처 | 도서출판 청람
서울시 마포구 독막로 288(대흥동, 세양상가 109호)
전 화 | 02)3272-2601~2
팩 스 | 02)3272-2603
홈페이지 | www.crbooks.co.kr
이메일 | crbooks@daum.net
등 록 | 2000년 8월 26일 제6-0509호

ISBN 978-89-5972-656-1 93320 [정가 28,000원]